江苏省居民营养与健康状况变迁追踪研究

周永林　戴　月　主编

东南大学出版社
SOUTHEAST UNIVERSITY PRESS
·南京·

图书在版编目（CIP）数据

江苏省居民营养与健康状况变迁追踪研究 / 周永林，
戴月主编 . —南京：东南大学出版社，2020.10
ISBN 978-7-5641-9115-3

Ⅰ . ①江… Ⅱ . ①周… ②戴… Ⅲ . ①居民 – 合理营
养 – 研究 – 江苏 ②居民 – 人体测量 – 研究 – 江苏 Ⅳ .
① R151.4 ② R194.3

中国版本图书馆 CIP 数据核字（2020）第 177445 号

江苏省居民营养与健康状况变迁追踪研究

主　　编	周永林　戴　月	
出版发行	东南大学出版社	
社　　址	南京市四牌楼 2 号　（邮编：210096）	
出 版 人	江建中	
责任编辑	李　婧	
经　　销	全国各地新华书店	
印　　刷	南京顺和印刷有限责任公司	
开　　本	787 mm×1092 mm　1/16	
印　　张	18.75	
字　　数	410 千字	
版　　次	2020 年 10 月第 1 版	
印　　次	2020 年 10 月第 1 次印刷	
书　　号	ISBN 978-7-5641-9115-3	
定　　价	68.00 元	

东大版图书若有印装质量问题，请直接与营销部联系。电话：025-83791830

《江苏省居民营养与健康状况变迁追踪研究》
编写委员会

主　编　周永林　戴　月

主　审　朱宝立

编　者（按姓名拼音为序）

陈小岳　戴　月　高敏国　郭宝福　缪国忠

滕臣刚　王　波　王冬月　谢　玮　张静娴

郑艳敏　周伟杰　周永林　朱谦让

调查工作人员（按姓名拼音为序）

建邺区：姜　娜　　金晓青　　刘　丽　　瞿　新　　单　良　　宋小敏　　王强平　　王　玮
　　　　姚青霄　　张　霞　　赵奕宁　　仲巍巍

秦淮区：池　红　　冯佩蓉　　来亦超　　刘　磊　　刘　云　　熊　琰

江阴市：曹恒富　　高　英　　缪国忠　　徐　超　　尤成诚　　张宏宾

泉山区：董淑英　　何保东　　孔　飞　　李　军　　罗传建　　张　峰

睢宁县：曹天晓　　车　超　　陈登峰　　陈　凯　　郭金波　　侯中亚　　姜从兵　　李德昌
　　　　李晓敏　　申晓燕　　孙　明　　孙淑菊　　唐月娥　　王　永　　闫晓东　　杨　川
　　　　杨少泉　　姚小东　　张　勤　　张中亮　　赵　勇　　仲崇义　　周　方　　周艳琴

铜山区：陈晓梅　　刘　洋　　路广强　　马景丽　　秦　园　　王　敏　　伊艳敏　　张成学

常熟市：蔡　敏　　沈明珠　　王冬月　　王　俭　　吴　叶

太仓市：蔡永彬　　顾鸿儒　　郭尧政　　何燕萍　　江　海　　罗　斌　　米　凯　　庞　枫
　　　　任福琳　　王粉春　　徐曹丹　　周　华　　周振清

海门市：樊晓鸿　　倪倬健　　施　超　　卫笑冬　　吴　葳　　徐　英　　杨洁瑜　　袁蓉伟
　　　　周红星　　朱斌娟

大丰区：曹建飞　　窦美琴　　顾晓平　　盛　凤　　王银存

句容市：陈　澍　　张　军　　章荣平

泗洪县：陈国才　　耿　浩　　刘育江　　龙　琴　　孙玉嫄　　汪　荣　　杨永胜　　臧成忠
　　　　臧青青　　张明访　　张　睿　　张莹莹　　朱红娟　　朱　永

序

营养是人类健康素质和生命质量的物质基础，是社会经济发展中的一个重要环节，随着我国社会经济快速发展和社会的进步，食物供应丰富，人民生活改善，贫困人口减少，我国人民的营养状况比过去有了突破性的改善。

众所周知，合理营养是健康的四大基石之一。开展居民营养监测是为了分析江苏居民的膳食营养状况是否符合营养学的要求，膳食的结构是否科学，掌握江苏城乡居民膳食营养与健康状况的现状、变化趋势及影响因素。这些监测的结果可以为制定和评价相关卫生政策及发展规划提供及时、准确、可靠的信息。科学的膳食和营养对预防和控制慢性病至关重要。近年来江苏地区经济发展很快，居民的生活方式发生了很大的改变，城乡儿童、青少年、妇女等广大居民的营养与健康状况也发生了重要变化，应该适时地开展系统的监测。通过营养与健康的监测，可以找出影响慢性病的因素，从而为干预慢性病提供科学依据。

2014 年的追踪调查是由江苏省疾病预防控制中心设计和组织实施的，是对 2002 年、2007 年江苏居民营养与健康状况调查户的又一次随访调查。2007 年原有 10 个调查点，分别是南京市建邺区、徐州市铜山区、太仓市、江阴市、句容市、睢宁县、海门市、泗洪县、常熟市和大丰市（现盐城市大丰区）。由于行政区划调整，2014 年新增南京市秦淮区、徐州市泉山区两个监测点，合计共 12 个市（县、区）调查点，这项工作受到上述 12 个市（县、区）疾病预防控制中心的大力支持。各调查点疾病预防控制中心积极筹备现场工作物资和器材，组织调查人员开展业务培训，在 2014 年 9—11 月两个月内先后顺利完成了现场调查。省疾病预防控制中心全面协调，安排专人负责质量控制工作，全程参与调查工作，同时还组织研制录入程序，整理和录入数据，进行结果统计分析。省、市、县三级疾病预防控制中心业务人员共同努力，顺利完成了现场工作。

开展营养状况追踪研究需要付出较多的人力和财力，而且找到追踪研究的对象更是不易。追踪调查的数据资料非常丰富，编写者基于该数据对江苏居民的营养与健康状况进行深度分析，提出改进建议，为江苏居民的健康建言献策。大家倾力编著，才完成本书。

由于编者水平有限，加之时间仓促，《江苏省居民营养与健康状况变迁追踪研究》难免有错漏和不当之处，恳请专家和读者批评指正。本书的编写和出版得到有关专家的精心指导，在此一并表示衷心感谢！

编　者

目　录

第一章 绪 言

一、合理营养是健康的基石

营养是人类维持生命、生长发育和维护健康的重要物质基础，国民营养事关国民素质提高和经济社会发展。近年来，我国人民生活水平不断提高，营养供给能力显著增强，国民营养健康状况明显改善，但仍面临居民营养不足与过剩并存、营养相关疾病多发、营养健康生活方式尚未普及等问题。这些问题成为影响国民健康的重要因素。营养是指人类摄取食物以维持生命活动的整个过程，是人类体格、智力成长发育和维护健康的基本条件。世界卫生组织 1992 年在加拿大维多利亚召开的国际心脏健康会议上发表了著名的《维多利亚宣言》。宣言认为，"合理膳食，适量运动，戒烟限酒，心理平衡"是健康的四大基石。健康是人类发展的核心，而健康的基础是营养。营养与社会经济发展互为因果，影响着人类健康水平。

1. 营养决定着生命质量及生命周期长短。人的生命质量及生命周期长短，主要取决于遗传、营养、环境等三大因素。但遗传因素和环境因素分别为先天确定与相对稳定的两个客观因素，而营养是机体从摄食到消化吸收的全过程，是时刻影响健康的一个主观因素，也是决定生命质量及生命周期长短最为重要的因素。在人与自然的依存关系中，如以一个十八九岁的少年为例，体内各种营养素所占体重的比例大约为蛋白质 17.5%，脂肪 15.0%，碳水化合物 0.8%，维生素 1.0%，矿物质 4.7%，水 61.0%。这些营养素自生命诞生到成长的每一个阶段，均来自每日摄入的各种各样的食物。一个成年人每年大约摄入 1 t 食物，这些食物中的营养物质通过机体消化吸收与新陈代谢的过程，构成了不同健康状态的个体。因此，每个人体型、体质、身材与健康状态的差异，直接与他过去所摄入的堆积如山的食物的营养构成密切相关。

2. 营养影响着人的发育、健康与认知水平。营养连接或影响着人体每一个组织或器官的健康状态，甚至连接或影响着机体每一个细胞的发育成长与更新。因而人体的每一个组织或器官出现营养问题，都将使身体产生相应的健康问题，影响学习工作能力；每一个大脑细胞出现营养问题，都将影响人体对各种文化知识教育的接受程度。在每一个年龄阶段，教育都伴随着营养，促进健康和大脑功能发展。

半个多世纪以来，我国 7~18 岁中小学生的身高发育水平呈现一个长期增长趋势，特别是我国改革开放以来，每后 10 年比前 10 年身高平均增长 2.1~2.8 cm。学校内连续食用营养午餐 5 年以上的学生，其身高、体重分别比未食用营养午餐的学生增加 2~3 cm 和 2~3 kg。

在我国试行学生营养午餐、学生饮用奶计划、大豆行动计划的学校中，有关科研人员曾对 36 100 名学生进行观察。结果表明，学生的大脑认知能力与反应速度、学生平时的学习效率及学习成绩显著高于非试点学校的学生，同时学生感冒发病率明显下降。

3. 营养决定着人口素质及其劳动才能发展。评估一个国家或地区的人口素质，一个最为重要的指标就是身体素质。营养决定着人口素质及其劳动才能发展，直至影响到一个国家的经济状况和民族兴衰。

营养问题所引起的相关疾病对劳动能力具有直接影响。由日常膳食结构所导致的营养缺乏、营养失衡或营养过剩，除了引起一系列营养与营养相关的疾病外，还会引发临床亚健康症状，如体内缺乏蛋白质、维生素 C、维生素 E、维生素 A 及 β- 胡萝卜素、锌、硒、铁等营养素，既使体力劳动者做工能力削弱，做工时间缩短，也使脑力劳动者的工作才能发挥及工作效率降低。

4. 营养与教育共同决定着人的全面发展。人的整个生命历程其实就是一个摄取营养与接受教育的过程。在营养作用于健康发育与智力发展的全过程中，从不间断地接受各种文化知识的教育，两者共同影响着人的全面发展能力。因此，人生历程既是一个从胎儿营养到幼儿营养、儿童营养、少年营养、青年营养、成年营养直至老年营养的"终身营养"过程，又是一个从胎儿教育到幼儿教育、儿童教育、少年教育、青年教育、成年教育直至老年教育的"终身教育"过程，两者每个阶段紧密衔接，互相影响，便决定着人的全面发展方向。在这一过程中，早期基础营养较早期基础教育更为重要，这是因为缺钙、缺铁、缺锌等许多营养缺乏性疾病对孩子的生长发育和智力发展的影响都是不可逆转的。

5. 努力实现营养目标。WHO（2012）提出 2025 年全球营养目标：5 岁以下儿童矮小人数减少 40%；育龄妇女贫血率下降 50%；出生低体重儿童人数减少 30%；儿童超重率不增加；婴儿 6 个月纯母乳喂养率增加 50%；儿童消瘦率下降 5%，维持或继续降低。各国政府和专业机构都在共同努力以早日实现上述目标。

《国民营养计划（2017—2030 年）》提出到 2020 年，营养法规标准体系基本完善；营养工作制度基本健全，省、市、县营养工作体系逐步完善，基层营养工作得到加强；食物营养健康产业快速发展，传统食养服务日益丰富；营养健康信息化水平逐步提升；重点人群营养不良状况明显改善，吃动平衡的健康生活方式进一步普及，居民营养健康素养得到明显提高。实现以下目标：（1）降低人群贫血率。5 岁以下儿童贫血率控制在 12% 以下；孕妇贫血率下降至 15% 以下；老年人群贫血率下降至 10% 以下；贫困地区人群贫血率控制在 10% 以下。（2）孕妇叶酸缺乏率控制在 5% 以下；0~6 个月婴儿纯母乳喂养率达到 50% 以上；5 岁以下儿童生长迟缓率控制在 7% 以下。（3）农村中小学生的生长迟缓率保持在 5% 以下，缩小城乡学生身高差别；学生肥胖率上升趋势减缓。（4）提高住院病人营养筛查率和营养不良住院病人的营养治疗比例。（5）居民营养健康知识知晓率在现有基础上提高 10%。到 2030 年，营养法规标准体系更加健全，营养工作体系更加完善，食物营养健康产业持续健康发展，传统食养服务更加丰富，"互联网 + 营养健康"的智能化应用普遍推广，居民营养健康素养进一步提高，营养健康状况显著改善。实现以下目标：（1）进一步降低重点人群贫血率，5 岁以下儿童贫血率和孕妇贫血率控制在 10% 以下。（2）5 岁以下儿童生长迟缓率下降至 5% 以下；0~6 个月婴儿纯母乳喂养率在 2020 年的基础上提高 10%。（3）进一步缩小城乡学生身高差别；学生肥胖率上升趋势得到有效控制。（4）进一步提高住院病人营养筛查率和营养不良住院病人的营养治疗比例。（5）居民营养健康知识知晓率在 2020 年的基础上继续提高 10%。（6）全国人均每日食盐摄入量降低 20%，居民超重、肥胖的增长速度明显放缓。

《中国居民营养与慢性病状况报告（2015 年）》显示中国 6 岁以下儿童贫血率 11.6%，孕妇贫血率 17.2%，老年人群贫血率 12.6%，0~6 个月婴儿纯母乳喂养率 20.8%，6 岁以下儿童生长迟缓率 8.1%，农村中小学生生长迟缓率 4.7%，城乡学生身高为城市男生 150.9 cm，城市女生 146.4 cm，农村男生 148.0 cm，农村女生 144.0 cm，学生肥胖率为 6.4%；人均每日食盐摄入量平均为 10.50 g，居民（18 岁以上成人）超重、肥胖率分别为 27.1%、5.2%。实现《国民营养计划（2017—2030 年）》的既定目标任重而道远，需要完善营养法规政策标准体系，加强营养能力建设，强化营养和食品安全监测与评估，发展食物营养健康产业，大力发展传统食养服务，加强营养健康基础数据共享利用，普及营养健康知识等实施策略，开展生命早期 1 000 天营养健康行动、学生营养改善行动、老年人群营养改善行动、临床营养行动、贫困地区营养干预行动、吃动平衡行动等六大行动。

2010 年我国 5 岁以下儿童低体重率为 3.6%，比 1990 年下降了 74%，已提前实现联合国千年发展目标（降低 5 岁以下儿童低体重率）；生长迟缓率为 9.9%，比 1990 年下降了 70%；消瘦率为 2.3%，长期保持在较低水平。2010 年全国贫困地区农村儿童低体重率、生长迟缓率分别为 8.0% 和 20.3%，比 1998 年分别下降了 45% 和 44%。联合国儿童基金会发布的《2012 年世界儿童状况报告》显示，中国 5 岁以下儿童的低体重率和生长迟缓率低于多数发展中国家，明显低于东南亚国家，在金砖国家中处于中等水平，与美国等发达国家的差距逐渐缩小。

我国城乡居民的平均期望寿命由中华人民共和国成立前的 35 岁，1957 年的 57 岁提高到 2010 年的 74.8 岁（其中北京目前已达到 76.4 岁），并已超过同期的泰国 66.72 岁、印度 61.61 岁、世界平均值 64.68 岁以及中等收入国家 69 岁的平均寿命。江苏人均期望寿命 2012 年已达到 76.63 岁，其中江苏女性的人均期望寿命为 78.81 岁，而江苏男性的人均期望寿命为 74.6 岁。婴儿死亡率控制在 3.81‰ 以下。

二、营养相关慢性病已成为我国居民健康的主要危险因素

世界卫生组织认为，当今社会面临营养不足和营养过度的双重营养不良负担。全球至少三分之一的儿童营养不足或超重。同时，全世界范围内超重和肥胖症比例的递增则

与慢性病发病率的升高相关，如癌症、心血管疾病和糖尿病等。这些状况对贫穷和极端弱势人群的影响正在持续增加。慢性病患病率逐年增长，2008 年全世界 3 600 万人死于各种慢性病，占全部死亡数的 63%，而 29% 由慢性病导致的死亡发生在 60 岁之前。《中国居民营养与慢性病状况报告（2015 年）》显示 2013 年中国居民癌症发病率为 235/10 万，肺癌和乳腺癌分别位居男、女性发病首位。2012 年中国 18 岁及以上居民的高血压患病率为 25.2%，糖尿病患病率为 9.7%，高胆固醇血症患病率为 4.9%，高甘油三酯血症患病率为 13.1%，低密度脂蛋白胆固醇血症患病率为 33.9%，与 2002 年相比，患病率均呈上升趋势。2012 年中国居民慢性病死亡率为 533/10 万，死亡人数占全部死亡人数的 86.6%。心脑血管病、癌症和慢性呼吸系统疾病为主要死因，占全部死因的 79.4%。心脑血管疾病死亡率为 271.8/10 万，癌症死亡率为 144.3/10 万（前五位分别是肺癌、肝癌、胃癌、食道癌、结直肠癌），慢性呼吸系统疾病死亡率为 68/10 万。2013 年慢性病死亡人数较 1990 年上升了 33.5%，标化死亡率较 1990 年呈明显下降趋势，下降了 25.7%。

绝大部分由心脏病、卒中和糖尿病导致的过早死亡是可以避免的，而膳食在这一过程中起着非常重要的作用。2012 年中国居民膳食脂肪提供的能量比例为 32.9%，与《中国居民膳食指南》推荐的 30.0% 上限相比，城市超过 6.1 个百分点，农村接近上限。尽管平均烹调用盐摄入量由 2002 年的 12 g 下降到 2012 年的 10.5 g，但与《中国居民膳食指南》中的推荐量 6 g 相比，总体上依然过高，比推荐量高出了 75.0%。另外 2012 年中国 18 岁以上居民年人均酒精摄入量（折合为纯酒精体积）为 3 L。饮酒者中有害饮酒率为 9.3%。

膳食营养缺乏、营养失衡、营养过剩所造成的疾病，在城乡居民中的发病率逐年快速攀升，各种营养性疾病在整个疾病谱中所占比重越来越大，发病年龄已涉及婴幼儿、儿童、青少年、中老年等各类人群，并且各种营养性疾病的发病年龄都在提前，已成为目前影响我国城乡居民健康的主要危害因素。问题更加严重的是那些与营养失衡、过剩有关的肥胖症、高血压、糖尿病等所谓"富贵病"的目标人群，正在出现一种由高收入居民向中、低收入的居民转移的发展趋势。

营养与营养相关性疾病，尤其是一些营养过剩所导致的疾病的发生发展，没有地区、贫富之分。营养性疾病又并非如非营养性疾病那样，对人体健康的影响是单一的或是暂时的，其对生长发育与智力发展的影响是终身的，对生理病理的影响则是从影响免疫调节直至引发器质性病变，使人丧失劳动能力，甚至缩短人的寿命。

2012 年中国慢性病防治专家们达成以下共识：慢性病严重损害国民健康，威胁劳动力人口，大量增加疾病负担，已成为事关全局的重大民生问题，如不加以控制，将影响和谐社会构建，妨碍社会稳定和经济可持续发展。这样的共识形成基于以下科学证据：

1. 以心脑血管病、癌症、糖尿病和慢性呼吸系统疾病等为代表的慢性病是迄今为止世界上最主要的公共卫生问题。2008 年全球有 5 700 万人死于慢性病，占所有死亡人数的 63%，预计 2030 年将上升为 75%。全球约四分之一的慢性病相关死亡发生于 60 岁以下的劳动力人群。

2. 我国因慢性病导致的死亡人数已经占到总死亡人数的 85%。脑血管病、癌症、呼吸系统疾病和心脏病位列城乡死因的前四位。45% 的慢性病患者死于 70 岁之前。全国因慢性病过早死亡的人数占过早死亡总人数的 75%。

3. 我国现有超过 2 亿高血压患者、1.2 亿肥胖患者、9 700 万糖尿病患者、3 300 万高胆固醇血症患者，其中 65% 以上为 18~59 岁的劳动力人口。慢性病相关危险因素在人群中普遍存在，有 3 亿人吸烟，80% 的家庭人均食盐和食用油摄入量超标，18 岁以上成人经常参加身体锻炼的比例不到 12%。

4. 慢性病造成的疾病负担占我国总疾病负担的 70%。如不采取强有力的措施，未来 20 年，中国 40 岁以上人群中主要慢性病患者人数将增长一到两倍，慢性病导致的负担将增长 80% 以上。

三、实施营养改善，推进全民健康生活方式

以营养促进健康的发展战略改善国民营养，即以最为科学经济的方式投资健康，既有利于我国全面建设小康社会，又是正确理解与实施以人为本、促进人的全面发展的科学发展观的实际行动，也是为人民群众服务的具体体现。

《国民营养计划（2017—2030 年）》提出完善七大实施策略：（一）完善营养法规政策标准体系。推动营养立法和政策研究，开展营养相关立法的研究工作，进一步健全营养法规体系。研究制定临床营养管理、营养监测管理等规章制度。制定完善营养健康相关政策。研究建立各级营养健康指导委员会，加强营养健康法规、政策、标准等的技术咨询和指导。完善标准体系，加强标准制定的基础研究和措施保障，提高标准制修订能力。科学、及时地制定以食品安全为基础的营养健康标准。制修订中国居民膳食营养素参考摄入量、膳食调查方法、人群营养不良风险筛查标准、糖尿病人膳食指导、人群营养调查工作规范等行业标准。研究制定老年人群营养食品通则、餐饮食品营养标识等标准，加快修订预包装食品营养标签通则、食品营养强化剂使用标准、婴儿配方食品等重要食品安全国家标准。（二）加强营养能力建设。加强营养科研能力建设，加快研究制定基于我国人群资料的膳食营养素参考摄入量，改变依赖国外人群研究结果的现状，优先研究铁、碘等重要营养素需要量。研究完善食物、人群营养监测与评估的技术与方法。研究制定营养相关疾病的防控技术及策略。开展营养与健康、营养与社会发展的经济学研究。加强国家级营养与健康科研机构建设，以国家级和省级营养专业机构为基础，建立 3~5 个区域性营养创新平台和 20~30 个省部级营养专项重点实验室。加强营养人才培养，强化营养人才的专业教育和高层次人才培养，推进对医院、妇幼保健机构、基层医疗卫生机构的临床医生、集中供餐单位配餐人员等的营养培训。开展营养师、营养配餐员等人才培养工作，推动有条件的学校、养老机构等场所配备或聘请营养师。充分利用社会资源，开展营养教育培训。（三）强化营养和食品安全监测与评估。定期开展人群营养状况监测，定期开展具有全国代表性的人群营养健康状况、食物消费状况监测，收

集人群食物消费量、营养素摄入量、体格测量、实验室检测等信息。针对区域特点，根据需要逐步扩大监测地区和监测人群。加强食物成分监测工作，拓展食物成分监测内容，定期开展监测，收集营养成分、功能成分、与特殊疾病相关成分、有害成分等数据。持续更新、完善国家食物成分数据库，建立实验室参比体系，强化质量控制。开展综合评价与评估工作，抢救历史调查资料，及时收集、系统整理各类监测数据，建立数据库。开展人群营养健康状况评价、食物营养价值评价。开展膳食营养素摄入、污染物等有害物质暴露的风险－收益评估，为制定科学膳食指导提供依据。强化碘营养监测与碘缺乏病防治，持续开展人群尿碘、水碘、盐碘监测以及重点食物中的碘调查，逐步扩大覆盖地区和人群，建立中国居民碘营养状况数据库。研究制定人群碘营养状况科学评价技术与指标，制定差异化碘干预措施，实施精准补碘。（四）发展食物营养健康产业。加大力度推进营养型优质食用农产品生产，编制食用农产品营养品质提升指导意见，提升优质农产品的营养水平，将"三品一标"（无公害农产品、绿色食品、有机农产品和农产品地理标志）在同类农产品中总体占比提高至80%以上。创立营养型农产品推广体系，促进优质食用农产品的营养升级扩版，推动广大贫困地区安全、营养的农产品走出去。研究与建设持续滚动的全国农产品营养品质数据库及食物营养供需平衡决策支持系统，规范指导满足不同需求的食物营养健康产业发展。开发利用我国丰富的特色农产品资源，针对不同人群的健康需求，着力发展保健食品、营养强化食品、双蛋白食品等新型营养健康食品。加强产业指导，规范市场秩序，科学引导消费，促进生产、消费、营养、健康协调发展。开展健康烹饪模式与营养均衡配餐的示范推广，加强对传统烹饪方式的营养化改造，研发健康烹饪模式。结合人群营养需求与区域食物资源特点，开展系统的营养均衡配餐研究。创建国家食物营养教育示范基地，开展示范健康食堂和健康餐厅建设，推广健康烹饪模式与营养均衡配餐。强化营养主食、双蛋白工程等重大项目实施力度。继续推进马铃薯主食产品研发与消费引导，以传统大众型、地域特色型、休闲及功能型产品为重点，开展营养主食的示范引导。以优质动物、植物蛋白为主要营养基料，加大力度创新基础研究与加工技术工艺，开展双蛋白工程重点产品的转化推广。加快食品加工营养化转型，优先研究加工食品中油、盐、糖用量及其与健康的相关性，适时出台加工食品中油、盐、糖的控制措施。提出食品加工工艺营养化改造路径，集成降低营养损耗和避免有毒有害物质产生的技术体系。研究不同贮运条件对食物营养物质等的影响，控制食物贮运过程中的营养损失。（五）大力发展传统食养服务。加强传统食养指导，发挥中医药特色优势，制定符合我国现状的居民食养指南，引导养成符合我国不同地区饮食特点的食养习惯。通过多种形式促进传统食养知识传播，推动传统食养与现代营养学、体育健身等有效融合。开展针对老年人、儿童、孕产妇及慢性病人群的食养指导，提升居民食养素养。实施中医药治未病健康工程，进一步完善适合国民健康需求的食养制度体系。开展传统养生食材监测评价，建立传统养生食材监测和评价制度，开展食材中功效成分、污染物的监测及安全性评价，进一步完善我国既是食品又是中药材的物品名单。深入调研，筛选一批具有一定使用历史和实证依据的传统食材和配伍，对其养生作用进行实证研究。建设养生食材数据库和信息化共享平台，推进传统食养产品的研发以及产业升级换代。将现代食品加工工业与传统食养产品、配方等相结合，推动产品、配方标准化，推进产业规模化，形成一批社会价值和经济价值较大的食养产品。建立覆盖全国养生食材主要产区的资源监测网络，掌握资源动态变化，为研发、生产、消费提供及时的信息服务。（六）加强营养健康基础数据共享利用。大力推动营养健康数据互通共享，依托现有信息平台，加强营养与健康信息化建设，完善食物成分与人群健康监测信息系统。构建信息共享与交换机制，推动互联互通与数据共享。协同共享环境、农业、食品药品、医疗、教育、体育等信息数据资源，建设跨行业集成、跨地域共享、跨业务应用的基础数据平台。建立营养健康数据标准体系和电子认证服务体系，切实提高信息安全能力。积极推动"互联网＋营养健康"服务和促进大数据应用试点示范，带动以营养健康为导向的信息技术产业发展。全面深化数据分析和智能应用，建立营养健康数据资源目录体系，制定分级授权、分类应用、安全审查的管理规范，促进数据资源的开放共享，强化数据资源在多领域的创新应用。推动多领域数据综合分析与挖掘，开展数据分析应用场景研究，构建关联分析、趋势预测、科学预警、决策支持模型，推动整合型大数据驱动的服务体系，支持业务集成、跨部门协同、社会服务和科学决策，实现政府精准管理和高效服务。大力开展信息惠民服务。发展汇聚营养、运动和健康信息的可穿戴设备、移动终端（APP），推动"互联网＋"、大数据前沿技术与营养健康融合发展，开发个性化、差异化的营养健康电子化产品，如营养计算器，膳食营养、运动健康指导移动应用等，提供方便可及的健康信息技术产品和服务。（七）普及营养健康知识。提升营养健康科普信息供给和传播能力，围绕国民营养、食品安全科普宣教需求，结合地方食物资源和饮食习惯，结合传统食养理念，编写适合于不同地区、不同人群的居民膳食指南等营养、食品安全科普宣传资料，使科普工作更好地落地。创新科普信息的表达形式，拓展传播渠道，建立免费共享的国家营养、食品安全科普平台。采用多种传播方式和渠道，定向、精准地将科普信息传播到目标人群。加强营养、食品安全科普队伍建设。发挥媒体的积极作用，坚决反对伪科学，依法打击和处置各种形式的谣言，及时发现和纠正错误的营养宣传，避免营养信息误导。推动营养健康科普宣教活动常态化，以全民营养周、全国食品安全宣传周、"5·20"全国学生营养日、"5·15"全国碘缺乏病防治日等为契机，大力开展科普宣教活动，带动宣教活动常态化，推动将国民营养、食品安全知识知晓率纳入健康城市和健康村镇考核指标。建立营养、食品安全科普示范工作场所，如营养、食品安全科普小屋等。定期开展科普宣传的效果评价，及时指导调整宣传内容和方式，增强宣传工作的针对性和有效性。开展舆情监测，回应社会关注，合理引导舆论，为公众解疑释惑。开展六大重大行动：（一）生命早期1 000天营养健康行动。开展孕前和孕产期营养评价与膳食指导，推进县级以上妇幼保健机构对孕妇进行营养指导，将营养评价和膳食指导纳入我国孕前和孕期检查。开展孕产妇的营养筛查和干预，降低低出生体重儿和巨大儿出生率，建立生命早期1 000天营养咨询平台，实施妇幼人群营养干预计划。继续推进农村妇女补充叶酸预防神经管畸形项目，积极引导围孕期妇女加强含叶酸、铁在内的多种微量营养素补充，降低孕妇贫血率，预防儿童营养缺乏。在合理膳食基础上，推动开展孕妇营养包干预项目。提高母乳喂养率，培养科学喂养行为。进一步完善母乳喂养保障制度，改善母乳喂养环境，在公共场所和机关、企事业单位建立母婴室。研究制定婴幼儿科学喂养策略，宣传引导合理辅食喂养。加强对婴幼儿腹泻、营养不良病例的监测预警，研究制定并实施婴幼儿食源性疾病（腹泻等）的防控策略，提高婴幼儿食品质量与安全水平，推动产业健康发展。加强婴幼儿配方食品及辅助食品营养成分和重点污染物监测，及时修订完善婴幼儿配方食品及辅助食品标准。提高研发能力，持续提升婴幼儿配方食品和辅助食品质量。（二）学生营养改善行动。指导学生营养就餐，鼓励地方因地制宜制定满足不同年龄段在校学生营养需求的食谱指南，引导学生科学营养就餐。制定并实施集体供餐单位营养操作规范，对学生超重、肥胖进行干预。开展针对学生的"运动＋营养"的体重管理和干预策略，对学生开展均衡膳食和营养宣教，增强学生体育锻炼。加强对校园及周边食物售卖的管理。加强对学生超重、肥胖情况的监测与评价，分析家庭、学校和社会等影响因素，提出有针对性的综合干预措施。开展学生营养健康教育，结合不同年龄段学生的特点，开展形式多样的课内外营养健康教育活动。（三）老年人群营养改善行动。依托国家老年医学研究机构和基层医疗卫生机构，建立健全中国老年人群营养筛查与评价制度，编制营养健康状况评价指南，研制适宜的营养筛查工具。试点开展老年人群的营养状况监测、筛查与评价工作并形成区域示范，逐步覆盖全国 80% 以上老年人群，基本掌握我国老年人群营养健康状况。建立满足不同老年人群需求的营养改善措施，促进"健康老龄化"。依托基层医疗卫生机构，为居家养老人群提供膳食指导和咨询。出台老年人群的营养膳食供餐规范，指导医院、社区食堂、医养结合机构、养老机构营养配餐。开发适合老年人群营养健康需求的食品产品。对低体重高龄老人进行专项营养干预，逐步提高老年人群的整体健康水平。建立老年人群营养健康管理与照护制度，逐步将老年人群营养健康状况纳入居民健康档案，实现无缝对接与有效管理。依托现有工作基础，在家庭保健服务中纳入营养工作内容。推进多部门协作机制，实现营养工作与医养结合服务内容的有效衔接。（四）临床营养行动。建立、完善临床营养工作制度，通过试点示范，进一步全面推进临床营养工作，加强临床营养科室建设，使临床营养师和床位比例达到 1 : 150，增加多学科诊疗模式，组建营养支持团队，开展营养治疗，并逐步扩大试点范围。开展住院患者营养筛查、评价、诊断和治疗，逐步开展住院患者营养筛查工作，了解患者营养状况。建立以营养筛查—评价—诊断—治疗为基础的规范化临床营养治疗路径，依据营养阶梯治疗原则对营养不良的住院患者进行营养治疗，并定期对其效果开展评价。推动营养相关慢性病的营养防治，制定完善高血压、糖尿病、脑卒中及癌症等慢性病的临床营养干预指南。对营养相关慢性病的住院患者开展营养评价工作，实施分类指导治疗。建立从医院、社区到家庭的营养相关慢性病患者长期营养管理模式，开展营养分级治疗。推动特殊医学用途配方食品和治疗膳食的规范化应用，进一步研究完善特殊医学用途配方食品标准，细化产品分类，促进特殊医学用途配方食品的研发和生产。建立统一的临床治疗膳食营养标准，逐步完善治疗膳食的配方。加强医护人员相关知识培训。（五）贫困地区营养干预行动。将营养干预纳入健康扶贫工作，因地制宜开展营养和膳食指导。试点开展各类人群营养健康状况、食物消费模式、食物中主要营养成分和污染物监测。因地制宜制定膳食营养指导方案，开展区域性的精准分类指导和宣传教育。针对改善居民营养状况和减少特定污染物摄入风险，研究农业种植养殖和居民膳食结构调整的可行性，提出解决办法和具体措施，并在有条件的地区试点先行。实施贫困地区重点人群营养干预，继续推进实施农村义务教育学生营养改善计划和贫困地区儿童营养改善项目，逐步覆盖所有国家扶贫开发工作重点县和集中连片特困地区县。鼓励贫困地区学校结合本地资源，因地制宜开展合理配餐，并改善学生在校就餐条件。持续开展贫困地区学生营养健康状况和食品安全风险监测与评估。针对贫困地区人群营养需要，制定完善营养健康政策、标准。对营养干预产品开展监测，定期评估改善效果。加强贫困地区食源性疾病监测与防控，减少因食源性疾病导致的营养缺乏。加强贫困地区食源性疾病监测网络和报告系统建设，了解贫困地区主要食源性疾病病种、流行趋势、对当地居民营养和健康状况的影响，重点加强腹泻监测及溯源调查，掌握食品污染来源、传播途径。针对食源性疾病发生的关键点，制定防控策略。开展营养与健康融合知识宣传教育。（六）吃动平衡行动。推广健康生活方式。积极推进全民健康生活方式行动，广泛开展以"三减三健"（减盐、减油、减糖，健康口腔、健康体重、健康骨骼）为重点的专项行动。推广应用《中国居民膳食指南》指导日常饮食，控制食盐摄入量，逐步量化用盐用油，同时减少隐性盐摄入。倡导平衡膳食的基本原则，坚持食物多样、谷类为主的膳食模式，推动国民健康饮食习惯的形成和巩固。宣传科学运动理念，培养运动健身习惯，加强个人体重管理，对成人超重、肥胖者进行饮食和运动干预。定期修订和发布居民膳食指南、成年人身体活动指南等。提高运动人群营养支持能力和效果，建立运动人群营养网络信息服务平台，构建运动营养处方库，推进运动人群精准营养指导，降低运动损伤风险。及时修订运动营养食品相关国家标准和行业标准，提升运动营养食品技术研发能力，推动产业发展。调查糖尿病、肥胖、骨骼疾病等营养相关慢性病人群的营养状况和运动行为，构建以预防为主、防治结合的营养运动健康管理模式。研究建立营养相关慢性病运动干预路径。构建体医融合模式，发挥运动干预在营养相关慢性病预防和康复等方面的积极作用。

我国当前开展营养改善的行动主要有：

1. 中西部地区农村义务教育学生营养改善计划。学生营养健康问题，事关国家未来和民族兴旺。我国的中西部地区是经济不发达、贫困面较大、贫困程度较深的地区。2011年10月国务院常务会议决定启动农村义务教育学生营养改善计划，中央财政从2011年起每年安排160多亿专项资金，为680个国家试点县的所有农村义务教育阶段的学生提供每天3元钱的营养膳食补助。通过这一政策，首先解决最贫困地区农村中小学生在校吃饭问题，受益学生达到2 600多万，占中西部农村学生的近30%。

2. 全民健康生活方式。世界卫生组织指出，不健康的饮食、身体活动不足和吸烟是导致慢性病的重要行为危险因素。中国居民营养与健康状况调查和国民体质监测结果表明，与膳食不平衡和身体活动不足等生活方式密切相关的慢性疾病及其危险因素水平呈快速上升趋势，已成为威胁我国人民健康的突出问题。如不采取积极行动，我们面临的将不再是单纯的健康负担问题，而是能否实现构建和谐社会的长远战略问题。

通过倡导和促进健康生活方式改善全民健康状况，其他国家已有很多成功经验。2004年，第五十七届世界卫生大会通过了"饮食、身体活动与健康全球战略"，要求各成员国将推动健康饮食和身体活动作为保障民众健康、推动社会进步的重要策略。因此，由国家倡导并推动全民健康生活方式行动，将能极大地促进人力资本和经济发展，改善民生，对于全面构建社会主义和谐社会具有重要的现实意义和长远的历史意义。

我国《卫生事业发展"十一五"规划纲要》明确提出将"加强全民健康教育，积极倡导健康生活方式"作为重点工作。为此，原卫生部疾病预防控制局、全国爱卫会办公室和中国疾病预防控制中心在全国范围内发起全民健康生活方式行动。第一阶段行动为"健康一二一"行动，其内涵为"日行一万步，吃动两平衡，健康一辈子"，以合理膳食和适量运动为切入点，倡导和传播健康生活方式理念，推广技术措施和支持工具，开展各种全民参与活动。随着活动的推进和深入，全民健康生活方式行动最终将涵盖与健康相关的所有生活方式和行为。行动目标为：2015年省级行动开展率100%，县级为50%；合理膳食和身体活动知识知晓率上升80%，合理膳食指导工具采用率上升50%，主动锻炼的人数比例上升50%，膳食和锻炼关键指标合格率上升60%，危险因素和疾病上升趋势有所控制。

3. 实施食物强化，改善营养缺乏病。食物强化是解决包括铁在内的微量营养素缺乏的一个很重要的途径，因为往食物里补充营养素所花的成本很低，可以覆盖的人群很大，而且不需要改变原来的饮食习惯，是国际上常用的做法。2006年世界卫生组织为食物强化发表了指南，显示对食物强化的高度关注与支持。

缺铁性贫血是中国内地高患病率的营养缺乏病，居民贫血患病率平均为20.1%，2岁以内婴幼儿、60岁以上老人、育龄妇女贫血患病率分别达到31.1%、29.9%和19.9%，部分地区居民贫血问题已成为严重的公共卫生问题。

由中国疾病预防控制中心食物强化办公室负责实施、全球营养改善联盟资助的铁强化酱油项目，应用NaFeEDTA强化酱油预防和控制中国铁缺乏和缺铁性贫血，从2004年后的3年覆盖了9个省份6 000万人。铁强化酱油的2期项目将通过提高铁强化酱油的人群覆盖率，最终实现预防和控制中国铁缺乏和缺铁性贫血。

强化面粉对于大规模贫困地区人群干预的研究显示，强化面粉不仅对人群改善营养状况具有显著作用，同时其中的叶酸也有助于新生儿出生缺陷的预防。西部退耕还林面粉营养强化项目和山西省强化面粉预防出生缺陷项目的实施，证明了强化面粉改善居民微量营养素缺乏的有效性和可接受性。

四、开展居民膳食营养与健康调查的意义

我国于 1959 年、1982 年、1992 年、2002 年、2010—2013 年、2015—2018 年分别进行过全国营养调查，调查结果与数据信息对于了解我国城乡居民膳食结构和营养水平及其相关慢性疾病的流行病学特点及变化规律，评价城乡居民营养与健康水平，制定相关政策和疾病防治措施发挥了积极的作用。2010 年原卫生部颁布《营养改善工作管理办法》，其第二章第八条规定："国家建立营养监测制度，对居民膳食状况、营养改善效果以及营养相关疾病进行监测。"规定原卫生部制订、实施国家营养监测计划。省、自治区、直辖市人民政府卫生行政部门根据国家营养监测计划，结合本行政区域的具体情况，组织制订、实施营养监测方案。

居民膳食营养与健康调查的目的是为制定相关政策和疾病防控措施提供依据，为健康中国 2020 和营养立法提供科学依据。《中国营养改善行动计划》《九十年代中国食物结构改革与发展纲要》《中国食物与营养发展纲要》《营养改善工作管理办法》《农村义务教育学生营养改善计划》《国民营养计划（2017—2030 年）》，这些政策的制定既采用了营养调查的结果，又进一步推动营养事业的发展。

2002 年全国营养调查的系列研究成果发表，出版了系列丛书，内容包括 2002 年中国居民营养调查综合报告、膳食与营养素摄入状况，居民体质与营养状况、行为和生活方式，中国妇女营养与健康状况，中国 0~6 岁儿童营养与健康，高血压，血脂，以及营养与健康状况数据集等。江苏的营养工作者根据本地区调查和研究结果，编著并出版了《江苏居民营养与健康状况》《江苏居民营养与健康状况追踪研究》，为指导江苏居民的营养改善提供科学依据。

我国开展了多次全国性营养调查，为我国营养与健康以及国民经济的发展奠定了良好的基础。根据各个时期经济水平、监测水平的不同，营养调查的内容及人数不完全相同（见表 1.1），但基本内容包括膳食调查、医学体检和生化检验，调查方法也不断完善。

表 1.1 我国历次营养调查的内容

年度	省份 /个	调查点 /个	调查内容		
			膳食调查 / 人次	医学体检 / 人次	生化检验 / 人次
1959	26	190	149 万（每季度 1 次，全年 4 次）	18 万（春、秋季各 1 次）	13.4 万
1982	27	172	24 万	5 万	1.7 万
1992	30	213	10 万	7 万	7 万
2002	31	132	7 万	22 万	30 万
2010—2013	31	150	1.5 万	3 万	3 万
2015—2018	31	452	11 万	26.6 万	26.6 万

我国历次营养调查膳食调查采用的方法：1959 年和 1982 年采用称重记账法；1992 年结合使用称重记账法和 3 天 24 小时膳食回顾法；2002 年采用了 4 种方法，即称重记账法、3 天 24 小时膳食回顾法、食物频率法和调味品称重法；2010—2013 年及 2015—2018 年采用 3 天 24 小时记录法、食物频率法和调味品称重法。

我国历次营养调查医学体检内容：1959 年体检的项目为身高、体重、血压以及临床体检；1982 年、1992 年体检项目为身高、体重、头围、血压以及临床体检（包括胸围、上臂围、皮褶厚度）；2010—2013 年体检项目为身高、体重、头围、腰围和血压；2015—2018 年体检项目为身高、体重、腰围和血压。

我国历次营养调查生化检验内容：1959 年仅检测血红蛋白、暗适应、负荷尿试验、血清蛋白、血清碱性磷酸酶；1982 年检测血红蛋白、血脂、负荷尿试验、血清总蛋白、血清钙、血清运铁蛋白、尿肌酸酐、尿羟脯氨酸；1992 年检测血红蛋白；2002 年检测血红蛋白、血清维生素 A、血脂、空腹血糖、糖耐量等；2010—2013 年检测血红蛋白、空腹血糖、血脂、血清维生素 A、血清维生素 D、铁蛋白、C 反应蛋白、胆固醇、甘油三酯、高密度脂蛋白胆固醇、低密度脂蛋白胆固醇、糖耐量；2015—2018 年检测血红蛋白、空腹血糖、糖化血红蛋白、胆固醇、甘油三酯、高密度脂蛋白胆固醇、低密度脂蛋白胆固醇、血清维生素 A、维生素 D、锌、铁蛋白、总蛋白、白蛋白、C 反应蛋白、转铁蛋白受体、高敏 C 反应蛋白、锌、维生素 B_{12}、叶酸、血糖、血脂、胰岛素、血尿酸、尿钠和尿碘等。

改革开放以来，我国社会经济快速发展，居民营养和健康状况快速变迁，每 10 年开展一次全国营养调查，所提供的信息难以及时反映居民的营养与健康问题，影响及时采取有效的措施扼制慢性疾病大幅上升的势头。因此从 2010 年起，原卫生部将全国营养调查改为 5 年一个周期，并将 10 年一次的营养监测转换为常规性营养监测，将食物成分的监测也纳入营养监测内容。5 年完成一个完整的、具有全国代表性的营养监测报告。

第二章 膳食营养与健康调查的
对象、内容和方法

一、调查的对象

2007 年江苏省居民营养与健康监测原有 10 个监测点，2014 年对所有住户进行追踪和随访，原则上要求每个调查点随访率不低于 85%。如果调查点整点拆迁，应选择一个新调查点整体替换，重新抽取另一相对比较固定的居民区，随机抽取相应户数进行调查〔要求该替换的居委会 / 村中年轻家庭（户主年龄 35 岁以下）占 80%〕；如果原调查点部分住户分散迁移，应尽量追踪原调查户，追踪不到时，再在原调查点选择相应的户数〔要求选择年轻家庭（户主年龄 35 岁以下）〕替换补齐。调查户中所有家庭成员均为调查对象。

按上述原则选取南京市建邺区、徐州市铜山区、太仓市、江阴市、句容市、睢宁县、海门市、泗洪县、常熟市和大丰市（现盐城市大丰区）等 10 个 2007 年原有监测点。由于行政区划调整，2014 年新增南京市秦淮区、徐州市泉山区两个监测点，合计共 12 个市（县、区）调查点。其中南京市秦淮区、建邺区，徐州市泉山区、铜山区，常熟市，盐城市大丰区为城市调查点，其余为农村调查点。按江苏经济发展水平分为苏南、苏北 2 片，南京、太仓、江阴、句容、常熟为苏南，其余为苏北。经济收入是指 2013 年人均年收入。

二、调查的内容与方法

（一）基本情况询问调查

内容包括家庭成员基本情况（年龄、性别、民族、婚姻状况、教育、职业等）、家庭经济收入、家庭人口等，吸烟、饮酒、体力活动等生活方式，营养及慢性病防治知识、主要慢性疾病的现患状况及家族史等。

（二）膳食调查

1. 膳食调查采用的调查方法

将每个居委会抽取的 75 个家庭户分成 A、B、C 三组。A 组 30 户进行连续 3 天 24 小时膳食回顾法和家庭调味品称重调查，B 组 25 户进行食物频率法问卷调查，C 组 20

户进行即食食品问卷调查。膳食调查由经过培训的调查员进行入户访问调查。

连续 3 天 24 小时膳食询问调查：对调查户 2 岁及以上家庭成员采用询问调查的方式，让被调查者回忆调查前 24 小时内的进食情况，记录在家和在外吃的所有食物，包括主食、副食、零食、水果、酒、饮料等，连续 3 天入户询问进食情况，同时记录营养素补充剂的消费情况。12 岁以下儿童可由家长或主要看护人协助完成。

家庭调味品称重调查：采用称重记录法调查家庭 3 天各种食用油、盐、味精等主要调味品的消费量。

食物频率法问卷调查：利用统一的食物频率调查问卷，收集调查户中 6 岁及以上调查对象在过去 1 年内各种食物消费频率及消费量。

即食食品问卷调查：利用统一的调查问卷，收集调查户中 2 岁及以上调查对象各种即食食品、零食等的消费情况。

2. 膳食调查分析方法及结果表述

（1）计算标准人系数。标准人是指体重 60 kg、满 18 周岁、从事轻体力劳动的男性，能量需要量为 2 400 kcal/d。

参照膳食营养素参考摄入量（DRIs），按照每个人的年龄、性别、劳动强度、生理状况所对应的推荐摄入量（RNI）值除以 2 400，所得到的系数即为标准人系数。

（2）个人食物摄入量计算。食物按《中国食物成分表 2002》编码分类。

计算 3 天 24 小时膳食回顾法记录的每人进餐的总人日数，如果 3 天中的每天的早、中、晚 3 餐记录完整应为 3。

平均每人每日食物摄入量 = 食物摄入总量 / 总人日数。

计算每个人每组食物的摄入总量。奶类食物摄入量以每 100 g 各种奶类中蛋白质的含量与每克鲜奶中蛋白质的含量（3.0 g）的比作为系数，折算成鲜奶的量。豆类及其制品摄入量以每 100 g 各种豆类中蛋白质的含量与每 100 g 黄豆中蛋白质的含量（35.1 g）的比作为系数，折算成黄豆的量。

（3）营养素摄入量：应用个人每日所有食物的摄入数据结合食物成分表计算。

（4）能量及营养素摄入量来源分布。计算能量的食物来源分布和能量的营养素来源分布、蛋白质的食物来源分布、脂肪的食物来源分布，并进行描述和比较。

（5）家庭经济按收入划分，分高、中、低收入三组。以 2013 年家庭人均年收入计，低收入为家庭人均经济收入低于 15 000 元，中等收入为家庭人均经济收入为 15 000~30 000 元（不含 30 000 元），高收入为家庭人均经济收入 30 000 元及以上。

（三）医学体检

以调查村 / 居委会为单位集中进行医学体检，测量所有调查对象的身高和体重，测量 15 岁及以上调查对象的腰围和血压。现场体检工作程序如图 2.1。

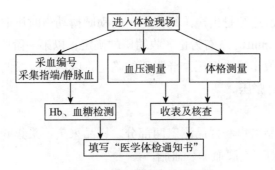

图 2.1　现场体检工作程序

1. 身高（长）的测量，以 cm 为单位，精确度为 0.1 cm。3 岁及以上儿童和成人身高的测量，测量前检查与校正身高测量尺，保证立柱与踏板垂直，靠墙置于平整地面上。滑测板应与立柱垂直，滑动自如。测量时要求被测者脱去鞋、帽子、外衣，取立正姿势站在踏板上，挺胸收腹，两臂自然下垂，脚跟靠拢，脚尖分开约 60°，双膝并拢挺直，两眼平视正前方，眼眶下缘与耳郭上缘保持在同一水平。脚跟、臀部和两肩胛骨间三个点同时接触立柱，头部保持正立位置。

2. 体重的测量，使用杠杆式人体秤，以 kg 为单位，精确度为 0.1 kg。将体重计放在平整的地面上，确定踏板下的挂钩连接完好，检查零点［即把游锤放到"0"刻度上，观察杠杆是否水平居中，若不居中（偏高或偏低）可调节杠杆侧端螺丝］。测量前，要求被测者脱去鞋、帽子和外面的衣服，仅穿背心（或短袖衬衫）、短裤。测量时，被测者平静站于踏板上，将体重秤的粗游码置于接近被测者体重的整数刻度位置上，读取游码缺口指针所指的数值，两数相加，即为被测者体重，精确到 0.1 kg。

3. 腰围、臀围的测量，采用非伸缩性材料制成的测量尺。

15 岁及以上受检者要测量腰围，以 cm 为单位，精确到 0.1 cm。要求清晨空腹测量，脱去上衣，系皮带者解开皮带并将衣裤褪至髂嵴以下，身体直立，腹部放松，两臂自然下垂，双足并拢（两腿均匀负重）。测量者沿腋中线触摸肋弓下缘和髂嵴，在其连线中点做标记（双侧），皮尺刻度缘经过两个标记点测量腰围。测量时将皮尺轻轻贴住皮肤，前后应在同一高度。在被测者平静呼气时读数。重复测两遍，如果两次测量结果误差大于 2 cm，应重测直至测量结果十分接近。

测量臀围时，被测者自然站立，臀部放松，目视前方，测量者将卷尺置于臀部向后最突出部位，水平围绕臀部一周测量。测量误差不超过 1 cm。要求被测者放松两臀，保持自然呼吸状态。

4. 血压的测量，使用标准汞柱式血压计（以 mmHg 为单位，每小格代表 2 mmHg 的血压计），刻度范围 0~300 mmHg。被测者取坐位，双足平放在地面上，手掌向上，露出右上臂（如衣袖太紧应脱掉），前臂应舒适地放在桌面上，约与心脏保持同一高度。测量者按要求缠绕好袖带，袖带下缘放置在肘窝上方 2.5 cm 处，袖带上缘不应被衣服所限，且应使充气的气囊中心正好位于肱动脉部位。听到第一阶段的两次连续打击声出现（收缩压）和第五阶段两次连续打击声（舒张压）的动脉搏动声时读取水银柱的高度值，直至舒张压读数以下 10 mmHg 左右为止。收缩压的确定：以第一阶段听到两次连续打击声出现时的水银柱高度值作为收缩压。舒张压的确定：以第五阶段两次连续打击声消失时的水银柱高度值作为舒张压。

（四）生化检验

生化检验分为样品采集和样品测定两部分。样品采集：采集 6 岁以上体检对象的血液样品，测定血红蛋白、空腹血糖、血脂。

样品测定方法如下：血红蛋白采用氰化高铁法测定，原理为血红蛋白与铁氰化钾作用生成高铁血红蛋白，与氰化钾作用生成氰化高铁血红蛋白，此化合物呈红色，极为稳定。在 540 nm 波长下，用分光光度法测其光密度，将测得的光密度与标准品的光密度比较，从而得出样品血红蛋白含量，统一使用 721 型分光光度比色计（或 722 型、723 型分光光度比色计）。静脉取血后拔掉针头，用 10 pl 毛细管吸满血后，用卫生纸擦净管壁外余血（不能用棉球或滤纸擦）。置于盛有 2.5 ml 试剂的 5 ml 试管中混匀，放置至少 15 min 后比色（注意避免太阳光直射）。

血糖采用葡萄糖氧化酶法测定，抽取空腹静脉血，取新鲜血浆，用 721 型或 722 型分光光度比色计比色测定。

血脂测定采用酶比色法，全自动生化分析仪测定。

三、调查质量控制和调查对象基本情况

（一）调查的质量控制

1. 建立组织领导：由原省卫生计生委组成调查工作领导小组，确定省级行政和技术负责人，负责组织领导与协调工作。省疾病预防控制中心成立调查质量控制小组，负责对每个调查点进行技术指导，并分别抽查 10% 的调查表进行质量检查，完成省级质量控制考核表的填写工作。各调查点成立县（区）调查质量控制小组，专人负责调查质量控制工作，检查所有的调查表是否有漏项、错项，完成县（区）级质量控制考核表的填写和指导工作，并现场检验，确保项目通过盲样考核。

2. 培训调查人员：省疾病预防控制中心举办培训班，对各调查点的所有现场调查人员和检验人员分别进行统一培训。参加培训的现场调查人员通过考试取得合格证书方可参加调查工作；检验人员通过检测项目的盲样考核方可参加实验室检测工作。

3. 严格数据清理和录入：数据录入前对调查数据进行逻辑检查，发现错误及时予以核查和纠正。调查数据由省疾病预防控制中心组织人员经过统一培训后录入。数据录入程序对所有变量的合理取值范围进行有效控制。家庭基本情况登记表和医学体检表采用双录入。数据录入完成后，根据统一清理原则，按调查内容分类对数据进行清理，发现逻辑错误和不合理数据，与原始表格核对并予以纠正。

（二）调查对象的基本情况

1. 调查户数、人数和调查人群的居住地、性别分布（见表 2.1，表 2.2）

表 2.1　2014 年江苏省居民营养与健康状况追踪调查样本量

项目	居住地性质		地区		全省
	城市	农村	苏南	苏北	
调查户数	1 646	2 578	2 265	1 959	4 224
有效调查人数	4 718	6 606	6 421	4 903	11 324
膳食调查人数	3 400	4 898	4 659	3 639	8 298
体检人数	3 629	5 635	5 130	4 134	9 264

表 2.2　2014 年江苏各调查点调查对象的性别构成

项目	城乡合计	城市				农村					
		常熟	南京	徐州	大丰	江阴	太仓	海门	句容	睢宁	泗洪
调查人数	11 324	1 631	1 068	873	1 146	1 190	1 465	740	1 067	888	1 256
男性占比 /%	47.5	47.6	47.5	50.1	46.8	49.4	48.7	41.1	49.1	46.6	46.3
女性占比 /%	52.5	52.4	52.5	49.9	53.2	50.6	51.3	58.9	50.9	53.4	53.7

共调查 4 224 户居民，有效调查人数共 11 324 人。其中男性 5 381 人，女性 5 943 人；城市 4 718 人，农村 6 606 人；苏南地区 6 421 人，苏北地区 4 903 人。共有 8 298 人参加 3 天 24 小时膳食回顾法或食物频率法调查，其中城市 3 400 人，农村 4 898 人；苏南地区 4 659 人，苏北地区 3 639 人。参加体检人数共 9 264 人，其中城市 3 629 人，农村 5 635 人；苏南地区 5 130 人，苏北地区 4 134 人。

城市调查户 1 646 户，占 39.0%；农村调查户 2 578 户，占 61.0%。苏南 2 265 户，占 53.6%，苏北 1 959 户，占 46.4%。

2. 调查人群的基本特征

（1）调查人群的性别构成

2014 年调查中男性为 5 381 人，占实际调查总人数的 47.5%；女性为 5 943 人，占 52.5%。城市男性 2 256 人、女性 2 462 人，农村男性 3 125 人、女性 3 481 人；苏南男性 3 109 人、女性 3 312 人，苏北男性 2 272 人、女性 2 631 人（见表 2.3）。除徐州市泉山区外，各监测点男性均少于女性。

表 2.3　2014 年不同地区及居住地调查对象的性别构成

项目	居住地性质		地区		全省
	城市	农村	苏南	苏北	
调查人数	4 718	6 606	6 421	4 903	11 324
男性 / 人	2 256	3 125	3 109	2 272	5 381
女性 / 人	2 462	3 481	3 312	2 631	5 943

（2）调查人群的年龄构成

各年龄层人数中，苏南、苏北基本上以 60 岁及以上人群人数最多，第二为 45~59 岁人群，第三为 35~44 岁人群（见表 2.4 至表 2.6）。

表 2.4　2014 年各调查点调查对象的年龄构成

项目		城乡合计	城市				农村					
			常熟	南京	徐州	大丰	江阴	太仓	海门	句容	睢宁	泗洪
调查人数		11 324	1 631	1 068	873	1 146	1 190	1 465	740	1 067	888	1 256
各年龄层人数占比 /%	<17 岁	1 475	11.5	5.2	16.5	22.2	12.5	5.7	3.1	6.6	24.8	23.0
	18~24 岁	398	4.2	3.3	7.4	0.9	5.0	4.5	0.3	1.6	3.9	3.2
	25~34 岁	1 197	13.2	11.0	19.6	6.2	12.3	9.9	3.6	8.6	11.1	9.1
	35~44 岁	1 489	15.0	8.9	15.2	19.5	17.4	11.2	6.4	9.1	12.0	13.6
	45~59 岁	3 128	28.5	30.1	24.5	30.2	22.6	28.5	25.3	25.6	27.4	31.2
	≥60 岁	3 637	27.6	41.5	16.7	21.1	30.3	40.3	61.4	48.5	20.7	19.9

表 2.5　2014 年不同居住地调查人群的年龄构成

项目		城市		农村		合计	
		男性	女性	男性	女性	城市	农村
调查人数		2 256	2 462	3 125	3 481	4 718	6 606
各年龄层人数占比 /%	<17 岁	14.1	13.1	14.7	10.8	13.6	12.6
	18~24 岁	4.5	3.1	3.3	3.3	3.8	3.3
	25~34 岁	12.3	12.0	8.9	9.9	12.2	9.4
	35~44 岁	13.9	15.5	11.6	12.4	14.8	12.0
	45~59 岁	27.9	29.1	24.9	28.8	28.6	27.0
	≥60 岁	27.2	27.1	36.6	34.8	27.2	35.7

表 2.6　2014 年不同地区调查人群的年龄构成

项目		苏南		苏北		合计	
		男性	女性	男性	女性	苏南	苏北
调查人数		3 109	3 312	2 272	2 631	6 421	4 903
各年龄层人数占比 /%	<17 岁	9.1	7.9	21.7	16.6	8.5	19.0
	18~24 岁	4.4	3.3	3.0	3.2	3.8	3.1
	25~34 岁	11.1	11.2	9.3	10.3	11.1	9.8
	35~44 岁	12.9	12.3	12.1	15.4	12.6	13.9

项目		苏南		苏北		合计	
		男性	女性	男性	女性	苏南	苏北
各年龄层人数占比/%	45~59 岁	25.9	28.4	26.6	29.6	27.2	28.2
	≥60 岁	36.6	36.9	27.2	25.1	36.8	26.0

（3）调查人群的文化程度

2014 年调查人群中文化程度信息有效的有 11 313 人，未上学的占 5.4%，文盲占 11.2%，小学占 27.9%，初中占 33.3%，高中 / 中专占 14.3%，大专 / 职大占 5.0%，本科及以上占 2.9%（见表 2.7）。城市、农村、苏南、苏北均为初中文化程度人数最多（见表 2.8，表 2.9）。

表 2.7　2014 年各调查点调查对象的文化程度

项目		城乡合计	城市				农村					
			常熟	南京	徐州	大丰	江阴	太仓	海门	句容	睢宁	泗洪
有效调查人数		11 313	1 631	1 065	873	1 146	1 189	1 458	740	1 067	888	1 256
各文化程度人数占比/%	未上学	5.4	5.0	2.6	6.3	2.0	3.5	4.4	4.1	2.1	16.1	9.2
	文盲	11.2	16.3	3.9	5.2	11.0	7.7	9.4	10.5	18.6	12.4	14.0
	小学	27.9	26	14.1	21.2	31.9	28.0	24.9	40.3	36.5	32.9	28.7
	初中	33.3	29.4	31.9	41.8	38.4	36.2	34.8	34.6	27.8	31.4	29.7
	高中 / 中专	14.3	11.0	30.5	17.9	14.7	16.4	13.9	8.5	11.9	5.7	11.9
	大专 / 职大	5.0	7.2	9.9	5.6	1.7	3.9	8.1	1.6	2.7	1.2	4.2
	本科及以上	2.9	5.1	7.0	2.1	0.2	4.3	4.5	0.4	0.5	0.2	2.3

表 2.8　2014 年不同居住地调查人群的文化程度

项目		城市		农村		合计	
		男性	女性	男性	女性	城市	农村
有效调查人数		2 254	2 461	3 124	3 474	4 715	6 598
各文化程度人数占比/%	未上学	3.6	4.3	5.5	6.8	4.0	6.2
	文盲	5.2	14.7	5.6	17.8	10.2	12.0
	小学	23.7	24.1	30.1	31.6	23.9	30.9
	初中	35.4	33.6	37.1	28.4	34.5	32.5
	高中 / 中专	20.7	14.8	14.5	9.7	17.6	12.0
	大专 / 职大	7.1	5.3	4.7	3.6	6.2	4.1
	本科及以上	4.4	3.2	2.5	2.2	3.8	2.4

表 2.9　2014 年不同地区调查人群的文化程度构成

项目		苏南		苏北		合计	
		男性	女性	男性	女性	苏南	苏北
有效调查人数		3 106	3 304	2 272	2 631	6 410	4 903
各文化程度人数占比/%	未上学	3.5	3.7	6.3	8.4	3.6	7.5
	文盲	5.5	17.0	5.2	15.8	11.5	10.9
	小学	25.5	26.3	30.0	31.1	25.9	30.6
	初中	35.2	29.2	38.1	32.2	32.1	34.9
	高中/中专	18.3	14.0	15.5	9.0	16.1	12.0
	大专/职大	7.3	5.7	3.4	2.6	6.5	3.0
	本科及以上	4.7	4.0	1.4	0.8	4.4	1.1

（4）调查对象的职业构成

调查对象有职业记录者 11 321 人，其中农林牧渔水利生产人员所占比例最高，为 20.7%，其次为家务人员，约占 17%。从不同居住地性质来看，农林牧渔水利生产人员在城市地区和农村地区所占比例均为最高，分别为 16.9% 和 23.4%；从不同地区来看，苏南地区离退休人员所占比例最高，达 17.1%，苏北地区农林牧渔水利生产人员所占比例最高，为 33.7%（见表 2.10 至表 2.12）。

表 2.10　2014 年各调查地区调查对象的职业构成

项目		城乡合计	城市				农村					
			常熟	南京	徐州	大丰	江阴	太仓	海门	句容	睢宁	泗洪
有效调查人数		11 321	1 631	1 068	871	1 146	1 190	1 465	739	1 067	888	1 256
各职业人数占比/%	在校学生	10.4	8.2	5.2	11.7	22.7	10.3	5.1	2.4	5.3	16.9	16.2
	家务	17.0	14.0	3.1	21.8	2.4	27.4	10.9	20.8	24.3	28.4	23.8
	待业	2.1	1.7	6.3	2.5	0.2	1.8	2.9	0.4	1.1	1.0	2.3
	离退休人员	11.3	8.0	48.0	10.2	0.4	4.4	23.3	3.5	5.5	0.3	4.4
	国家机关企事业人员	2.2	1.2	2.5	2.0	1.4	1.6	3.8	1.5	3.5	0.2	3.1
	专业技术人员	5.8	11.4	3.8	6.7	4.0	10.9	6.5	2.6	2.6	1.6	3.0
	办事人员和有关人员	3.8	12.7	5.4	0.7	0.4	3.5	3.3	2.2	2.1	0.5	1.7
	商业、服务业人员	8.3	16.6	12.3	7.0	3.9	11.3	6.4	4.2	7.3	4.2	4.9
	农林牧渔水利生产人员	20.7	3.9	0.0	9.9	56.5	3.1	11.0	45.7	40.4	37.2	19.9

续表

项目		城乡合计	城市				农村					
			常熟	南京	徐州	大丰	江阴	太仓	海门	句容	睢宁	泗洪
各职业人数占比/%	生产运输设备操作人员	6.6	10.8	1.3	2.1	2.4	16.4	13.8	3.7	2.9	2.0	3.0
	军人	0.0	0.0	0.0	0.2	0.0	0.1	0.1	0.0	0.0	0.0	0.1
	其他劳动者	11.8	11.5	12.0	25.3	5.7	9.2	12.9	13.0	5.0	7.7	17.6

表 2.11　2014 年不同居住地调查对象的职业构成

项目		城市		农村		合计	
		男性	女性	男性	女性	城市	农村
有效调查人数		2 255	2 461	3 125	3 480	4 716	6 605
各职业人数占比/%	在校学生	12.5	10.9	11.0	8.3	11.6	9.6
	家务	4.2	15.6	13.1	29.9	10.1	21.9
	待业	3.0	2.1	1.8	1.7	2.5	1.8
	离退休人员	14.6	16.7	8.9	7.4	15.7	8.1
	国家机关企事业人员	2.2	1.2	3.2	1.8	1.7	2.5
	专业技术人员	8.8	5.4	6.5	3.5	7.0	4.9
	办事人员和有关人员	6.6	5.2	2.7	2.0	5.9	2.3
	商业、服务业人员	10.6	10.9	6.8	6.5	10.8	6.6
	农林牧渔水利生产人员	15.4	18.3	22.9	23.9	16.9	23.4
	生产运输设备操作人员	6.5	3.7	10.1	5.6	5.0	7.7
	军人	0.1	0.0	0.1	0.0	0.0	0.1
	其他劳动者	15.6	10.1	13.0	9.5	12.7	11.1

表 2.12　2014 年不同地区调查对象的职业构成

项目		苏南		苏北		合计	
		男性	女性	男性	女性	苏南	苏北
有效调查人数		3 109	3 312	2 271	2 629	6 421	4 900
各职业人数占比/%	在校学生	7.5	6.5	17.3	13.0	7.0	15.0
	家务	8.9	22.0	9.9	26.5	15.7	18.8
	待业	2.9	2.5	1.5	1.2	2.7	1.3
	离退休人员	16.2	17.9	4.6	2.8	17.1	3.6
	国家机关企事业人员	3.2	1.8	2.3	1.3	2.5	1.7

续表

项目		苏南		苏北		合计	
		男性	女性	男性	女性	苏南	苏北
各职业人数占比 /%	专业技术人员	9.4	5.7	4.8	2.5	7.5	3.6
	办事人员和有关人员	6.5	5.3	1.3	0.8	5.9	1.1
	商业、服务业人员	10.5	11.6	5.5	4.2	11.0	4.8
	农林牧渔水利生产人员	11.1	10.5	31.6	35.5	10.8	33.7
	生产运输设备操作人员	11.9	7.5	4.0	1.4	9.6	2.6
	军人	0.1	0.0	0.1	0.0	0.0	0.1
	其他劳动者	11.9	8.9	17.1	10.7	10.4	13.7

（5）调查对象的经济收入构成

调查对象中经济收入信息有效的有 10 896 人，各调查地区人员 2013 年收入 20 000 元及以上的人数最多，其次为收入为 10 000~20 000 元的人群。从不同地区来看，苏南地区 2013 年人均收入 20 000 元及以上的人数最多，占 60.8%，苏北地区 2013 年人均收入在 10 000~20 000 元之间的人数最多，占 45.8%。从不同居住地来看，城市和农村人均收入 20 000 元及以上的人数均为最多，分别占 48.8% 和 35.4%（见表 2.13 至表 2.15）。

表 2.13   各调查地区调查对象的 2013 年人均年收入

项目		城乡合计	城市				农村					
			常熟	南京	徐州	大丰	江阴	太仓	海门	句容	睢宁	泗洪
有效调查人数		10 896	1 604	1 044	865	1 144	1 104	1 390	736	880	876	1 253
各年收入区间人数占比 /%	<5 000 元	9.1	1.2	4.5	2.1	2.5	2.1	3.3	15.8	16.4	11.4	35.6
	5 000~10 000（不含 10 000）元	14.3	2.9	7.6	15.4	17.1	6.7	7.2	17.7	16.8	29.8	31.4
	10 000~20 000（不含 20 000）元	35.5	23.3	16.6	68.4	59.5	21.6	33.7	28.5	43.5	44.2	28.7
	>20 000 元	41.1	72.6	71.4	14.1	21.0	69.7	55.8	38.0	23.3	14.6	4.2

表 2.14   不同居住地调查人群的 2013 年人均年收入构成

项目		城市		农村		合计	
		男性	女性	男性	女性	城市	农村
有效调查人数		2 232	2 425	2 934	3 305	4 657	6 239
各年收入区间人数占比 /%	<5 000 元	2.4	2.4	13.9	14.1	2.4	14.0
	5 000~10 000（不含 10 000）元	9.8	9.7	17.2	18.2	9.8	17.7
	10 000~20 000（不含 20 000）元	39.0	39.1	32.8	32.8	39.1	32.8
	>20 000 元	48.8	48.7	36.1	34.9	48.8	35.4

表 2.15   不同地区调查人群的 2013 年人均年收入构成

项目		苏南		苏北		合计	
		男性	女性	男性	女性	苏南	苏北
有效调查人数		2 909	3 113	2 257	2 617	6 022	4 874
各年收入区间人数占比 /%	<5 000 元	4.4	4.9	14.8	14.3	6.6	14.5
	5 000~10 000（不含 10 000）元	7.3	7.6	22.6	23.0	9.4	22.8
	10 000~20 000（不含 20 000）元	26.6	27.7	47.0	44.7	23.2	45.8
	≥20 000 元	61.8	59.8	15.6	18.0	60.8	16.9

第三章　食物摄入与膳食结构

一、概述

食物多样是平衡膳食模式的基本原则。食物可分为五大类，包括谷薯类、蔬菜水果类、畜禽鱼蛋奶类、大豆坚果类和油脂类。不同食物中的营养素及有益膳食成分的种类和含量不同。除婴儿出生 6 个月内的母乳外，没有任何一种食物可以满足人体所需的能量及全部营养素。因此，只有多种食物合理搭配组成的膳食才能满足人体对能量和各种营养素的需求。

膳食结构是膳食中各类食物的数量及其所占的比例的概括性表述。一般根据其中各类食物所能提供的能量及营养素的数量满足人体需要的程度来衡量该膳食结构是否合理。根据食物主要来源的不同，一般认为膳食结构可分为以下几种类型：（1）动物性食物为主型；（2）植物性食物为主型；（3）动植物性食物平衡型；（4）其他，如地中海膳食结构，DASH（dietary approaches to stop hypertension）饮食。

合理的膳食结构向人体提供充足且平衡的各种营养素，是维持人的生命和健康的重要物质基础。膳食结构的形成受一个国家或地区的人口、农业生产、食物流通、食品加工、消费水平、饮食习惯、文化传统、科学知识等多种因素的影响。膳食结构的变化对于慢性非传染性疾病的发生和发展有着关键意义。以植物性食物和谷类为主、高膳食纤维、低脂肪的饮食是中国传统膳食模式的特点。中国疾病预防控制中心近年来调查和监测的最新数据显示，随着我国经济社会发展和卫生服务水平的不断提高，居民人均预期寿命逐年增长，健康状况和营养水平不断改善，膳食结构和状况有了较大变化，居民平均膳食质量显著提高。但同时出现一些不合理的现象，突出表现为肉类食物和油脂类食物消费量过高，谷类食物消费量降低，奶制品和大豆产品的摄入量较低等。

江苏省地处长江三角洲，有"鱼米之乡"之称，经济发达，居民生活水平较高。2014年江苏省城镇居民人均可支配收入 34 346 元，农村居民人均可支配收入 14 958 元，人均地区生产总值（GDP）按当年的年均汇率折合已超 10 000 美元，已步入中等收入国家水平。随着人口老龄化、城镇化的进程加快，不健康的生活方式也不断增加，影响着人们的健康状况。超重和肥胖的发生率以及高血压、糖尿病、肿瘤等慢性非传染性疾病的发病率显著提高。这与高能量、高脂肪、高食盐膳食和低体力活动紧密相关。膳食营养关系到千家万户的健康和幸福。面对着居民膳食构造与营养状况的快速变迁，正确引导公众合理选择膳食和采取恰当措施，从而预防和控制慢性疾病仍是目前面临的重要问题。

二、调查结果

（一）粮谷类及薯类食物的摄入状况

1. 不同地区居民粮谷类及薯类食物的摄入状况

2014 年江苏居民平均每标准人日粮谷类食物摄入量为 292.1 g（其中米及其制品 191.0 g、面及其制品 86.8 g、杂粮 14.3 g），薯类食物摄入量为 17.7 g。粮谷类食物摄入量农村居民（308.8 g）高于城市居民（268.0 g），薯类食物摄入量农村居民（20.3 g）也高于城市居民（14.0 g）。苏南地区以及海门市、盐城市大丰区两地粮谷类食物以米及其制品为主，平均每标准人日米及其制品摄入量除常熟外均在 200 g 以上，而面及其制品除南京外，平均每标准人日摄入量均在 50 g 以下；苏北地区除海门市、盐城市大丰区两地外粮谷类食物以面及其制品为主，最高者睢宁县平均每标准人日面及其制品摄入量达 263.6 g，其次为泗洪县，达 208.7 g。每标准人日杂粮摄入量城市均高于农村，薯类摄入量农村高于城市，杂粮摄入量以南京市最高（35.8 g），薯类摄入量以睢宁县最高（36.4 g）。与 2007 年营养调查结果比较，平均每标准人日粮谷类食物摄入量减少 123.5 g，其中米及其制品减少 114.1 g，面及其制品减少 14.3 g，杂粮增加 4.9 g；平均每标准人日薯类摄入量增加了 5.6 g（见表 3.1）。

表 3.1　江苏不同地区居民谷类及薯类食物摄入量

单位：g /（标准人·日）

食品类别		2014 年城乡合计	城市					农村							2007 年城乡合计
			小计	南京	徐州	常熟	大丰	小计	江阴	太仓	海门	句容	睢宁	泗洪	
粮谷类	粮谷类合计	292.1	268.0	341.9	228.8	209.6	308.2	308.8	289.6	260.2	222.9	334.4	380.3	353.5	415.6
	米及其制品	191.0	185.4	208.4	61.7	174.7	270.3	194.9	231.8	221.3	202.4	289.1	105.6	120.1	305.1
	面及其制品	86.8	65.7	97.7	146.7	29.7	25.2	101.4	41.9	29.6	18.6	35.5	263.6	208.7	101.1
	杂粮	14.3	16.9	35.8	20.4	5.1	12.7	12.5	15.9	9.3	1.9	9.7	11.1	24.6	9.4
薯类		17.7	14.0	23.7	22.4	9.3	5.1	20.3	14.1	10.8	21.6	19.9	36.4	21.8	12.1

江苏居民平均每标准人日粮谷类食物摄入量在 200 g 以下的人群比例为 34.9%，其中城市该比例为 40.8%，农村该比例为 30.7%，以常熟最高，为 56.0%；平均每标准人日粮谷类食物摄入量 200~400 g 的人群比例为 46.0%，其中城市该比例为 44.5%，农村该比例为 47.2%，以泗洪最高，为 62.7%；平均每标准人日粮谷类食物摄入量 400~500 g 的人群比例为 9.1%；平均每标准人日粮谷类食物摄入量在 500 g 及以上的人群比例为 10.0%。绝大部分居民平均每标准人日粮谷类食物摄入量在 200 g 以内（见表 3.2）。

表3.2   2014年江苏不同地区居民粮谷类食物摄入量分布

粮谷类摄入量 / [g/（标准人·日）]	城乡合计	城市					农村						
		小计	南京	徐州	常熟	大丰	小计	江阴	太仓	海门	句容	睢宁	泗洪
<200	34.9	40.8	34.7	43.6	56.0	23.4	30.7	38.1	50.8	48.2	12.0	24.7	7.8
200~300（不含300）	29.7	31.1	24.3	38.6	29.1	34.7	28.8	30.7	23.2	35.1	29.9	24.1	34.6
300~400（不含400）	16.3	13.4	11.1	12.6	9.7	21.2	18.4	11.7	9.6	10.1	33.8	18.8	28.1
400~500（不含500）	9.1	6.3	10.0	3.1	2.4	10.6	11.0	7.6	7.9	4.8	15.9	12.2	17.1
≥500	10.0	8.5	19.9	2.1	2.8	10.1	11.0	11.9	8.5	1.8	8.4	20.2	12.4

注：各摄入量区间人数占比 /%

2. 不同性别、年龄居民粮谷类及薯类食物的摄入状况

平均每标准人日薯类食物摄入量与年龄关系不大，无明显变化规律。农村居民平均每标准人日粮谷类食物摄入量基本高于城市居民，在40~49岁以及之前年龄组，摄入量基本上以农村男性为最高。随着年龄的增加，平均每标准人日粮谷类食物摄入量呈上升趋势，但上升幅度不大，在70~79岁及以上年龄组，仅农村女性平均每标准人日粮谷类食物摄入量呈下降趋势，其余呈上升趋势（见图3.1）。

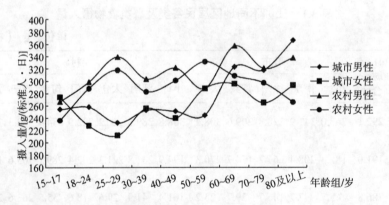

图3.1   2014年江苏城乡不同性别、年龄居民的粮谷类食物摄入量

3. 不同经济收入水平居民的粮谷类及薯类食物的摄入状况

随着经济收入的增加，城乡居民粮谷类摄入量呈下降趋势，其中城市高收入居民粮谷类摄入量最低。如城市居民粮谷类摄入量，低收入居民为267.3 g，而高收入居民为245.7 g；农村粮谷类摄入量中收入居民最低，为286.9 g。在粮谷类食物中，面和面制品摄入量随着经济收入的增加下降明显、杂粮摄入量随着经济收入的增加上升。农村低收入居民的薯类摄入量最高，为25.8 g（见表3.3）。

江苏低、中、高收入居民平均每标准人日粮谷类食物摄入量在300 g以内的比例分别为60.0%、68.1%和70.8%，其中城市居民平均每标准人日粮谷类食物摄入量分别为 70.1%、70.0% 和 77.5%，农村居民平均每标准人日粮谷类食物摄入量分别为 54.8%、66.3%、63.7%（见表 3.4）。

表 3.3 2014 年江苏城乡不同经济收入水平居民粮谷类及薯类食物摄入量

单位：g/（标准人·日）

食物类别		城乡合计			城市			农村		
		低	中	高	低	中	高	低	中	高
粮谷类	粮谷类合计	303.2	284.7	278.1	267.3	282.0	245.7	321.4	286.9	312.7
	米及其制品	166.7	205.7	204.7	174.1	204.0	170.5	162.9	207.2	241.1
	面及其制品	122.9	64.9	56.5	78.3	61.0	55.5	145.6	68.3	57.6
	杂粮	13.6	14.1	16.9	14.9	17.1	19.7	12.9	11.4	14.0
薯类		21.6	15.0	14.1	13.1	13.2	15.4	25.8	16.7	12.8

表 3.4 2014 年江苏城乡不同经济收入水平居民粮谷类食物摄入量分布

粮谷类摄入量/ ［g/（标准人·日）］	各摄入量区间人数占比 /%								
	城乡合计			城市			农村		
	低	中	高	低	中	高	低	中	高
<200	29.6	38.4	41.3	37.4	40.3	46.5	25.6	36.7	35.7
200~300（不含 300）	30.4	29.7	29.5	32.7	29.7	31.0	29.2	29.6	28.0
300~400（不含 400）	18.8	14.8	12.4	15.5	12.7	11.8	20.6	16.7	13.1
400~500（不含 500）	10.8	7.5	7.1	7.0	6.6	4.8	12.8	8.4	9.6
≥500	10.3	9.6	9.7	7.5	10.7	6.0	11.8	8.7	13.6

（二）蔬菜、水果的摄入状况

1. 不同地区居民蔬菜、水果的摄入状况

2014 年江苏居民平均每标准人日蔬菜摄入量为 318.7 g，其中城市居民 305.0 g，农村居民 328.2 g。从地区来看，苏南居民蔬菜摄入量总体高于苏北居民，平均每标准人日蔬菜摄入量分别为 337.1 g 和 295.2 g，以南京市平均每标准人日蔬菜摄入量最高，达 398.8 g；盐城市大丰区平均每标准人日蔬菜摄入量最低，仅为 258.6 g（见图 3.2）。与 2007 年相比，每标准人日蔬菜摄入量上升了 43.9 g。

2014 年江苏居民平均每标准人日水果摄入量为 69.2 g，其中城市居民 68.2 g，农村居民 69.8 g。从地区来看，苏北居民水果摄入量总体高于苏南居民，平均每标准人日水果摄入量分为 67.0 g 和 72.0 g，以徐州市平均每标准人日水果摄入量最高，达 111.5 g；以盐城市大丰区平均每标准人日水果摄入量最低，仅为 28.8 g（见图 3.2）。与 2007 年相比，江苏居民平均每标准人日水果摄入量降低了了 2.2 g。

2014 年江苏居民人均每日蔬菜摄入量大于等于 300 g 的人群比例为 48.0%，其中城市为 44.4%，农村为 50.4%。人均每日蔬菜摄入量在 100 g 以下的人群比例很低，为 11.4%，其中以句容市、海门市较低，达 5% 以下；而睢宁县、徐州市、盐城市大丰区较高，为 20.7%、17.5% 和 16.1%。江苏居民平均每标准人日水果摄入量为零的人群比例为 38.2%，其中城市为 37.6%，农村为 38.6%。大部分居民平均每标准人日水果摄入量低于 100 g，占 73.8%，其中城市占 75.4%，农村占 72.7%；人均每日水果摄入量在 200 g 及以上的人群比例很低，为 7.6%，其中以徐州市最高，达 17.6%；而盐城市大丰区最低，仅为 1.3%（见表 3.5）。

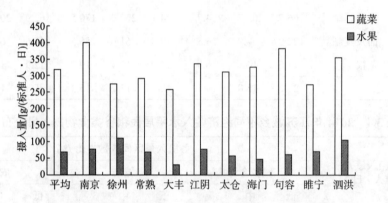

图 3.2　2014 年江苏不同地区居民蔬菜及水果摄入量

表 3.5　2014 年江苏不同地区居民蔬菜、水果摄入量分布

食物类别	摄入量/[g/（标准人·日）]	城乡合计	各摄入量区间人数占比/%											
			城市					农村						
			小计	南京	徐州	常熟	大丰	小计	江阴	太仓	海门	句容	睢宁	泗洪
蔬菜	<100	11.4	11.9	5.3	17.5	10.4	16.1	11.1	14.5	13.1	4.2	1.4	20.7	8.4
	100~200（不含 200）	20.8	24.6	18.3	29.2	29.0	21.2	18.2	8.9	28.4	15.3	10.5	23.6	17.5
	200~300（不含 300）	19.8	19.0	16.4	14.1	17.6	27.2	20.3	19.3	19.4	33.2	24.3	16.3	14.4
	300~400（不含 400）	18.3	16.9	14.8	16.7	17.4	18.6	19.2	23.8	14.4	19.7	24.2	16.6	18.4
	400~500（不含 500）	13.9	12.4	15.5	8.8	13.9	10.2	14.8	17.1	12.1	14.8	18.0	9.4	18.7
	≥500	15.8	15.1	29.8	13.8	11.7	6.6	16.4	16.0	12.6	12.7	21.4	13.4	22.7

续表

食物类别	摄入量 /[g/（标准人·日）]	各摄入量区间人数占比 /%												
		城乡合计	城市					农村						
			小计	南京	徐州	常熟	大丰	小计	江阴	太仓	海门	句容	睢宁	泗洪
水果	0	38.2	37.6	47.4	33.1	26.9	46.4	38.6	26.6	49.3	44.1	46.8	40.0	23.8
	0~100（不含 100）	35.6	37.8	23.8	25.3	48.5	45.3	34.1	45.1	32.2	42.4	29.7	27.8	30.4
	100~200（不含 200）	18.6	17.1	17.5	24.0	20.3	7.0	19.6	21.0	13.6	10.5	15.5	24.0	31.8
	200~350（不含 350）	5.6	4.9	6.9	10.5	3.1	1.1	6.1	5.5	3.9	2.2	6.1	6.9	11.6
	≥350	2.0	2.7	4.3	7.1	1.1	0.2	1.5	1.9	0.9	0.7	1.8	1.4	2.4

2. 不同性别、年龄居民蔬菜、水果的摄入状况

不同年龄段平均每标准人日蔬菜摄入量变化不大，在 200~400 g 之间；随着年龄的增长，40~49 岁平均每标准人日蔬菜摄入量达低点，后开始逐步上升，70 岁后又下降（见图 3.3）。

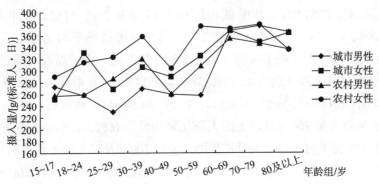

图 3.3 2014 年江苏城乡不同性别、年龄居民的蔬菜摄入量

不同年龄组的平均每标准人日水果摄入量基本上在 18~29 岁前达到峰值，随后随年龄增长而减少，在 40~49 岁后趋于平稳。女性平均每标准人日水果摄入量基本高于男性（见图 3.4）。

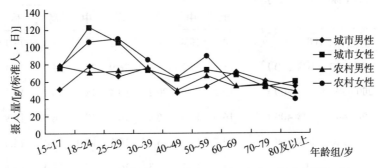

图 3.4 2014 年江苏城乡不同性别、年龄居民的水果摄入量

3. 不同经济收入水平居民的蔬菜、水果摄入状况

随着经济收入的增加，城乡居民平均每标准人日蔬菜摄入量呈上升的趋势。城市居民中，中收入居民比低收入居民平均每标准人日蔬菜摄入量高 60.5 g，而高收入居民比中收入居民平均每标准人日蔬菜摄入量高 20.6 g；农村居民中收入居民比低收入居民平均每标准人日蔬菜摄入量低 5.3 g，而高收入居民比低收入居民平均每标准人日蔬菜摄入量高 9.9 g。城乡居民平均每标准人日水果摄入量随着经济收入的增加而增加，其中城市增加幅度较农村大，高收入居民平均每标准人日水果摄入量比低收入居民高 24.4 g，而农村高收入居民平均每标准人日水果摄入量为农村居民中最低（见表 3.6）。

表 3.6　2014 年江苏城乡不同经济收入水平居民的蔬菜、水果摄入量

单位：g /（标准人·日）

食物类别	城乡合计			城市			农村		
	低	中	高	低	中	高	低	中	高
蔬菜	302.9	320.2	338.3	261.2	321.7	342.3	324.1	318.8	334.0
水果	67.9	69.0	74.6	59.6	65.0	84.0	72.2	72.6	64.7

江苏低、中、高收入居民平均每标准人日蔬菜摄入量在 300 g 及以上的人群比例分别为 45.2%、47.4% 和 51.9%。其中城市居民分别为 36.3%、47.9% 和 50.7%，农村居民分别为 49.8%、47.1% 和 53.3%（见表 3.7），其中城市居民平均每标准人日蔬菜摄入量 300 g 及以上的人群比例低于农村（见表 3.5）。江苏低、中、高收入居民人均每日水果摄入量为零的人群比例分别为 42.2%、38.7% 和 34.9%。其中城市居民分别为 44.6%、37.2% 和 35.0%，农村居民分别为 40.8%、40.2% 和 34.8%。城市低、中收入居民平均每标准人日水果摄入量 200 g 及以上的人群比例均低于农村，高收入居民则相反。城市低、中、高收入居民平均每标准人日水果摄入量在 200 g 及以上的人群比例分别为 6.0%、4.3% 和 8.4%，农村低、中、高收入居民平均每标准人日水果摄入量在 200 g 及以上的人群比例分别为 7.4%、6.2% 和 5.8%（见表 3.7）。

表 3.7　2014 年江苏不同经济收入水平居民蔬菜、水果摄入量分布

食物类别	摄入量 / [g/（标准人·日）]	各摄入量区间人数占比 /%								
		城乡合计			城市			农村		
		低	中	高	低	中	高	低	中	高
蔬菜	<100	14.5	10.4	8.3	17.3	9.2	8.1	13.1	11.4	8.5
	100~200（不含 200）	21.1	22.2	19.4	26.9	24.1	21.9	18.1	20.5	16.8
	200~300（不含 300）	19.2	20.0	20.2	19.4	18.9	19.2	19.1	21.0	21.3
	300~400（不含 400）	16.6	18.5	20.4	16.0	17.9	16.9	16.9	19.0	24.1
	400~500（不含 500）	12.7	14.2	15.2	10.1	12.9	15.4	14.0	15.5	15.1
	>500	15.9	14.7	16.3	10.2	17.1	18.4	18.9	12.6	14.1

食物类别	摄入量 / [g/（标准人·日）]	各摄入量区间人数占比 /%								
		城乡合计			城市			农村		
		低	中	高	低	中	高	低	中	高
水果	0	42.2	38.7	34.9	44.6	37.2	35.0	40.8	40.2	34.8
	0~100（不含100）	32.0	38.3	38.4	35.6	40.8	36.0	30.2	36.0	40.9
	100~200（不含200）	18.9	17.7	19.6	13.8	17.7	20.6	21.6	17.6	18.5
	200~350（不含300）	6.4	4.7	6.1	5.1	3.5	6.7	7.1	5.8	5.5
	≥350	0.5	0.6	1.0	0.9	0.8	1.7	0.3	0.4	0.3

（三）动物性食物摄入状况

1. 不同地区居民动物性食物的摄入情况

2014 年江苏居民平均每标准人日畜禽肉类摄入量为 122.3 g，其中城市居民 128.9 g，农村居民 117.7 g。平均每标准人日水产品摄入量为 51.3 g，其中城市居民 46.8 g，农村居民 54.5 g。与 2007 年相比，每标准人日畜禽肉类摄入量上升 65.5 g，每标准人日水产品摄入量上升 19.4 g（见表 3.8）。

从地区来看，苏南地区畜禽肉类每标准人日摄入量均高于苏北地区，水产品每标准人日摄入量苏南地区基本高于苏北地区。苏南地区居民平均每标准人日畜禽肉类和水产品摄入量分别为 144.6 g 和 61.4 g，而苏北地区居民为 97.0 g 和 41.2 g。南京市平均每标准人日畜禽肉类摄入量最高，达 189.3 g，句容市为 162.2 g，而海门市最低，为 78.5 g。南京市平均每标准人日水产品摄入量最高，达 75.9 g，其次是泗洪县和海门市，分别为 67.8 g 和 66.9 g，而徐州市最低，仅为 17.7 g（见表 3.8）。

表 3.8　江苏不同地区居民动物性食物摄入量

单位：g /（标准人·日）

食物类别		2014 年城乡合计	城市					农村							2007 年城乡合计
			小计	南京	徐州	常熟	大丰	小计	江阴	太仓	海门	句容	睢宁	泗洪	
	畜禽肉类合计	122.3	128.9	189.3	103.4	124.1	96.7	117.7	121.4	126.1	78.5	162.2	87.9	118.7	56.8
畜禽肉类	猪肉	82.9	85.2	108.3	65.9	87.7	73.9	81.2	81.7	88.5	67.8	105.8	62.8	76.4	32.9
	牛羊肉	8.1	9.9	24.2	13.6	3.2	2.8	6.8	8.0	4.6	1.3	6.5	9.0	10.5	5.3
	动物内脏	2.6	3.1	7.7	1.2	1.8	1.8	2.3	3.4	2.4	1.0	2.8	0.7	2.8	2.0
	禽肉	28.7	30.7	49.1	22.7	31.4	18.2	27.4	28.3	30.6	8.4	47.1	15.4	29.0	16.6
水产品		51.3	46.8	75.9	17.7	52.7	32.4	54.5	57.7	65.8	66.9	54.8	21.4	67.8	31.9

在动物性食物中，城市居民猪肉摄入比例最高，为 47%，其次为水产品，为 32%，

第三位是禽肉，为16%；农村居民动物性食物摄入比例与城市居民相近，猪肉摄入比例最高，为48%，其次为水产品，为27%，第三位是禽肉，为17%（见图3.5，图3.6）。

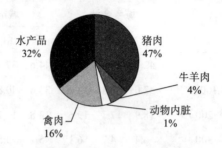

图 3.5　江苏城市居民膳食中动物性食物摄入量构成

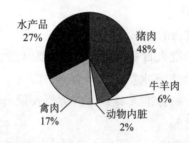

图 3.6　2014 年江苏农村居民膳食中动物性食物摄入量构成

　　江苏居民平均每标准人日畜禽肉类摄入量为零的人群比例为 6.0%。平均每标准人日畜禽肉类摄入量在 40~75 g 的人群比例为 18.8%，其中城市居民比例为 18.6%，农村居民比例为 18.9%。平均每标准人日畜禽肉类摄入量在 75 g 及以上的人群比例为 63.5%，其中城市居民比例为 64.5%，农村居民比例为 62.9%。海门市居民平均每标准人日畜禽肉类摄入量相对较低，84.6% 的居民平均每标准人日畜禽肉类摄入量在 150 g 以下，其中 24.2% 的居民平均每标准人日畜禽肉类摄入量为零，12.9% 的居民平均每标准人日畜禽肉类摄入量为 150~300 g，2.6% 的居民平均每标准人日畜禽肉类摄入量达到或超过 300 g（见表 3.9）。

　　江苏居民平均每标准人日水产品摄入量为零的人群比例为 17.6%，其中城市居民比例为 18.5%，农村居民比例为 17.0%。平均每标准人日水产品摄入量低于 40 g 的人群比例为 56.9%，城市比农村高 10.2%；平均每标准人日水产品摄入量在 40~75 g 的人群比例为 22.6%，其中城市居民比例为 20.7%，农村居民比例为 23.9%。泗洪县和句容市平均每标准人日水产品摄入量相对较高，平均每标准人日水产品摄入量不低于 40 g 的人群比例分别为 59.4% 和 55.7%；睢宁县和徐州市居民平均每标准人日水产品摄入量较其他地区低，平均每标准人日水产品摄入量不低于 40 g 的人群比例仅为 19.5% 和 12.1%（见表 3.9）。

表 3.9 2014 年江苏城乡不同地区居民动物性食物摄入量分布

食物类别	摄入量/[g/（标准人·日）]	各摄入量区间人数占比 /%												
		城乡合计	城市					农村						
			小计	南京	徐州	常熟	大丰	小计	江阴	太仓	海门	句容	睢宁	泗洪
畜禽肉类	0	6.0	4.9	0.9	8.3	0.9	11.9	6.8	0.1	3.9	24.2	1.2	13.7	3.8
	0~40（不含 40）	11.6	11.9	5.9	18.6	10.7	14.3	11.4	11.1	12.1	19.0	1.8	16.4	9.5
	40~75（不含 75）	18.8	18.6	13.1	21.4	20.8	18.9	18.9	19.4	22.1	19.4	8.8	22.4	19.7
	75~150（不含 150）	34.4	33.6	32.9	26.6	40.3	30.2	35.0	41.0	33.7	22.0	38.8	29.4	41.5
	150~300（不含 300）	24.7	25.8	33.9	22.4	23.8	23.5	23.9	25.2	23.4	12.9	43.3	15.6	21.3
	≥300	4.4	5.1	13.2	2.6	3.5	1.1	4.0	3.2	4.9	2.6	6.1	2.4	4.2
水产品	0	17.6	18.5	17.7	41.3	7.6	17.6	17.0	11.0	10.2	12.9	15.7	40.1	11.9
	0~40（不含 40）	39.3	44.4	29.6	46.5	45.1	56.1	35.7	41.9	34.4	41.1	28.7	40.3	28.7
	40~75（不含 75）	22.6	20.7	27.6	8.9	26.7	14.6	23.9	24.5	26.9	17.7	32.6	13.8	26.2
	75~150（不含 150）	15.3	12.9	17.2	2.4	17.8	9.5	17.0	18.9	20.3	14.4	18.2	4.9	24.1
	150~300（不含 300）	4.0	2.4	4.9	0.8	2.0	1.9	5.1	3.0	5.6	11.8	4.2	0.7	8.0
	≥300	1.1	1.0	3.0	0.0	0.8	0.2	1.2	0.7	2.6	2.0	0.7	0.1	1.1

2. 不同性别、年龄居民的动物性食物摄入状况

城市男性、城市女性、农村男性和农村女性四类人群均在 18~29 岁时平均每标准人日动物性食物摄入量较高。城市人群 80 岁及以上年龄组"翘尾"现象明显，80 岁及以上年龄组平均每标准人日动物性食物摄入量较 70~79 岁年龄组增加 66.3 g；农村男性 18~24 岁、60~69 岁年龄组平均每标准人日动物性食物摄入量较高，分别为 184.2 g 和 195.6 g，80 岁及以上年龄组平均每标准人日动物性食物摄入量最低，为 157.6 g；农村女性 25~29 岁、50~59 岁年龄组平均每标准人日动物性食物摄入量较高，分别为 192.7 g 和 192.5 g，80 岁及以上年龄组平均每标准人日动物性食物摄入量最低，为 137.7 g（见图 3.7）。

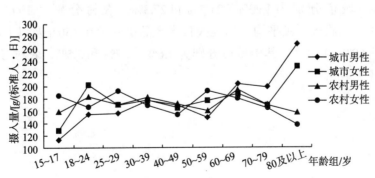

图 3.7 2014 年江苏城乡不同性别、年龄居民的动物性食物摄入量

3. 不同经济收入水平居民的动物性食物摄入状况

随着经济收入的增加，城乡居民动物性食物摄入量呈上升趋势，高收入居民的平均每标准人日畜禽肉类摄入量比低收入居民高 43.3 g，高收入居民的平均每标准人日水产品摄入量比低收入居民高 21.2 g。其中城市禽肉类摄入量的增加幅度较农村大，高收入居民的平均每标准人日畜禽肉类摄入量较低收入居民高 68.5%，高于农村的 21.2%（见表 3.10）。

表 3.10   2014 年江苏城乡不同经济收入水平居民的动物性摄入量

单位：g /（标准人·日）

食物类别		合计			城市			农村		
		低	中	高	低	中	高	低	中	高
	畜禽肉类合计	104.1	127.9	147.4	96.9	136.0	163.3	107.8	120.6	130.7
	猪肉	72.9	86.7	94.3	66.0	92.9	100.0	76.4	81.2	88.2
畜禽肉类	牛羊肉	6.8	8.5	10.5	7.2	10.2	13.5	6.6	6.9	7.4
	动物内脏	1.8	2.9	3.7	1.9	2.8	5.1	1.8	3.0	2.3
	禽肉	22.6	29.8	38.9	21.8	30.1	44.7	23.0	29.5	32.8
水产品		42.7	54.1	63.9	27.8	50.2	68.4	50.3	57.5	59.1

江苏低、中、高收入居民畜禽肉类摄入量为零的人群比例分别为 9.8%、3.8% 和 1.9%。其中城市分别为 9.3%、3.0% 和 1.2%，农村分别为 10.1%、4.4% 和 2.6%。低、中、高收入居民平均每标准人日畜禽肉类摄入量在 40~75 g 的人群比例分别为 19.4%、18.3% 和 16.9%，其中城市分别为 21.2%、17.5% 和 15.2%，农村分别为 18.5%、19.1% 和 18.6%。低、中、高收入居民平均每标准人日畜禽肉类摄入量在 150 g 及以上的人群比例分别为 23.1%、29.8% 和 33.8%，其中城市分别为 21.6%、31.8% 和 38.9%，农村分别为 23.8%、28.1% 和 28.3%（见表 3.11）。

江苏低、中、高收入居民水产品摄入量为零的人群比例为 26.8%、15.5% 和 14.1%。其中城市分别为 28.9%、17.6% 和 14.5%，农村分别为 25.6%、13.7% 和 13.7%。低、中、高收入居民平均每标准人日水产品摄入量在 40~75 g 的人群比例分别为 17.5%、24.9% 和 25.3%，其中城市分别为 13.3%、21.7% 和 27.3%，农村分别为 19.6%、27.8% 和 23.2%。低、中、高收入居民平均每标准人日水产品摄入量在 150 g 及以上的人群比例分别为 4.5%、4.9% 和 6.0%，其中城市分别为 1.6%、3.7% 和 5.5%，农村分别为 6.1%、5.9% 和 6.6%（见表 3.11）。

表 3.11 2014 年江苏城乡不同经济收入水平居民的动物性食物摄入量分布

食物类别	摄入量/[g/(标准人·日)]	各摄入量区间人数占比/%								
		城乡合计			城市			农村		
		低	中	高	低	中	高	低	中	高
畜禽肉类	0	9.8	3.8	1.9	9.3	3.0	1.2	10.1	4.4	2.6
	0~40（不含 40）	14.3	10.4	7.3	17.5	9.7	6.0	12.7	11.1	8.6
	40~75（不含 75）	19.4	18.3	16.9	21.2	17.5	15.2	18.5	19.1	18.6
	75~150（不含 150）	33.4	37.6	40.2	30.3	38.0	38.7	34.9	37.3	41.9
	150~300（不含 300）	20.0	25.0	27.8	19.7	25.9	31.2	20.2	24.2	24.2
	≥300	3.1	4.8	6.0	1.9	5.9	7.7	3.6	3.9	4.1
水产品	0	26.8	15.5	14.1	28.9	17.6	14.5	25.6	13.7	13.7
	0~40（不含 40）	38.2	38.9	37.8	49.2	42.4	36.6	32.6	35.7	39.0
	40~75（不含 75）	17.5	24.9	25.3	13.3	21.7	27.3	19.6	27.8	23.2
	75~150（不含 150）	13.0	15.8	16.8	7.0	14.6	16.1	16.1	16.9	17.5
	150~300（不含 300）	4.0	3.6	4.0	1.5	2.6	3.3	5.3	4.5	4.8
	≥300	0.5	1.3	2.0	0.1	1.1	2.2	0.8	1.4	1.8

（四）奶类、蛋类食物摄入状况

1. 不同地区居民奶类、蛋类食物的摄入情况

2014 年江苏居民平均每标准人日奶类食物摄入量为 45.4 g，蛋类食物 34.7 g，与 2007 年相比，每标准人日奶类食物摄入量上升 16.9 g，蛋类食物摄入量下降 0.6 g。每标准人日奶类及蛋类食物摄入量城市均高于农村，奶类食物摄入量城市和农村分别为 55.5 g 和 38.4 g，蛋类食物摄入量城市和农村分别为 34.7 g 和 32.8 g。苏南地区平均每标准人日奶类食物摄入量高于苏北地区，分别为 52.1 g 和 39.1 g。南京市平均每标准人日奶类食物摄入量最高，达 111.2 g；句容市平均每标准人日奶类食物摄入量最低，为 29.7 g。苏南、苏北地区平均每标准人日蛋类食物摄入量接近，分别为 37.7 g 和 32.5 g。南京市和徐州市平均每标准人日蛋类食物摄入量较高，分别为 46.5 g 和 56.0 g，盐城市大丰区和睢宁县平均每标准人日蛋类食物摄入量较低，分别为 21.3 g 和 25.1 g（见表 3.12，图 3.8）。

表 3.12 2014 年江苏不同地区居民奶类、蛋类食物摄入量

单位：g/（标准人·日）

食物类别	城乡合计	城市					农村						
		小计	南京	徐州	常熟	大丰	小计	江阴	太仓	海门	句容	睢宁	泗洪
奶类	45.4	55.5	111.2	34.7	45.8	31.1	38.4	48.1	25.9	40.0	29.7	48.6	41.3
蛋类	34.7	37.4	46.5	56.0	32.9	21.3	32.8	33.1	38.7	29.8	37.1	25.1	30.4

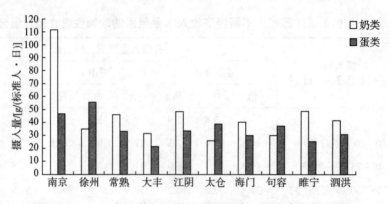

图 3.8　2014 年江苏不同地区居民奶类、蛋类食物摄入量

江苏居民奶类食物摄入量为零的人群比例为 67.4%，其中城市该人群比例为 65.3%，农村该人群比例为 68.8%。人均奶类食物摄入量在 100 g 及以上的人群比例为 15.1%，其中城市该人群比例为 17.2%，农村该人群比例为 13.7%。食用奶类食物的人群比例在农村较低，除南京市外，其他地区均在 80% 以上。江苏居民蛋类食物摄入量为零的人群比例为 16.4%，其中城市该人群比例为 14.3%，农村该人群比例为 17.9%。人均蛋类食物摄入量在 40 g 及以上的人群比例为 31.2%，其中城市该人群比例为 33.3%，农村该人群比例为 29.7%（见表 3.13）。

表 3.13　2014 年江苏城乡不同地区居民奶类、蛋类食物摄入量分布

食物类别	摄入量 / [g/（标准人·日）]	城乡合计	城市					农村					
			小计	南京	徐州	常熟	大丰	小计	江阴	太仓	海门	句容	睢宁	泗洪
奶类	0	67.4	65.3	56.5	79.4	61.1	68.9	68.8	56.8	75.0	74.7	73.0	69.4	64.7
	0~100（不含 100）	17.5	17.5	11.6	8.8	24.2	20.4	17.5	25.1	15.0	13.1	16.7	13.4	20.9
	100~200（不含 200）	7.3	6.8	9.3	3.4	7.8	5.7	7.7	13.0	5.7	5.2	4.5	8.7	8.5
	200~300（不含 300）	4.3	5.6	11.7	4.9	3.8	2.7	3.4	2.6	3.0	2.8	3.9	4.1	3.9
	≥300	3.5	4.8	10.8	3.6	3.1	2.4	2.6	2.6	1.3	4.2	1.8	4.4	2.0
蛋类	0	16.4	14.3	9.7	11.3	10.3	26.3	17.9	13.6	15.9	26.2	15.9	21.7	17.3
	0~40（不含 40）	52.4	52.4	38.8	42.1	62.9	58.4	52.4	59.3	49.7	44.6	42.6	57.4	58.0
	40~50（不含 50）	8.7	9.3	13.4	9.4	9.6	5.1	8.2	6.4	8.9	9.8	9.2	6.7	8.9
	≥50	22.5	24.0	38.1	37.1	17.2	10.2	21.5	20.7	25.5	19.4	32.2	14.1	15.8

各摄入量区间人数占比 /%

2. 不同性别、年龄的居民奶类食物的摄入状况

江苏城乡不同地区居民奶类食物摄入量随年龄增长变化趋势基本相同，城市居民在 80 岁及以上年龄组存在"翘尾"现象。除 80 岁及以上年龄组外，城市男、女和农村男、女居民 15~17 岁年龄组奶类食物摄入量最高，分别为 115.5 g、70.9 g、98.1 g 和 89.1 g。

以后随着年龄增大逐渐下降，至 40~49 岁年龄组降至最低，分别为 16.1 g、29.6 g、16.5 g 和 24.9 g，后平缓上升（见图 3.9）。

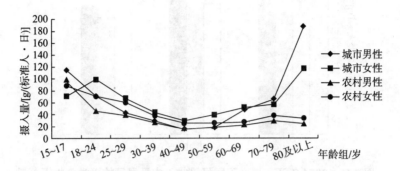

图 3.9　2014 年江苏城乡不同性别、年龄居民的奶类食物摄入量

3. 不同经济收入水平居民的奶类、蛋类食物的摄入情况

随着经济收入的增加，江苏城乡居民奶类食物摄入量呈上升趋势，中等收入居民平均每标准人日奶类食物摄入量较低收入居民增加不大，高收入居民奶类食物摄入量较中等收入居民增加幅度较大，是中等收入居民的 2 倍；农村奶类食物摄入量受收入水平的影响不大，低、中、高收入居民平均每标准人日奶类食物摄入量分别为 37.8 g、36.3 g、43.9 g。江苏居民蛋类食物摄入量受收入水平的影响不大，随着经济收入的增加总体呈上升趋势（见图 3.10，图 3.11）。

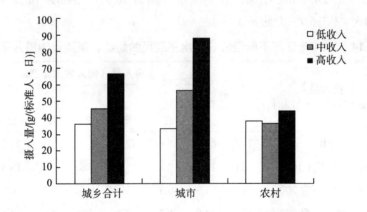

图 3.10　2014 年江苏城乡不同经济收入水平居民的奶类食物摄入量

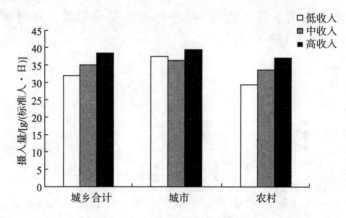

图 3.11　2014 年江苏城乡不同经济收入水平居民的蛋类食物摄入量

江苏低、中、高收入居民奶类食物摄入量为零的人群比例为 71.5%、67.0% 和 58.6%，其中城市分别为 72.1%、65.5% 和 55.0%，农村分别为 71.3%、68.3% 和 62.4%。低、中、高收入居民平均每标准人日奶类食物摄入量在 100 g 及以上的人群比例分别为 12.4%、15.0% 和 22.2%，其中城市分别为 11.0%、16.8% 和 27.4%，农村分别为 13.2%、13.5% 和 16.5%。江苏低、中、高收入居民蛋类食物摄入量为零的人群比例为 20.0%、14.1% 和 13.2%，其中城市分别为 18.1%、13.8% 和 10.3%，农村分别为 21.0%、14.4% 和 16.4%。低、中、高收入居民平均每标准人日蛋类食物摄入量在 40 g 及以上的人群比例分别为 26.5%、32.1% 和 37.7%，其中城市分别为 28.7%、34.0% 和 38.3%，农村分别为 25.4%、30.3% 和 36.9%（见表 3.14）。

表 3.14　2014 年江苏不同经济收入水平居民的奶类、蛋类食物摄入量分布

食物类别	摄入量 / [g/（标准人·日）]	各摄入量区间人数占比 /%								
		城乡合计			城市			农村		
		低	中	高	低	中	高	低	中	高
奶类	0	71.5	67.0	58.6	72.1	65.5	55.0	71.3	68.3	62.4
	0~100（不含 100）	16.0	18.0	19.3	17.0	17.6	17.5	15.5	18.3	21.1
	100~200（不含 200）	6.2	7.3	10.3	5.1	6.6	9.8	6.8	8.0	10.9
	200~300（不含 300）	3.4	4.2	6.7	3.3	5.2	9.6	3.5	3.3	3.5
	≥300	2.8	3.5	5.2	2.6	5.0	8.0	2.9	2.2	2.1
蛋类	0	20.0	14.1	13.2	18.1	13.8	10.3	21.0	14.4	16.4
	0~40（不含 40）	53.5	53.9	49.1	53.2	52.2	51.4	53.7	55.4	46.7
	40~50（不含 50）	7.1	9.4	11.0	6.4	10.3	11.4	7.4	8.6	10.5
	≥50	19.4	22.7	26.7	22.3	23.7	26.9	18.0	21.7	26.4

（五）豆类及其制品摄入状况

1. 不同地区居民豆类及其制品的摄入状况

江苏居民 2014 年平均每标准人日大豆及其制品摄入量为 14.8 g，与 2007 年相比上升 1.1 g，其中城市居民为 13.1 g，农村居民为 16.0 g；盐城市大丰区摄入量最高，为 26.3 g，常熟市最低，为 6.2 g。江苏居民平均每标准人日杂豆类摄入量为 21.8 g，其中城市居民为 19.8 g，农村居民为 23.1 g；睢宁县摄入量最高，为 36.3 g，常熟市最低，为 12.3 g（见图 3.12）。

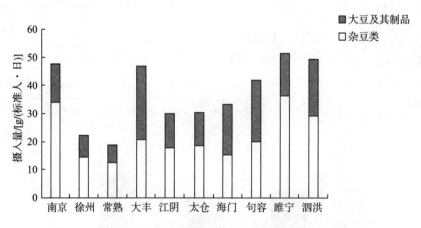

图 3.12 2014 年江苏不同地区居民的豆类及其制品摄入量

江苏居民豆类及其制品摄入量为零的人群比例占 40.3%，其中城市 41.8%，农村 39.3%。徐州市最高，为 53.5%，盐城市大丰区最低，为 18.2%。豆类及其制品平均每标准人日摄入量在 25 g 及以上的人群比例为 18.3%，其中城市为 12.7%，农村为 22.1%，句容市最高，为 30.8%，常熟市最低，为 3.8%（见表 3.15）。

表 3.15 2014 年江苏城乡不同地区居民豆类及其制品摄入量分布

摄入量 / [g/（标准人·日）]	城乡合计	各摄入量区间人数占比 /%										
		城市					农村					
		小计	南京	徐州	常熟	大丰	小计	江阴	太仓	海门	句容	睢宁	泗洪
0	40.3	41.8	49.6	53.5	47.2	18.2	39.3	50.1	39.5	35.1	23.8	47.0	36.7
0~25（不含 25）	41.4	45.5	35.2	39.4	49.0	54.9	38.5	35.2	47.3	43.4	45.4	26.9	32.7
25~35（不含 35）	5.7	3.7	4.3	3.2	1.2	7.1	7.1	3.3	5.4	5.2	9.9	9.9	9.9
≥35	12.6	9.0	11.0	3.9	2.6	19.8	15.0	11.4	7.8	16.4	21.3	16.3	20.8

2. 不同性别、年龄居民豆类及其制品摄入情况

城市男性豆类及其制品摄入量较其他组别低，其他组别平均每标准人日豆类及其制品摄入量相差不大，总体摄入量不高，无明显变化趋势（见表 3.16）。

表 3.16　2014 年江苏城乡不同性别、年龄居民的豆类及其制品摄入量

单位：g /（标准人·日）

人群类别	15~17 岁	18~24 岁	25~29 岁	30~39 岁	40~49 岁	50~59 岁	60~69 岁	70~79 岁	80 岁及以上
城市男性	6.6	6.3	9.9	10.4	8.6	14.1	18.8	14.7	15.6
城市女性	11.4	9.0	10.3	11.3	10.7	19.3	18.1	14.7	8.4
农村男性	18.6	12.4	12.8	12.8	11.4	14.1	20.3	21.6	22.3
农村女性	12.1	11.5	15.7	14.6	14.3	17.5	19.3	21.1	11.8

3. 不同经济收入水平居民的豆类及其制品的摄入情况

随着经济收入的增加，城乡居民平均每标准人日豆类及其制品摄入量呈下降趋势。城市高收入居民较低收入居民减少 5.2 g，农村高收入居民较低收入居民减少 3.3 g（见图 3.13）。

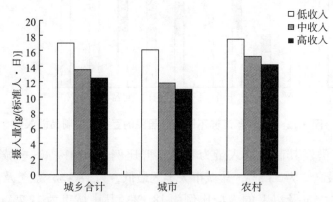

图 3.13　2014 年江苏城乡不同经济收入水平居民的豆类及其制品摄入量

2014 年江苏低、中、高收入居民平均每标准人日豆类及其制品摄入量为零的人群比例为 41.3%、39.8% 和 40.2%，其中城市分别为 42.1%、40.1% 和 44.5%，农村分别为 40.9%、39.5% 和 35.6%。低、中、高收入居民平均每标准人日豆类及其制品摄入量在 25 g 及以上的人群比例分别为 21.6%、16.8% 和 14.3%，其中城市分别为 14.8%、12.5% 和 9.7%，农村分别为 25.2%、20.6% 和 19.1%（见表 3.17）。

表 3.17　2014 年江苏不同经济收入水平居民豆类及其制品摄入量分布

摄入量 /［g /（标准人·日）］	各摄入量区间人数占比 /%								
	城乡合计			城市			农村		
	低	中	高	低	中	高	低	中	高
0	41.3	39.8	40.2	42.1	40.1	44.5	40.9	39.5	35.6
0~25（不含 25）	37.0	43.4	45.6	43.1	47.4	45.9	33.9	39.9	45.3
25~35（不含 35）	6.6	5.2	4.7	3.7	3.9	3.4	8.2	6.4	6.0
≥35	15.0	11.6	9.6	11.1	8.6	6.3	17.0	14.2	13.1

（六）食用油、食盐和酱油摄入状况

1. 不同地区居民食用油、食盐、酱油的摄入情况

江苏居民 2014 年平均每标准人日食用油（植物油和动物油）的摄入量为 26.8 g，城市、农村区别不大，分别为 26.8 g 和 27.0 g。与 2007 年相比，城乡居民食用油的摄入量减少了 23.4 g。江阴市最低，为 22.2 g；泗洪县最高，为 32.4 g（见表 3.18）。

江苏居民平均每标准人日食盐的摄入量为 7.6 g，各组间无明显差异，城市居民为 7.5 g，农村居民为 7.6 g。与 2007 年相比，食盐的摄入量下降了 2.7 g。平均每标准人日酱油的摄入量为 5.3 g，城市、农村分别为 5.4 g 和 5.2 g（见表 3.18）。

表 3.18　2014 年江苏不同地区居民食用油、盐等调味品摄入量

单位：g/（标准人·日）

食物类别	城乡合计	城市					农村						
		小计	南京	徐州	常熟	大丰	小计	江阴	太仓	海门	句容	睢宁	泗洪
植物油	26.7	26.7	28.8	30.6	23.8	25.8	26.8	22.1	26.5	28.0	27.4	25.5	32.3
动物油	0.1	0.1	0.1	0.0	0.0	0.1	0.2	0.1	0.0	0.0	0.9	0.0	0.1
食盐	7.6	7.5	7.4	7.2	7.4	7.9	7.6	7.3	7.2	8.2	8.6	6.2	8.7
味精	1.6	1.6	1.4	1.9	1.3	1.8	1.6	2.5	1.5	1.4	1.4	1.2	1.3
酱油	5.3	5.4	6.0	5.4	5.7	4.4	5.2	4.3	6.5	5.2	5.2	4.3	5.3

2. 不同经济收入水平居民的食用油、食盐和酱油的摄入状况

不同经济收入水平居民的食用油、食盐的摄入量相差不大。随着经济收入的增加，食盐摄入量变化不大，食用油摄入量中收入居民较低（见表 3.19）。

表 3.19　2014 年江苏城乡不同经济收入水平居民的食用油、盐等调味品摄入量

单位：g/（标准人·日）

食物类别	城乡合计			城市			农村		
	低	中	高	低	中	高	低	中	高
植物油	27.9	25.3	27.4	26.8	26.4	27.2	28.4	24.3	27.6
动物油	0.2	0.1	0.1	0.1	0.0	0.0	0.2	0.1	0.1
食盐	7.7	7.4	7.4	7.4	7.7	7.1	7.9	7.1	7.8
味精	1.6	1.6	1.4	1.7	1.6	1.2	1.5	1.5	1.6
酱油	5.2	5.1	5.9	4.9	5.6	5.9	5.3	4.6	6.0

（七）膳食结构

1. 不同地区居民的膳食结构

江苏居民谷类食物提供的能量占总能量的比例为 30.3%，城市为 27.6%，农村为 32.2%。常熟市最低，为 24.1%，其次为太仓市和盐城市大丰区，分别为 26.1% 和 27.9%，苏北的睢宁县最高，为 43.1%。

江苏居民动物性食物提供的能量占总能量的比例为 23.7%，城市为 25.2%，农村为 22.7%。常熟市最高，为 29.8%；其次为苏南地区的南京市和太仓市，分别为 27.9% 和 26.7%；苏北地区盐城市大丰区和睢宁县居民动物性食物提供的能量比例较其他地区低，分别为 18.6% 和 17.1%。

江苏居民膳食蛋白质的 22.3% 来源于谷类，其中城市居民来源于谷类的膳食蛋白质比例为 20.3%，农村为 23.8%，睢宁县和泗洪县较其他地区高，分别为 36.0% 和 29.1%。全省居民平均来源于豆类的膳食蛋白质比例为 12.1%，来源于动物性食物的膳食蛋白质比例为 35.7%，其中城市分别为 11.3% 和 37.5%，农村分别为 12.7% 和 34.5%。在来源于动物性食物的膳食蛋白质比例中，盐城市大丰区和睢宁县较其他地区低，分别为 18.0% 和 16.8%；而太仓市和常熟市较其他地区高，分别为 40.9% 和 44.4%。

江苏居民膳食脂肪来源于动物性脂肪的比例为 67.7%，来源于植物性脂肪的比例为 32.3%，城市居民分别为 68.7% 和 31.3%，农村居民分别为 67.0% 和 33.0%。

江苏居民膳食蛋白质提供的能量占总能量的比例为 14.3%，膳食脂肪提供的能量占总能量的比例为 33.4%，城市居民分别为 14.3% 和 34.9%，农村居民分别为 14.3% 和 32.4%。除睢宁县外，其他地区居民膳食脂肪提供的能量比例均超过 30.0%（见表 3.20）。

表 3.20　2014 年江苏不同地区居民的膳食能量、蛋白质、脂肪来源分布

单位：%

项目	城乡合计	城市					农村						
		小计	南京	徐州	常熟	大丰	小计	江阴	太仓	海门	句容	睢宁	泗洪
能量的食物来源													
谷类	30.3	27.6	28.5	32.8	24.1	27.9	32.2	30.2	26.1	29.4	28.7	43.1	36.0
豆类	5.3	5.0	5.5	3.4	3.2	8.1	5.5	4.0	4.7	5.7	5.4	7.2	6.4
薯类	0.7	0.6	0.8	1.1	0.4	0.1	0.8	0.5	0.4	1.1	0.6	1.5	0.8
动物性食物	23.7	25.2	27.9	21.9	29.8	18.6	22.7	25.0	26.7	19.0	25.9	17.1	20.6
其他	39.9	41.6	37.2	40.7	42.4	45.2	38.7	40.2	42	44.9	39.3	31.1	36.2
能量的营养素来源													
蛋白质	14.3	14.3	15.3	14.1	13.9	14.1	14.3	14.6	14.4	13.7	13.9	14.3	14.8
脂肪	33.4	34.9	34.6	36.9	37.3	30.2	32.4	32.0	35.2	33	34.2	28.1	31.7
蛋白质的食物来源													
谷类	22.3	20.3	20.8	28.5	16.7	18.6	23.8	21.4	17.4	19.6	19.0	36.0	29.1
豆类	12.1	11.3	11.7	8.1	7.8	18.0	12.7	8.8	10.5	13.3	13.2	16.8	14.4
动物性食物	35.7	37.5	40.5	33.6	44.4	27.7	34.5	36.6	40.9	32.6	38.2	24.3	32.3
其他	29.9	31.0	27.0	29.7	31.1	35.8	29.1	33.2	31.2	34.4	29.5	22.9	24.2
脂肪的食物来源													
动物性食物	67.7	68.7	71.7	68.6	72.1	61.2	67.0	71.3	69.9	62.4	69.5	63.3	62.9
植物性食物	32.3	31.3	28.3	31.4	27.9	38.8	33.0	28.7	30.1	37.6	30.5	36.7	37.1

2. 不同经济收入水平居民的膳食结构

随着经济收入的增加，城乡居民谷类食物提供的能量占总能量的比例总体呈下降趋势，低、中、高收入的居民分别为 34.0%、29.0% 和 25.4%，其中以农村低收入居民略高，为 35.4%，农村中、高收入的居民分别为 31.1%、27.1%；城市低、中、高收入居民分别为 31.3%、26.7% 和 23.7%。城乡居民动物性食物提供的能量占总能量的比例随经济收入增加呈上升趋势，低、中、高收入居民分别为 20.4%、25.2% 和 27.7%，其中城市低、中、高收入居民分别为 20.2%、26.4% 和 30.2%，农村低、中、高收入居民分别为 20.5%、24.1% 和 25.1%。

城乡居民膳食蛋白质来源于谷类食物的比例随着经济收入的增加呈下降趋势，低、中、高收入的居民分别为 26.3%、20.6% 和 17.7%，其中城市低、中、高收入的居民分别为 23.8%、19.3% 和 16.6%，农村低、中、高收入居民分别为 27.6%、21.8% 和 18.9%。膳食蛋白质来源于豆类的比例随着经济收入的增加呈下降趋势，城乡居民差异不大，其中城市低、中、高收入的居民分别为 13.0%、10.5% 和 10.1%，农村低、中、高收入居民分别为 13.9%、12.6% 和 10.1%。城乡居民膳食蛋白质来源于动物性食物的比例随着经济收入的增加均呈上升趋势，城乡低收入居民最低，为 31.0%，城市高收入居民最高，达 43.7%。

城市居民膳食脂肪中动物性脂肪比例随着经济收入的增加呈上升趋势，农村居民中，中收入组最高。农村低、中、高收入的居民分别为 65.5%、68.8% 和 66.9%；城市低、中、高收入的居民分别为 66.2%、69.7% 和 70.6%。

城乡居民收入水平对蛋白质供热比差异的影响较小，均在 14% 左右。脂肪供热比随收入水平上升而增加，城乡居民低、中、高收入居民的脂肪供热比分别为 32.0%、33.9% 和 35.6%，农村低、中、高收入居民的脂肪供热比分别为 31.6%、32.9% 和 33.6%，城市低、中、高收入居民脂肪供热比为 32.8%、35.1% 和 37.4%（见表 3.21）。

表 3.21 2014 年江苏不同经济收入水平居民的膳食能量、蛋白质、脂肪来源分布

单位：%

项目	城乡合计			城市			农村		
	低	中	高	低	中	高	低	中	高
能量的食物来源									
谷类	34.0	29.0	25.4	31.3	26.7	23.7	35.4	31.1	27.1
豆类	6.0	5.1	4.4	5.9	4.5	4.5	6.0	5.6	4.3
薯类	0.9	0.6	0.5	0.6	0.5	0.5	1.1	0.6	0.4
动物性食物	20.4	25.2	27.7	20.2	26.4	30.2	20.5	24.1	25.1
其他	38.7	40.1	41.9	41.9	41.8	40.9	37.1	38.6	43
能量的营养素来源									
蛋白质	14.2	14.3	14.5	14.2	14.1	14.8	14.3	14.4	14.2
脂肪	32.0	33.9	35.6	32.8	35.1	37.4	31.6	32.9	33.6

续表

项目	城乡合计			城市			农村		
	低	中	高	低	中	高	低	中	高
蛋白质的食物来源									
谷类	26.3	20.6	17.7	23.8	19.3	16.6	27.6	21.8	18.9
豆类	13.6	11.6	10.1	13.0	10.5	10.1	13.9	12.6	10.1
动物性食物	31.0	37.9	41.1	31.0	39.1	43.7	31.0	36.8	38.3
其他	29.0	29.9	31.1	32.1	31.1	29.6	27.5	28.8	32.8
脂肪的食物来源									
动物性食物	65.8	69.2	68.8	66.2	69.7	70.6	65.5	68.8	66.9
植物性食物	34.2	30.8	31.2	33.8	30.3	29.4	34.5	31.2	33.1

三、评估和讨论

对照中国营养学会发布的《中国居民膳食指南（2016）》中居民平衡膳食宝塔推荐的各类食物推荐摄入量，相较 2007 年调查数据，江苏省 2014 年城乡居民食物摄入呈现以下特点：粮谷类摄入基本合理，但下降幅度较大；杂粮和薯类摄入量有所上升，但仍过低；蔬菜摄入量上升，水果摄入量变化不大且严重不足；动物性食物摄入量大幅上升，尤其是畜禽肉类大幅超过推荐摄入量；奶和奶制品消费量虽有上升，但仍严重不足；油的摄入量有较大幅度下降，且趋于合理，盐的摄入量仍超标（见表 3.22）。

表 3.22　2014 年江苏城乡食物摄入与平衡膳食宝塔推荐量比较

食物类别	推荐摄入量 / [g/（人·日）]	2014 年不同地区居民摄入量 / [g/（标准人·日）]			摄入量达到推荐量的比例 /%			2007 年不同地区居民摄入量 / [g/（标准人·日）]		
		全省	城市	农村	全省	城市	农村	全省	城市	农村
谷薯类	250~400	309.8	282.0	329.1	46.1	44.4	47.2	427.7	419.9	433.7
蔬菜类	300~500	318.7	305.0	328.2	32.1	29.4	34.0	274.8	269.5	278.8
水果类	200~350	69.2	68.2	69.8	5.6	4.9	6.1	71.4	87.5	59.2
畜禽肉类	40~75	122.3	128.9	117.7	18.8	18.6	18.9	56.8	62.7	52.2
水产品	40~75	51.3	46.8	54.5	22.6	20.7	23.0	31.9	30.1	33.2
蛋类	40~50	34.7	37.4	32.8	8.7	9.3	8.2	35.3	38.1	33.2
大豆及坚果类	25~35	14.8	13.1	16.0	5.7	3.7	7.1	13.7	15.4	12.3
奶及奶制品	300	45.4	55.5	38.4	3.5	4.8	2.6	28.5	39.7	20.0
油	25~30	26.8	26.8	27.0	8.8	8.8	8.9	50.3	49.9	50.6
盐	<6	7.6	7.5	7.6	48.2	49.1	47.5	10.3	10.3	10.2

（一）粮谷类摄入基本合理，薯类、杂粮摄入偏少

2014 年调查结果显示江苏城乡居民平均每标准人日谷薯类的食物摄入量为 309.8 g，其中城市为 282.0 g，农村为 329.1 g，均达到了膳食指南推荐摄入量 250~400 g，其中常熟市、海门市摄入量较低，为 218.9 g 和 244.5 g，未达到推荐摄入量。全省居民平均每标准人日摄入量达到推荐量（250 g 以上）的比例为 46.1%，其中城市 44.4%，农村 47.2%。与 2007 年江苏省城乡居民谷薯类摄入量达到推荐的 96.5% 相比，2014 年城乡居民谷薯类摄入量明显下降，相较于合理水平偏低，说明主食在膳食结构中的占比已开始明显缩减。江苏省城乡居民来源于谷薯类食物的能量占总能量的 31.0%，其中城市为 28.2%，农村为 33.0%，表明谷薯类已不是提供江苏省居民能量的主要膳食来源。

经济收入与谷薯类食物消费量关系密切，随着经济收入的增加，江苏省城乡居民平均每标准人日谷薯类摄入量基本呈下降趋势，如城市高收入居民谷薯类摄入量最低，为 261.1 g；农村中收入居民谷薯类摄入量最低，为 303.6 g，且城市居民谷薯类摄入量明显低于农村居民。在谷薯类食物中，随着经济收入的增加杂粮摄入量有所增加；城乡居民薯类食物平均每标准人日摄入量随收入水平变化趋势截然相反。在城市、农村高收入居民中，分别有 77.5% 和 63.7% 的人群平均每标准人日粮谷类食物摄入量不足 300 g。城乡高收入居民谷类食物提供的热能仅占 23.7% 和 27.1%（见表 3.21）。

2014 年调查结果显示，江苏城乡居民平均每标准人日杂粮摄入量总体偏低，杂粮14.3 g，薯类 17.7 g，远低于《中国居民膳食指南（2016）》中提出的 50 g 的基本要求，与 2007 年江苏省城乡居民平均每标准人日杂粮及薯类的摄入量 9.4 g 和 12.1 g 相比有明显增长。其中常熟市和海门市居民平均每标准人日杂粮摄入量很低，分别为 5.1 g 和1.9 g。

（二）蔬菜摄入基本达标，水果摄入严重不足

2014 年调查结果显示，江苏城乡居民平均每标准人日蔬菜摄入量为 318.7 g，基本达到推荐摄入量 300~500 g 的要求。其中南京市摄入量最高，为 398.8 g，最低的大丰市平均每标准人日蔬菜摄入量为 258.6 g。但同时也应注意到，江苏省人均每日蔬菜摄入量在300 g 以下的人群比例很高，城市达 55.5%，农村为 49.6%，其中大丰市最高，达 64.5%。

在不同性别、年龄居民中，男性居民的蔬菜摄入量低于同年龄组的女性居民，城市居民的蔬菜摄入量低于同年龄组的农村居民。江苏省平均每标准人日蔬菜摄入量在15~29 岁年龄组处于极低的水平，其中城市女性、农村男性、农村女性在 15~17 岁年龄组达到最低值，分别为 252.2 g、258.8 g 和 290.9 g；城市男性在 25~29 岁年龄组达最低值，为 229.8 g。随后有所上升，但在 40~49 岁年龄组又有所下降。经济收入在一定程度上影响居民蔬菜的摄入量。随着经济收入的增加，城乡居民平均每标准人日蔬菜摄入量呈上升的趋势，其中城市中收入居民比低收入居民上升 60.5 g，而高收入居民比中收入居民上升 20.6 g；农村中收入居民比低收入居民下降 5.3 g，而高收入居民比低收入居民上升 9.9 g；城市高收入居民中，有 50.7% 的比例平均每标准人日蔬菜摄入量超过 300 g，农村高收入居民中，此比例为 53.3%。

2014 年调查结果显示，江苏城乡居民水果摄入量严重不足，平均每标准人日水果摄入量为 69.2 g，远低于 200~350 g 的推荐摄入量。其中平均每标准人日水果摄入量最高的徐州市也仅达 111.5 g；最低的盐城市大丰区平均每标准人日水果摄入量低至 28.8 g。2007 年江苏省城乡居民水果每日摄入量为零的比例为 8.4%，2014 年该比例已上升至 38.2%，其中太仓市和南京市水果每日摄入量为零的比例高达 49.3% 和 47.4%。平均每标准人日水果摄入量满足推荐摄入量 200~350 g 及以上的人群比例很低，占 7.6%，其中盐城市大丰区仅为 1.3%。

农村居民各年龄组平均每标准人日水果摄入量总体不高，尤其是农村男性。城市居民平均每标准人日水果摄入量随着经济收入的增加而增加；农村居民中，中收入居民平均每标准人日水果摄入量最高。

（三）奶类食物、豆类及其制品摄入严重不足

2014 年调查结果显示，江苏城乡居民平均每标准人日奶类食物摄入量为 45.4 g，远低于平衡膳食宝塔建议的 300 g 的要求。其中，南京市最高，也仅为 111.2 g，太仓市最低，只有 25.9 g。城市高于农村，苏南地区高于苏北地区。但总体上各地奶类食物食用率不高，平均每标准人日奶类食物摄入量为零的人群比例占 67.4%，尤其是农村不食用奶类食物的人群比例较高，除南京、江阴外，其他地区均在 60% 以上。平均每标准人日奶类食物摄入量达到 300 g 要求的人群比例非常低，城市为 4.8%，农村为 2.6%。

在城市，奶类食物是青少年、老年人营养食品的观点已逐步被接受，城市 15~17 岁年龄组平均每标准人日奶类食物摄入量超过了 60 g；城市 80 岁及以上年龄组存在"翘尾"现象，为城市居民各年龄组摄入量最高值。但在农村，奶类食物的营养价值未得到人们的充分认识，农村居民平均每标准人日奶类食物摄入量最高的为 15~17 岁年龄组，但也不足 100 g，并且随着年龄的增长，摄入量有下降的趋势。收入与平均每标准人日奶类食物摄入量的关系密切。随着经济收入的增加，城乡居民平均每标准人日奶类食物摄入量呈明显的上升趋势，城市高收入居民较中等收入居民增加幅度较大，约为中等收入居民的 2 倍，达 87.9 g；农村平均每标准人日奶类食物摄入量总体不高，高收入居民也只有 43.9 g，低收入居民为 36.3 g，但相较于 2007 年仍有所上升。农村高收入居民平均每标准人日奶类食物摄入量在 100 g 以上的人群为 16.5%，而低收入居民仅为 13.2%。城市、农村高收入居民平均每标准人日奶类食物摄入量为零的比例为 55.0% 和 62.4%，而低收入居民高达 72.1% 和 71.3%。

2014 年调查结果显示，江苏城乡居民平均每标准人日大豆及坚果类食物的摄入量为 14.8 g，盐城市大丰区摄入量较其他地区高，也仅为 26.3 g，而最低的常熟市摄入量为 6.2 g，距离平衡膳食宝塔建议的 25 g 最低要求还有很大差距。全省平均每标准人日摄入量在 25~35 g 的人群比例仅为 5.7%，其中城市 3.7%，农村 7.1%。

2014 年调查发现，年龄与豆类及其制品的摄入量关系不大。但经济收入对豆类及其制品的摄入量有一定影响。随着经济收入的增加，城乡居民平均每标准人日豆类及其制品摄入量呈下降趋势，城市高收入居民较低收入居民减少 5.2 g，农村高收入居民较低收

入居民减少 3.3 g。

（四）畜禽肉类摄入过高

2014 年调查结果显示，江苏城乡居民平均每标准人日畜禽肉类、蛋类的摄入量分别为 122.3 g 和 34.7 g，畜禽肉类已远超中国居民膳食指南中平衡膳食宝塔中 40~75 g 的推荐摄入量。2007 年苏北部分地区动物性食物摄入量偏低的问题已得到明显改善，畜禽肉类摄入量最低值已达 78.5 g。同时，动物性食物摄入量高于推荐量的问题也逐渐突显出来，南京市和句容市平均每标准人日畜禽肉类摄入量分别高达 189.3 g 和 162.2 g，两地平均每标准人日畜禽肉类摄入量超过 75 g 的人群比例分别为 80.0% 和 88.2%，远高于推荐摄入量，亟须加以控制。江苏城乡居民平均每标准人日水产品的摄入量为 51.3 g，已基本达到中国居民膳食指南中平衡膳食的 50~100 g 的推荐量，但仍有部分城市未达到要求，如徐州市和睢宁县，居民平均每标准人日水产品的摄入量分别为 17.7 g 和 21.4 g。平均每标准人日水产品摄入量低于 40 g 的人群比例为 56.9%，其中摄入量最低的徐州市和睢宁县此比例分别高达 87.8% 和 80.4%。

收入对江苏城乡居民动物性食物消费的影响作用明显，随着居民经济收入的增加，畜禽肉类消费摄入量的增加趋势更加明显。城市、农村高收入居民平均每标准人日畜禽肉类摄入量分别为 163.3 g 和 130.7 g。城市、农村高收入居民中分别有 77.6% 和 70.2% 的人平均每标准人日畜禽肉摄入量超过了 75 g。随着经济收入的增加，高收入居民平均每标准人日水产类摄入量有所增加，基本符合膳食指南中要求的至少 40 g 的推荐摄入量，城市和农村高收入居民分别为 68.4 g 和 59.1 g，但高收入居民中，仍有 48.9% 的人平均每标准人日水产类摄入量低于 40 g。

（五）油、盐摄入量得到较好改善

2014 年调查结果显示，江苏省城乡居民食用油平均每标准人日摄入量分别为 26.8 g 和 27.0 g，符合平衡膳食宝塔 25~30 g 的推荐摄入量。但能量来源于脂肪的比例，城乡居民分别为 34.9% 和 32.4%，高于 WHO 建议的 30% 限值。同时江苏城乡居民的平均每标准人日食盐摄入量分别为 7.5 g 和 7.6 g，略高于膳食推荐摄入量的最高值 6 g。

（六）改善居民膳食结构的建议

诸多研究发现膳食结构与人类慢性非传染性疾病，尤其是与肿瘤和心血管疾病的发病及死亡密切相关。膳食结构变化对于慢性病的发生和发展有着关键意义。针对江苏省不同收入水平的城乡居民的膳食结构特点，为控制和预防膳食结构的不良转变以及由此增加的患营养相关性慢性病的危险，提出改善居民膳食结构的建议如下：

1. 在坚持食物多样原则的基础上，增加全谷物、薯类的摄入量

谷类食物是中国传统膳食的主体，是人体能量的主要来源。以谷类为主是平衡膳食的基本保障。谷类食物中碳水化合物含量为 75%~80%，蛋白质含量为 8%~10%，脂肪含量为 1% 左右，还含有矿物质、B 族维生素和膳食纤维。提倡以谷类为主，就是强调膳食中谷类食物应是提供能量的主要来源，提供的能量应达到总能量的一半以上。以谷类为主的膳食模式既可提供充足的能量，又可避免摄入过多的脂肪及含脂肪较多的动物

性食物，有利于预防相关慢性病。《中国居民膳食指南（2016）》指出，要坚持谷类为主，应保持每天膳食中有适量的谷类食物，一般成年人每天摄入 250~400 g 为宜。薯类含有丰富的淀粉、膳食纤维以及各种维生素和矿物质。富含蔬菜、水果和薯类的膳食对保持身体健康和肠道正常功能，提高免疫力，降低肥胖、糖尿病、高血压等慢性疾病发病率具有重要作用，推荐每天摄入薯类 50~100 g。适当多吃一些传统粗粮、杂豆，包括小米、高粱、玉米、荞麦、燕麦、红小豆、绿豆、芸豆等。同时，针对目前消费的谷类主要是加工精度高的大米、白面的状况，要推荐居民适当食用加工精度低的米面，建议每天最好能吃 50~150 g 的粗粮。

2. 多吃蔬果、奶类和豆类

新鲜蔬菜水果是人类平衡膳食的重要组成部分，也是我国传统膳食的重要特点。蔬菜水果是维生素、矿物质、膳食纤维和植物化学物质的重要来源，对提高膳食微量营养素和植物化学物质的摄入量起到重要作用。成年早期膳食中包含大量的蔬果可以显著降低冠心病（CHD）、中风及心血管疾病的发病率。世界癌症研究基金会（WCRF）和美国癌症研究所（AICR）总结世界各国的研究材料，认为有充分证据表明蔬菜和水果能降低患口咽癌、食管癌、肺癌、胃癌、结肠癌、直肠癌等癌症的风险，且很可能降低患喉癌、胰腺癌、乳腺癌、膀胱癌等癌症的风险，亦可能有降低患子宫颈癌、子宫内膜癌、肝癌、前列腺癌风险的作用。所以各国膳食指南都强调增加蔬菜和水果的摄入种类和数量。推荐我国成年人每天吃蔬菜 300~500 g，最好深色蔬菜约占一半，水果 200~350 g。

奶类是一种营养成分丰富、组成比例适宜、易消化吸收、营养价值高的天然食品，能为机体提供优质的蛋白质、钙和维生素 B_2。其中，奶类蛋白质含量平均为 3%，必需氨基酸比例符合人体需要，属于优质蛋白质；脂肪含量约为 3%~4%，以微脂肪球的形式存在；乳糖含量较高，能促进钙、铁、锌等矿物质的吸收。大量的研究表明，儿童、青少年饮奶有利于其生长发育，增加其骨密度，从而推迟其成年后发生骨质疏松的年龄；中老年人饮奶可以减少其骨质丢失，有利于骨健康。建议每人每天饮奶 300 g 或摄入相当量的奶制品，对于饮奶量较多或有高血脂和超重、肥胖倾向者可选择减脂、低脂、脱脂奶及其制品。大豆含丰富的优质蛋白质、必需脂肪酸、B 族维生素、维生素 E 和膳食纤维等多种营养素，且含有磷脂、低聚糖，以及异黄酮、植物固醇等多种植物化学物质。大豆是重要的优质蛋白质来源，尤其富含谷类食物中缺乏的赖氨酸。为提高农村居民的蛋白质摄入量及防止城市居民过多消费肉类带来的不利影响，应适当多吃大豆及其制品，建议每人每天摄入 25~35 g 大豆或相当量的豆制品。

3. 适量吃鱼、蛋，降低禽畜肉类的摄入量

鱼、禽、蛋和瘦肉均属于动物性食物，是人类优质蛋白、脂类、脂溶性维生素、B 族维生素和矿物质的良好来源，是平衡膳食的重要组成部分。水产品和畜禽肉中多数营养素含量相差不大，但脂肪含量和脂肪酸的组成上有较大差异。鱼和禽脂肪含量相对较低，水产品中还含有较多的不饱和脂肪酸，有些鱼类富含二十碳五烯酸（EPA）和二十二碳六烯酸（DHA），对预防血脂异常和心血管疾病等有一定作用。动物性食物尤

其是猪肉饱和脂肪酸和胆固醇含量较高，摄入过多会增加患心血管病的风险。针对部分居民食用动物性食物较多，尤其是随着居民经济收入的增加，畜禽肉类摄入量增加的情况，建议应适当多吃鱼、禽肉，减少猪肉摄入。建议每人每日摄入鱼虾类 40~75 g、畜禽肉类 40~75 g、蛋类 40~50 g。

4. 少盐少油，清淡饮食

脂肪是人体能量的重要来源之一，并可提供必需脂肪酸，有利于脂溶性维生素的消化吸收，但是脂肪摄入过多会引起肥胖、高血脂，反式脂肪酸会增加心血管疾病的发生风险。盐摄入过多是我国膳食最为明显的问题，高盐饮食与高血压、胃癌和脑卒中等疾病密切相关。为此，建议我国居民养成吃清淡少盐膳食的习惯，即膳食不要太油腻，不要太咸，不要摄入过多的动物性食物和油炸、烟熏、腌制食物。建议每人每天烹调油用量不超过 25~30 g；食盐摄入量不超过 6 g，包括酱油、酱菜、酱中的食盐量。

参考文献

［1］琚腊红，于东梅，房红芸，等 . 2010—2012 年中国居民膳食结构状况［J］. 中国公共卫生，2018，34（10）：1373-1376.

［2］刘爽，李骏，龚晨睿，等 . 湖北省成年居民膳食结构与膳食模式的变迁研究（1997—2011 年）［J］. 华中科技大学学报（医学版），2018，47（3）：309-313.

［3］颜玲，刘敏，刘蒙蒙，等 . 2002—2012 四川省居民膳食结构变化［J］. 卫生研究，2018，47（5）：716-720.

［4］赵丽云，房玥晖，何宇纳，等 . 1992—2012 年中国城乡居民食物消费变化趋势［J］. 卫生研究，2016，45（4）：523-524.

［5］常继乐，王宇 . 中国居民营养与健康状况监测：2010—2013 年综合报告［M］. 北京：北京大学医学出版社，2016.

［6］贾小芳，苏畅，王惠君，等 . 中国成年居民鱼虾类食物消费现状和变化趋势［J］. 中国食物与营养，2016，22（3）：43-47.

［7］常改，李静，潘怡，等 . 天津成人膳食结构及与慢性病的关系分析［J］. 现代预防医学，2009，36（11）：2125-2127.

［8］刘爱东 . 中国九省居民膳食模式及与高血压的关系研究（1997—2009）［D］. 北京：中国疾病预防控制中心，2011.

［9］马冠生，周琴，李艳平，等 . 中国居民食盐消费情况分析［J］. 中国慢性病预防与控制，2008，16（4）：331-333.

［10］SAMIERI C, SUN Q, TOWNSEND M K, et al. The association between dietary patterns at midlife and health in aging: an observational study［J］. Ann Intern Med, 2013, 159（9）: 584-591.

［11］ZHANG W, XIANG Y B, LI H L, et al. Vegetable-based dietary pattern and liver cancer risk: results from the Shanghai women's and men's health studies [J]. Cancer Sci, 2013, 104 (10): 1353-1361.

[12] PEREIR A P C . Milk nutritional composition and its role in human health [J]. Nutrition, 2014, 30(6): 619-627.

[13] VRANKEN L, AVERMAETE T, PETALIOS D, et al. Curbing global meat consumption: emerging evidence of a second nutrition transition [J]. Environ Sci & Policy, 2014, 39: 95-106.

[14] MOZAFFARIAND D, FAHIMIS S, SINGH G M, et al. Global sodium consumption and death from cardiovascular causes [J]. N Engl J Med, 2014, 371 (7): 624-634.

[15] LICHTENSTEIN A H. Fruits and vegetables get a golden halo once again: is there more to the story [J]. Circulation, 2015, 132 (21): 1946-1948.

第四章 能量和主要营养素摄入状况

一、概述

人类为了维持生命、生长、发育、繁育后代和从事各种活动，每天必须从外界取得一定的物质和能量。中国居民膳食营养素参考摄入量（DRIs）是我国评估居民膳食营养素摄入状况的重要依据。膳食营养素参考摄入量（DRIs）是一组每日平均膳食营养素摄入量的参考值，包括4项内容：平均需要量（EAR）、推荐摄入量（RNI）、适宜摄入量（AI）和可耐受最高摄入量（UL）。不同的个体由于年龄、性别和生理状况不同，对各种营养素的需求量是不同的。EAR是群体中各个体需要量的平均值，是根据个体需要量的研究资料计算得到的，这一摄入水平能够满足群体中50%成员的需要，是制订RNI的基础，不宜用EAR来评估人群摄入水平。RNI是可以满足某一特定性别、年龄及生理状况群体中绝大多数（97%~98%）个体需要量的安全摄入水平，主要用途是作为个体每日摄入该营养素的目标值，不宜用RNI来评估人群摄入不足的流行。当营养素的个体需要量研究资料不足时，可设定AI来代替RNI，二者都用作个体摄入量的指标，但是AI准确性不如RNI，使用时要更加小心。用AI来评估群体的摄入量：当人群的平均摄入量大于等于适用该人群的AI时，可以认为人群中发生摄入不足的概率很低；当平均摄入量小于AI时，则不能判断群体摄入不足的程度。营养素摄入量达到UL似乎对一般人群中的几乎所有个体的健康都不至产生损害，但并不表示达到这一水平是有益的，当摄入量超过UL并进一步增加时，损害健康的风险随之增大。

近年来，随着我国经济发展和居民生活状况的改善，历年的营养状况调查数据显示，我国居民膳食质量提高的同时存在营养缺乏和营养过剩双重负担。宏量营养素，包括碳水化合物、蛋白质和脂类，是提供人体所需要的能量的主要营养成分。三大宏量营养素按照适宜的比例向机体提供足够数量的热能，如果供能比例不平衡将增加慢性疾病的发病风险，并影响必需营养素的摄入量。全国的调查结果显示，我国成年居民宏量营养素供能比例不合理，这种膳食模式是引起肥胖、高血压等多种慢性疾病的危险因素之一。维生素摄入状况中，维生素A缺乏是较为突出的问题。有研究指出，我国部分农村地区由于儿童维生素A的缺乏出现亚临床症状的达60%。此外，随着谷类食物消费量的降低，粗粮摄入量不足，精白米面占据主食的主体位置，B族维生素的摄入量不足问题也较为突出。近10年中，我国部分地区脚气病患病率的提高，也提示我们硫胺素的摄入存在隐性营养不良问题。如今，典型的维生素缺乏症并不常见，但亚临床状态仍存在，而维生素摄入不足还增加了人群对慢性疾病的易感性。矿物质摄入状况中，钙摄入不足已引起广泛关注，但仍然没有得到很好的解决，此外镁、硒的摄入不足也同时存在，钠的摄入严重超出适宜摄入量。

2014 年调查运用食物频率法，调查被调查户 15 岁及以上家庭成员 1 年内各种食物消费频率及消费模式，获得个体长期食物消费模式、饮食习惯等信息。共获得 8 298 人的有效食物摄入量，其中男性 3 925 人，女性 4 373 人；农村 4 898 人，城市 3 400 人。运用软件 SAS 6.0 对有效食物摄入量进行计算，得出能量与营养素数据，同时运用 SPSS 20.0 对所有数据进行统计分析。

二、调查结果

（一）能量摄入状况

1. 居民能量的摄入状况的地区差异

2014 年江苏居民平均每标准人日能量摄入为 2 539.3 kcal，城市为 3 036.6 kcal，农村为 2 194.7 kcal。城市居民能量摄入高于农村居民，其中海门居民的平均每标准人日能量摄入量最低，为 1 818.2 kcal，徐州居民最高，为 4 396.3 kcal（见图 4.1）。

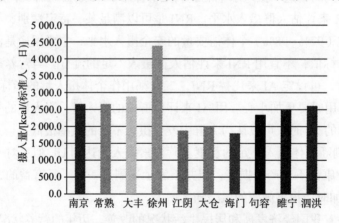

图 4.1 2014 年江苏不同地区居民的能量摄入量

2014 年江苏居民能量摄入量达到或超过 100% RNI 的人群比例为 51.3%，城市为 69.4%，农村为 38.8%。大丰、徐州、常熟和泗洪居民能量摄入量达 100% RNI 以上的人群比例相对较高，均在 65% 以上。江苏居民能量摄入量不足 80% RNI 的人群比例为 29.9%，城市为 16.9%，农村为 38.8%（见表 4.1）。

表 4.1　2014 年江苏不同地区居民能量摄入量占 RNI 百分比的分布

单位：%

能量摄入量占 RNI 百分比	城乡合计	城市					农村						
		小计	南京	常熟	大丰	徐州	小计	江阴	太仓	海门	句容	睢宁	泗洪
<50%	7.4	8.4	35.3	0.1	0.0	0.8	6.7	28.6	7.0	1.8	0.0	0.0	0.0
50%~80%（不含 80%）	22.5	8.5	4.2	10.4	7.2	12.3	32.1	35.7	47.3	55.4	25.1	22.2	8.9
80%~100%（不含 100%）	18.8	13.7	4.2	20.8	14.2	11.8	22.4	6.2	18.8	30.3	29.6	30.6	23.5
≥100%	51.3	69.4	56.2	68.7	78.6	75.0	38.8	29.5	27.0	12.5	45.3	47.2	67.6

2. 居民能量摄入状况的性别、年龄差异

城市女性人均每日能量摄入量最高，农村男性最低。城市男性随着年龄的增长，能量摄入逐步减少，到 30 岁之后呈现上升趋势，但在 50~59 岁年龄组有下降趋势。城市女性的能量摄入，其他各年龄组能量摄入趋势同城市男性，但在 50~59 岁年龄组有上升趋势。农村男性的能量摄入，其他各年龄组能量摄入趋势同城市男性，但 70 岁及以上年龄组有下降趋势。农村女性能量摄入趋势同城市女性（见图 4.2）。

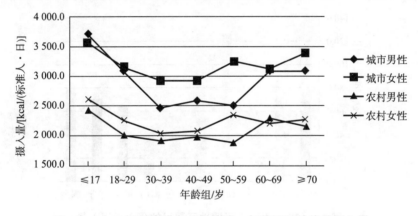

图 4.2　2014 年江苏城乡不同性别、年龄居民的能量摄入量

3. 居民能量摄入状况的经济收入水平差异

2014 年江苏低、中、高收入居民平均每标准人日能量摄入量分别为 2 680.9 kcal、2 509.6 kcal、2 354.7 kcal，随经济收入水平的升高呈下降趋势；城市居民低、中、高收入水平的居民平均每标准人日能量摄入量分别为 3 402.8 kcal、3 007.7 kcal 和 2 567.4 kcal；农村居民低、中、高收入水平平均每标准人日能量摄入量分别为 2 313.4 kcal、2 065.3 kcal 和 2 128.5 kcal。

2014 年江苏低、中、高收入居民能量摄入量达到或超过 100% RNI 的人群比例分别为 54.5%、50.0% 和 48.1%。城市低、中、高收入居民能量摄入量达到或超过 100% RNI 的人群比例均高于农村；江苏城市居民中低、中、高收入居民能量摄入量不足 80% RNI 的人群比例分别为 16.1%、13.1% 和 25.4%，农村居民中低、中、高收入居民能量摄入量不足 80% RNI 的人群比例分别为 29.3%、48.2% 和 47.2%（见表 4.2）。

表 4.2 2014 年江苏城乡不同经济收入水平居民能量摄入量占 RNI 百分比的分布

单位：%

能量摄入量占 RNI 百分比	城乡合计			城市			农村		
	低	中	高	低	中	高	低	中	高
<50%	4.0	7.7	14.1	6.8	5.7	15.9	2.5	9.5	12.3
50%~80%（不含 80%）	20.9	23.9	21.8	9.3	7.4	9.5	26.8	38.7	34.9
80%~100%（不含 100%）	20.6	18.4	15.9	11.5	15.0	14.4	25.3	21.3	17.5
≥100%	54.5	50.0	48.1	72.4	71.9	60.2	45.4	30.5	35.3

（二）蛋白质的摄入状况

1. 居民蛋白质摄入状况的地区差异

2014 年江苏居民平均每标准人日蛋白质摄入量为 71.7 g，城市居民为 84.6 g，农村居民为 62.7 g。城市居民蛋白质的摄入量高于农村居民。其中，海门市的平均每标准人日蛋白质摄入量最低，仅为 47.2 g，徐州最高，为 126.0 g（见图 4.3）。

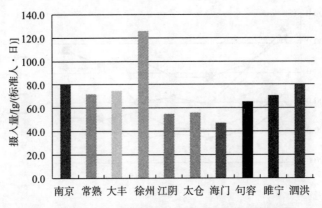

图 4.3 2014 年江苏不同地区居民的蛋白质摄入量

2014 年江苏居民蛋白质摄入量达到或超过 100% RNI 的人群比例为 49.4%，参与调查的地区中，徐州和大丰的蛋白质摄入量达到或超过 100% RNI 的人群比例较高，分别为 86.4% 和 67.2%，太仓和海门较低，仅分别为 30.7% 和 13.7%（见表 4.3）。

表 4.3 2014 年江苏不同地区居民蛋白质摄入量占 RNI 百分比的分布

单位：%

蛋白质摄入量占 RNI 百分比	城乡合计	城市					农村						
		小计	南京	常熟	大丰	徐州	小计	江阴	太仓	海门	句容	睢宁	泗洪
<50%	14.2	9.0	38.0	0.1	0.1	0.8	17.7	50.7	25.6	15.7	6.3	2.2	0.4
50%~80%（不含 80%）	21.4	7.0	0.4	11.3	9.3	4.5	31.3	12.5	34.6	58.9	39.6	34.5	16.6
80%~100%（不含 100%）	15.0	17.6	2.0	29.1	23.4	8.3	13.2	5.3	9.1	11.8	13.2	21.3	19.9
≥100%	49.4	66.3	59.6	59.5	67.2	86.4	37.8	31.5	30.7	13.7	40.9	42.0	63.2

2. 居民蛋白质摄入状况的性别、年龄差异

江苏城市女性居民平均每标准人日蛋白质摄入量随着年龄增长呈下降趋势，40~49岁年龄组达到最低，随后呈上升趋势，但是在60~69岁年龄组有略微降低，且18岁及以上城市女性居民平均每标准人日蛋白质摄入量高于其他3组人群，未成年城市女性的摄入水平仅低于城市男性；农村男性居民蛋白质摄入量最低，仅60~69岁年龄组略高于农村女性，随着年龄增长，摄入量呈下降趋势，50~59岁年龄组达到最低，随后逐步上升，但70岁及以上农村男性的蛋白质摄入量又略微下降；城市男性与农村男性有相同的趋势，但70岁及以上城市男性的蛋白质摄入量无下降趋势；农村女性与城市女性有相同的趋势（见图4.4）。

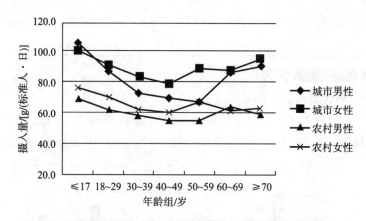

图4.4 2014年江苏城乡不同年龄、性别居民的蛋白质摄入量

3. 居民蛋白质摄入状况的经济收入水平差异

江苏城乡居民蛋白质摄入量随着经济收入的增加而减少，低、中、高收入居民平均每标准人日蛋白质摄入量为75.0 g、70.9和67.6 g；农村居民蛋白质摄入量低于城市居民，中等收入组居民蛋白质摄入量要略低于其他收入组居民，低、中、高收入居民平均每标准人日蛋白质摄入量为66.1 g、59.2 g和60.6 g；城市居民低、中、高收入居民平均每标准人日蛋白质摄入量为92.6 g、84.0 g和74.2 g（见图4.5）。

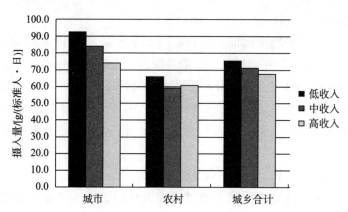

图4.5 2014年江苏城乡不同经济收入水平居民的蛋白质摄入量

随着经济收入的增加，城乡居民蛋白质摄入量达到或超过 100% RNI 的人群比例呈下降趋势，低、中、高收入居民比例分别为 51.0%、49.2% 和 48.0%，农村居民蛋白质摄入量达到或超过 100% RNI 的人群比例低于城市居民（见表 4.4）。

表 4.4　2014 年江苏城乡不同经济收入水平居民蛋白质摄入量占 RNI 百分比的分布

单位：%

蛋白质摄入量占 RNI 百分比	城乡合计			城市			农村		
	低	中	高	低	中	高	低	中	高
<50%	8.8	15.6	21.9	7.4	6.1	16.7	9.5	24.1	27.5
50%~80%（不含 80%）	24.9	19.7	16.0	7.8	6.5	6.8	33.6	31.5	25.9
80%~100%（不含 100%）	15.3	15.5	14.1	15.0	19.7	17.7	15.4	11.8	10.3
≥100%	51.0	49.2	48.0	69.9	67.7	58.9	41.5	32.6	36.4

（三）膳食脂肪的摄入状况

1. 居民膳食脂肪摄入状况的地区差异

江苏居民平均每标准人日膳食脂肪摄入量为 78.6 g，城市为 81.9 g，农村为 76.3 g。脂肪摄入量南京最高，达 100.5 g，其次为句容，达 91.7 g，海门最低，为 64.2 g（见图 4.6）。

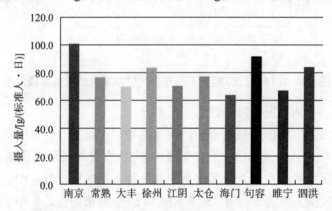

图 4.6　2014 年江苏不同地区居民的脂肪摄入量

2. 居民膳食脂肪摄入状况的性别、年龄差异

江苏城市女性居民平均每标准人日脂肪摄入量最高，在 40 岁以前呈下降趋势，40 岁以后逐渐上升，60~69 岁年龄组最高，随后降低；农村女性与城市女性有相同的趋势，但是在 50~59 岁年龄组显著上升，摄入量最高，随后降低；城市男性与城市女性趋势相同，但是 50~59 岁年龄组呈下降趋势；农村男性 50 岁以前平均每标准人日脂肪摄入量趋势平稳，低于其他 3 组人群，50 岁以后逐渐上升，60~69 岁年龄组最高，随后降低（见图 4.7）。

3. 居民膳食脂肪摄入状况的经济收入水平差异

江苏城乡低、中、高收入居民平均每标准人日脂肪摄入量分别为 75.0 g、78.3 g 和 86.1 g，摄入量随经济收入水平的增高而增加。城市低、中、高收入居民摄入量分别为

73.0 g、84.0 g 和 91.4 g。农村居民脂肪摄入量低于城市，中等收入组居民脂肪摄入量要略低于其他收入组居民，低、中、高收入居民平均每标准人日脂肪摄入量分别为 76.0 g、73.3 g 和 80.5 g（见图 4.8）。

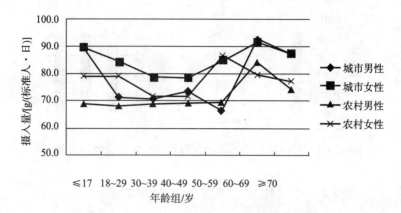

图 4.7　2014 年江苏不同年龄、性别居民的脂肪摄入量

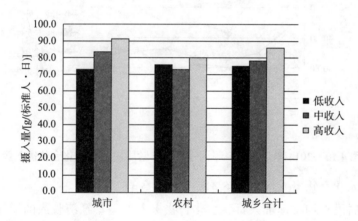

图 4.8　2014 年江苏城乡不同经济收入水平居民的脂肪摄入量

（四）碳水化合物的摄入状况

1. 居民碳水化合物摄入状况的地区差异

江苏城乡居民平均每标准人日碳水化合物摄入量为 423.1 g，城市为 528.8 g，农村为 349.8 g，农村低于城市。徐州居民平均每标准人日碳水化合物摄入量最高，达 805.2 g，其次为大丰，达 504.6 g。海门居民平均每标准人日碳水化合物摄入量最低，为 286.6 g（见图 4.9）。

2. 居民碳水化合物摄入状况的性别、年龄差异

江苏居民各组人群 18 岁之前平均每标准人日碳水化合物摄入量最高，随后呈下降趋势，至 30 岁后又呈上升趋势，城市居民摄入量高于农村居民，城乡女性居民平均每标准人日碳水化合物摄入量有相同的趋势，城乡男性居民摄入量趋势也相同。女性居民60~69 岁年龄组摄入量降低；男性居民 50~59 岁年龄组摄入量降低（见图 4.10）。

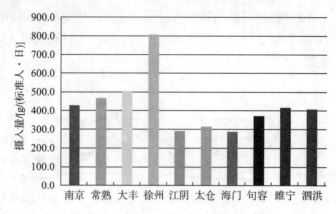

图 4.9 2014 年江苏不同地区居民的碳水化合物摄入量

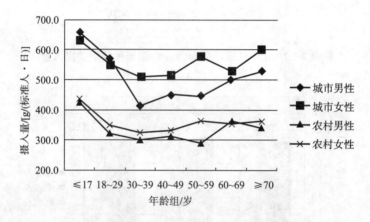

图 4.10 2014 年江苏城乡不同性别、年龄居民的碳水化合物摄入量

3. 居民碳水化合物摄入状况的经济收入水平差异

江苏城乡居民平均每标准人日碳水化合物摄入量随着经济收入的增加而减少，低、中、高收入居民平均每标准人日碳水化合物摄入量分别为 453.9 g、418.9 g 和 377.8 g。城市居民平均每标准人日碳水化合物摄入量高于农村，高收入组居民平均每标准人日碳

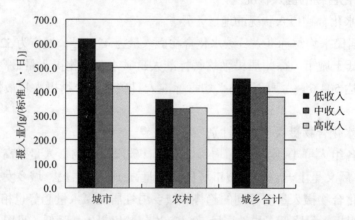

图 4.11 2014 年江苏不同经济收入水平居民的碳水化合物摄入量

水化合物摄入量显著低于其他收入组。农村中、高收入组居民平均每标准人日碳水化合物摄入量相当，低收入组居民摄入量略有升高（见图 4.11）。

（五）维生素的摄入状况

1. 维生素 A 的摄入状况

（1）居民维生素 A 摄入状况的地区差异

江苏居民平均每标准人日视黄醇当量摄入量为 329.3 μg，城市为 339.9 μg，农村为 321.9 μg。不同地区居民维生素 A 的摄入量相差较大，南京居民平均每标准人日维生素 A 摄入量最高，达 565.4 μg，泗洪和江阴次之，分别为 376.0 μg 和 355.1 μg，大丰居民平均每标准人日维生素 A 摄入量最低，仅为 249.8 μg（见图 4.12）。

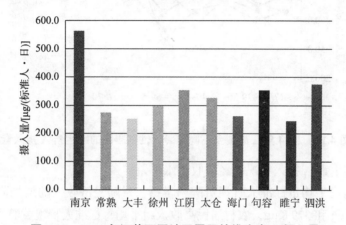

图 4.12　2014 年江苏不同地区居民的维生素 A 摄入量

江苏居民维生素 A 摄入量达到或超过 100% RNI 的人群比例为 5.3%，地区差异显著，海门和睢宁相对较低，分别为 2.4% 和 1.7%，南京居民维生素 A 摄入量达到或超过 100% RNI 的人群比例最高，为 16.6%（见表 4.5）。

表 4.5　2014 年江苏不同地区居民维生素 A 摄入量占 RNI 百分比的分布

单位：%

维生素 A 摄入量占 RNI 百分比	城乡合计	城市					农村						
		小计	南京	常熟	大丰	徐州	小计	江阴	太仓	海门	句容	睢宁	泗洪
<50%	72.4	72.4	49.2	79.1	83.5	74.9	72.4	69.0	75.4	83.9	66.2	81.7	60.0
50%~80%（不含 80%）	18.4	17.9	27.0	16.3	11.7	17.8	18.7	20.0	17.0	10.3	22.5	13.8	26.7
80%~100%（不含 100%）	3.9	3.6	7.2	1.8	2.2	4.2	4.1	4.7	2.6	3.3	4.5	2.7	7.3
≥100%	5.3	6.0	16.6	2.8	2.7	3.1	4.8	6.3	5.0	2.4	6.8	1.7	5.9

（2）居民维生素 A 摄入状况的性别、年龄差异

江苏城乡居民人群平均每标准人日视黄醇当量摄入量，城市男性与城市女性平均每标准人日视黄醇当量摄入量呈相同的变化趋势：随着年龄的增长而下降，18~29 岁年龄

组摄入量较低，随后呈上升趋势，40 岁后又降低，50~59 岁年龄组摄入量最低，随后上升显著，但是城市男性 70 岁之后摄入量降低。农村男性与农村女性平均每标准人日视黄醇当量摄入量呈相同的变化趋势：随年龄的增长而增加，30~39 岁年龄组达最高，随后摄入量降低，农村男性在 60~69 岁年龄组又出现上升，农村女性在 50~59 岁年龄组出现上升（见图 4.13）。

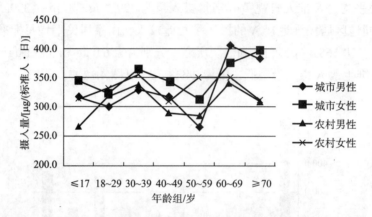

图 4.13   2014 年江苏城乡不同年龄、性别居民的维生素 A 摄入量

（3）居民维生素 A 摄入状况的经济收入水平差异

江苏城乡居民平均每标准人日视黄醇当量摄入量随经济收入的增加而升高，分别为 295.4 μg、340.4 μg 和 379.8 μg，农村居民高收入组平均每标准人日视黄醇当量摄入量比中收入组略低。城市居民高收入水平组摄入量显著高于其他组，为 427.4 μg（见图 4.14）。

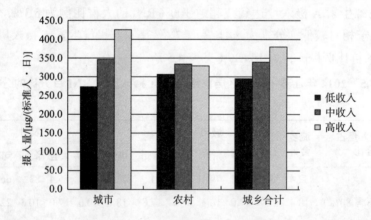

图 4.14   2014 年江苏城乡不同经济收入水平居民的维生素 A 摄入量

江苏城乡居民低、中、高收入组维生素 A 摄入量达到或超 100% RNI 的人群比例分别为 4.0%、6.0% 和 7.0%，随经济收入水平的提高呈上升趋势，城市居民维生素 A 摄入量上升趋势明显，高收入居民摄入量达到或超过 100% RNI 的人群比例达 9.6%，显著高于农村居民（见表 4.6）。

表 4.6　2014 年江苏城乡不同经济收入水平居民维生素 A 摄入量占 RNI 百分比的分布

单位：%

维生素 A 摄入量占 RNI 百分比	城乡合计			城市			农村		
	低	中	高	低	中	高	低	中	高
<50%	74.9	72.2	68.7	80.5	70.5	64.5	72.1	73.6	73.1
50%~80%（不含 80%）	17.3	18.0	20.5	12.6	20.3	21.7	19.6	15.9	19.2
80%~100%（不含 100%）	3.8	3.9	3.9	3.2	3.6	4.1	4.1	4.2	3.6
≥100%	4.0	6.0	7.0	3.7	5.6	9.6	4.2	6.3	4.1

2. 维生素 B₁ 的摄入状况

（1）居民维生素 B₁ 摄入状况的地区差异

江苏居民平均每标准人日维生素 B_1 摄入量为 1.0 mg，城市为 1.3 mg，农村为 0.8 mg。徐州居民平均每标准人日维生素 B_1 摄入量最高，达 2.2 mg。江阴相对最低，为 0.6 mg（见图 4.15）。

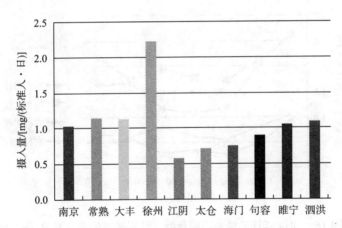

图 4.15　2014 年江苏不同地区居民的维生素 B₁ 摄入量

江苏居民维生素 B_1 摄入量达到或超过 100% RNI 的人群比例为 16.7%，海门和句容相对较低，分别为 7.0% 和 6.6%。徐州最高，达 49.3%。江苏居民平均每标准人日维生素 B_1 摄入量低于 50% RNI 的人群比例江阴最高，达 53.4%（见表 4.7）。

表 4.7　2014 年江苏不同地区居民维生素 B₁ 摄入量占 RNI 百分比的分布

单位：%

维生素 B₁ 摄入量占 RNI 百分比	城乡合计	城市					农村						
		小计	南京	常熟	大丰	徐州	小计	江阴	太仓	海门	句容	睢宁	泗洪
<50%	21.6	11.5	38.1	5.1	1.9	2.3	28.5	53.4	39.3	31.5	19.1	15.1	8.5
50%~80%（不含 80%）	38.4	41.1	15.2	46.0	69.5	26.4	36.5	21.1	30.4	43.2	47.5	41.7	40.9

维生素 B$_1$ 摄入量占 RNI 百分比	城乡合计	城市					农村						
		小计	南京	常熟	大丰	徐州	小计	江阴	太仓	海门	句容	睢宁	泗洪
80%~100%（不含 100%）	23.4	23.4	23.3	34.1	9.8	22.0	23.4	16.7	23.3	18.3	26.8	21.6	32.7
≥100%	16.7	24.0	23.4	14.8	18.8	49.3	11.6	8.8	7.1	7.0	6.6	21.5	18.0

（2）居民维生素 B$_1$ 摄入状况的性别、年龄差异

江苏各年龄组城乡居民平均每标准人日维生素 B$_1$ 摄入量，城市女性最高，农村男性摄入量略低于其他 3 组人群。城市女性与农村女性平均每标准人日维生素 B$_1$ 摄入量变化趋势相同：随着年龄的增长，摄入量减少，30~39 岁年龄组达最低，后呈逐步上升趋势，50~59 岁年龄组最高，随后略微降低，70 岁后摄入量又增加。城市男性平均每标准人日维生素 B$_1$ 摄入量随年龄的增长而减少，在 40 岁后呈上升趋势，70 岁之后略微下降。农村男性与城市男性平均每标准人日维生素 B$_1$ 摄入量变化趋势相同，但农村男性 40~49 岁年龄组摄入量略微增加（见图 4.16）。

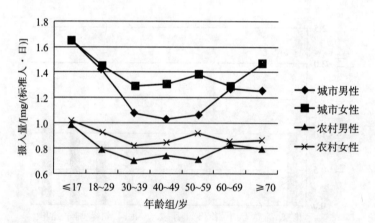

图 4.16　2014 年江苏城乡不同年龄、性别居民的维生素 B$_1$ 摄入量

（3）居民维生素 B$_1$ 摄入状况的经济收入水平差异

江苏居民低、中、高收入组平均每标准人日维生素 B$_1$ 摄入量差异不大，分别约为 1.1 mg、1.0 mg 和 0.9 mg。城市居民低、中、高收入组平均每标准人日维生素 B$_1$ 摄入量分别约为 1.5 mg、1.3 mg 和 1.1 mg，农村居民低、中、高收入组平均每标准人日维生素 B$_1$ 摄入量分别约为 0.9 mg、0.8 mg 和 0.8 mg（见图 4.17）。

江苏城乡居民低、中、高收入组维生素 B$_1$ 摄入量达到或超 100% RNI 的人群比例分别为 19.5%、15.4% 和 14.6%，城市低收入组居民维生素 B$_1$ 摄入量达到或超 100% RNI 的人群比例最高，为 30.0%（见表 4.8）。

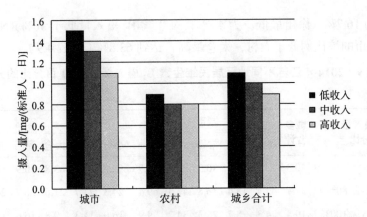

图 4.17　2014 年江苏城乡不同经济收入水平居民的维生素 B$_1$ 摄入量

表 4.8　2014 年江苏城乡不同经济收入水平居民维生素 B$_1$ 摄入量占 RNI 百分比的分布

单位：%

维生素 B$_1$ 摄入量占 RNI 百分比	城乡合计			城市			农村		
	低	中	高	低	中	高	低	中	高
<50%	18.6	21.6	26.4	8.8	8.9	19.9	23.6	33.0	33.2
50%~80%（不含 80%）	39.1	38.9	36.3	43.7	41.6	36.3	36.8	36.5	36.3
80%~100%（不含 100%）	22.8	24.0	22.7	17.6	26.8	25.6	25.5	21.6	19.7
≥100%	19.5	15.4	14.6	30.0	22.7	18.2	14.1	8.9	10.8

3. 维生素 B$_2$ 的摄入状况

（1）居民维生素 B$_2$ 摄入状况的地区差异

江苏居民平均每标准人日维生素 B$_2$ 摄入量为 0.7 mg，城市为 0.9 mg，农村为 0.6 mg。徐州相对最高，约达 1.2 mg，海门相对较低，约为 0.4 mg（见图 4.18）。

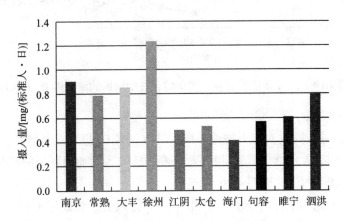

图 4.18　2014 年江苏不同地区居民的维生素 B$_2$ 摄入量

江苏居民维生素 B$_2$ 摄入量达到或超过 100% RNI 的人群比例普遍偏低，仅为 8.6%，大丰最高，为 16.7%，徐州最低，为 4.8%；维生素 B₂ 摄入量低于 50% RNI 的人群比例达 40.3%，城市的该比例低于农村，太仓最高，达到 63.8%（见表 4.9）。

表 4.9　2014 年江苏不同地区居民维生素 B₂ 摄入量占 RNI 百分比的分布

单位：%

维生素 B₂ 摄入量占 RNI 百分比	城乡合计	城市					农村						
		小计	南京	常熟	大丰	徐州	小计	江阴	太仓	海门	句容	睢宁	泗洪
<50%	40.3	23.4	38.1	30.3	1.8	15.9	52.0	57.1	63.8	50.9	50.6	31.8	57.1
50%~80%（不含 80%）	31.7	42.4	18.4	36.8	47.3	69.4	24.3	21.7	21.6	26.7	24.8	31.4	21.7
80%~100%（不含 100%）	19.4	24.3	28.7	26.3	34.2	9.9	16.0	14.3	9.8	16.6	13.6	26.7	14.3
≥100%	8.6	9.9	14.7	6.6	16.7	4.8	7.8	7.0	4.8	5.8	11.0	10.1	7.0

（2）居民维生素 B₂ 摄入状况的性别、年龄差异

江苏城市男性居民维生素 B₂ 摄入量在 18 岁前最高，达 1.1 mg，随着年龄增长呈下降趋势，50 岁之后呈上升趋势，70 岁后又略微降低；农村男性居民维生素 B₂ 摄入量在 18 岁前低于其他同年龄组人群，为 0.6 mg；城市女性和农村女性平均每标准人日维生素 B₁ 摄入量趋势相同，随着年龄的增长，摄入量减少，40~49 岁年龄组达最低，后呈逐步上升趋势，农村女性 50 岁后呈下降趋势（见图 4.19）。

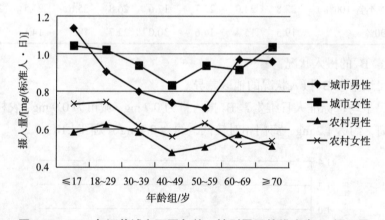

图 4.19　2014 年江苏城乡不同年龄、性别居民的维生素 B₂ 摄入量

（3）居民维生素 B₂ 摄入状况的经济收入水平差异

江苏居民低、中、高收入组平均每标准人日维生素 B₂ 摄入量差异不大，均为 0.7 mg。城市居民平均每标准人日维生素 B₂ 摄入量随着经济收入增加而降低的趋势明显，农村居民低收入组高于其他两组（见图 4.20）。

江苏城乡居民低、中、高经济收入组维生 B₂ 摄入量达到或超 100% RNI 的人群比例分别为 9.1%、8.0% 和 9.3%（见表 4.10）。

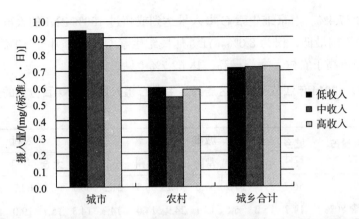

图 4.20 2014 年江苏城乡不同经济收入水平居民的维生素 B₂ 摄入量

表 4.10 2014 年江苏城乡不同经济收入水平居民维生素 B₂ 摄入量占 RNI 百分比的分布

单位：%

维生素 B₂ 摄入量占 RNI 百分比	城乡合计			城市			农村		
	低	中	高	低	中	高	低	中	高
<50%	39.8	39.6	40.9	18.9	22.3	31.5	50.5	55.0	50.9
50%~80%（不含 80%）	32.3	32.0	30.9	49.6	41.7	33.7	23.5	23.3	27.9
80%~100%（不含 100%）	18.8	20.4	18.9	21.9	26.3	24.3	17.2	15.1	13.2
≥100%	9.1	8.0	9.3	9.6	9.7	10.5	8.8	6.6	8.0

4. 维生素 C 的摄入状况

（1）居民维生素 C 摄入状况的地区差异

江苏居民平均每标准人日维生素 C 摄入量为 44.7 mg，城市为 43.7 mg，农村为 45.3 mg，均较低。泗洪平均每标准人日维生素 C 摄入量最高，达 59.1 mg。海门平均每标准人日维生素 C 摄入量最低，为 35.5 mg，大丰次之，为 38.2 mg（见图 4.21）。

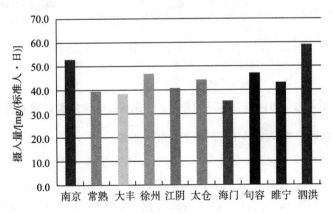

图 4.21 2014 年江苏不同地区居民的维生素 C 摄入量

江苏居民维生素 C 摄入量达到或超过 100% RNI 的人群比例为 17.3%，城市为

17.1%，农村为17.4%。南京维生素 C 摄入量达到或超过 100% RNI 的人群比例最高，达29.1%，大丰的比例最低，仅为 8.0%。江苏居民维生素 C 摄入量小于 50% RNI 的人群比例为 56.7%，城市高于农村，海门最高，达 62.7%（见表 4.11）。

表 4.11　2014 年江苏不同地区居民维生素 C 摄入量占 RNI 百分比的分布

单位：%

维生素 C 摄入量占 RNI 百分比	城乡合计	城市					农村						
		小计	南京	常熟	大丰	徐州	小计	江阴	太仓	海门	句容	睢宁	泗洪
<50%	56.7	57.1	57.2	57.8	57.2	55.3	56.5	60.1	60.3	62.7	53.6	58.7	43.3
50%~80%（不含80%）	14.7	15.2	5.8	15.1	24.9	14.4	14.3	14.3	15.1	19.0	14.3	11.4	13.0
80%~100%（不含100%）	11.3	10.6	7.9	13.3	9.9	10.0	11.8	9.8	10.6	7.6	13.0	12.3	16.7
≥100%	17.3	17.1	29.1	13.8	8.0	20.3	17.4	15.8	13.9	10.7	19.1	17.6	27.0

（2）居民维生素 C 摄入状况的性别、年龄差异

江苏各年龄组城乡居民维生素 C 摄入量，农村女性最高，城市女性和农村男性相当。50 岁之前城市女性与农村女性平均每标准人日维生素 C 摄入量趋势相同：随着年龄的增长，摄入量增加，18 岁后达最高，后呈逐步降低趋势，18~29 岁年龄组农村女性维生素 C 摄入量最高，为 56.6 mg。城市男性平均每标准人日维生素 C 摄入量随年龄的增长而降低，下降趋势较为明显，18 岁后呈上升趋势，50~59 岁年龄组最低，达 30.1 mg，60 岁后上升，70 岁后略下降（见图 4.22）。

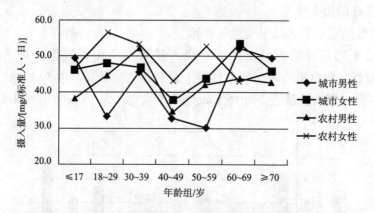

图 4.22　2014 年江苏不同年龄、性别居民的维生素 C 摄入量

（3）居民维生素 C 摄入状况的经济收入水平差异

江苏居民低、中、高收入组平均每标准人日维生素 C 摄入量逐步增加，分别为43.3 mg、44.8 mg 和 46.5 mg。城市居民低、中、高收入组平均每标准人日维生素 C 摄入量随经济收入水平的增长而升高，农村居民变化趋势不明显，中收入组居民平均每标准人日维生素 C 摄入量略低于低、高收入居民（见图 4.23）。

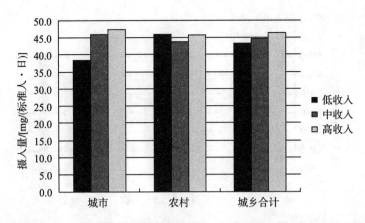

图 4.23　2014 年江苏城乡不同经济收入水平居民的维生素 C 摄入量

江苏低、中、高收入居民维生素 C 摄入量达到或超过 100% RNI 的人群比例分别为 17.2%、16.8% 和 18.3%。城市低收入组居民维生素 C 摄入量达到或超过 100 % RNI 的人群比例最低，为 13.3%，城市高收入组居民维生素 C 摄入量达到或超过 100 % RNI 的人群比例最高，为 19.7%（见表 4.12）。

表 4.12　2014 年江苏城乡不同经济收入水平居民维生素 C 摄入量占 RNI 百分比的分布

单位：%

维生素 C 摄入量占 RNI 百分比	城乡合计			城市			农村		
	低	中	高	低	中	高	低	中	高
<50%	57.4	57.3	55.0	60.5	55.4	54.8	55.8	58.9	55.2
50%~80%（不含 80%）	14.1	15.0	14.7	16.5	15.0	14.2	12.9	14.9	15.3
80%~100%（不含 100%）	11.3	11.0	12.0	9.8	10.9	11.4	12.1	11.0	12.5
≥100%	17.2	16.8	18.3	13.3	18.6	19.7	19.2	15.1	16.9

（六）矿物质的摄入状况

1. 钙的摄入状况

（1）居民钙摄入状况的地区差异

江苏居民平均每标准人日钙摄入量为 293.3 mg，城市为 322.6 mg，农村为 273.0 mg。徐州居民平均每标准人日钙摄入量最高，为 424.6 mg。海门居民平均每标准人日钙摄入量最低，为 211.7 mg（见图 4.24）。

江苏居民钙摄入量达到或超过 100% AI 的人群比例为 4.0%，城市为 4.6%，农村比例略低，为 3.6%。南京居民钙摄入量达到或超过 100% AI 的人群比例最高，为 11.9%，大丰最低，为 1.2%。江苏居民钙摄入量小于 50% AI 的人群比例 74.1%，海门居民钙摄入量小于 50% AI 的人群比例最高，为 87.6%（见表 4.13）。

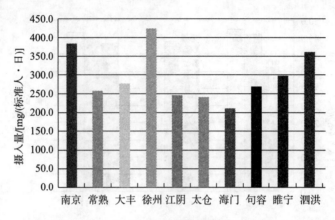

图 4.24　江苏不同地区居民的钙摄入量

表 4.13　2014 年江苏不同地区居民钙摄入量占 AI 百分比的分布

单位：%

钙摄入量占 AI 百分比	城乡合计	城市					农村					
		小计	南京	常熟	大丰	徐州	小计	江阴	太仓	海门	句容	睢宁	泗洪
<50%	74.1	74.0	61.9	85.1	83.4	56.2	74.1	75.1	80.1	87.6	73.6	72.6	57.6
50%~80%（不含 80%）	16.9	16.6	17.5	11.5	12.2	31.3	17.1	14.9	13.6	7.7	19.5	16.2	29.4
80%~100%（不含 100%）	5.0	4.7	8.6	2.1	3.3	6.6	5.2	6.0	3.6	2.4	5.0	6.0	8.1
≥100%	4.0	4.6	11.9	1.4	1.2	5.8	3.6	4.1	2.7	2.2	2.0	5.2	4.9

（2）居民钙摄入状况的性别、年龄差异

江苏各年龄组城乡居民平均每标准人日钙摄入量，城市女性最高，城市男性和农村女性相当，农村男性略低于其他 3 组人群。各组人群 18 岁之前平均每标准人日钙摄入量最高，随年龄的增长而减少，40 岁后上升趋势明显；农村女性平均每标准人日钙摄入量50 岁后有略微下降趋势（见图 4.25）。

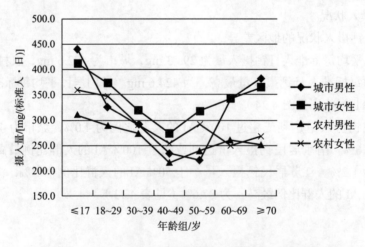

图 4.25　2014 年江苏城乡不同年龄、性别居民的钙摄入量

（3）居民钙摄入状况的经济收入水平差异

江苏居民低、中、高收入组平均每标准人日钙摄入量差异不明显，分别为 298.5 mg、287.8 mg 和 298.8 mg。城市居民平均每标准人日钙摄入量高于农村居民（见图 4.26）。

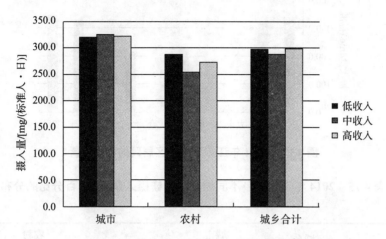

图 4.26　2014 年江苏城乡不同经济收入水平居民的钙摄入量

江苏低、中、高收入水平居民钙摄入量达到或超过 100% AI 的人群比例分别为 17.2%、16.8% 和 18.3%（见表 4.14）。

表 4.14　2014 年江苏不同经济收入水平居民钙摄入量占 AI 百分比的分布

单位：%

钙摄入量占 AI 百分比	城乡合计			城市			农村		
	低	中	高	低	中	高	低	中	高
<50%	57.4	57.3	55.0	60.5	55.4	54.8	55.8	58.9	55.2
50%~80%（不含 80%）	14.1	15.0	14.7	16.5	15.0	14.2	12.9	14.9	15.3
80%~100%（不含 100%）	11.3	11.0	12.0	9.8	10.9	11.4	12.1	11.0	12.5
≥100%	17.2	16.8	18.3	13.3	18.6	19.7	19.2	15.1	16.9

2. 镁的摄入状况

（1）居民镁摄入状况的地区差异

江苏居民平均每标准人日镁摄入量为 313.7 mg，城市为 372.7 mg，农村为 272.9 mg。徐州居民平均每标准人日镁摄入量最高，达 567.8 mg，海门居民最低，为 207.9 mg（见图 4.27）。

江苏居民镁摄入量达到或超过 100% AI 的人群比例为 35.6%，城市为 48.4%，农村为 26.8%。徐州居民镁摄入量达到或超过 100% AI 的人群比例最高，达 70.5%，海门居民最低，为 4.8%。江苏居民镁摄入量小于 50% AI 的人群比例为 16.5%，江阴居民镁摄入量小于 50% AI 的人群比例最高，为 50.7%（见表 4.15）。

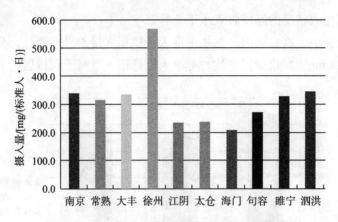

图 4.27　2014 年江苏不同地区居民的镁摄入量

表 4.15　2014 年江苏城乡不同地区居民镁摄入量占 AI 百分比的分布

单位：%

镁摄入量占 AI 百分比	城乡合计	城市					农村						
		小计	南京	常熟	大丰	徐州	小计	江阴	太仓	海门	句容	睢宁	泗洪
<50%	16.5	9.7	37.6	1.4	1.2	1.1	21.2	50.7	29.3	25.5	11.8	5.0	1.9
50%~80%（不含 80%）	30.3	21.0	3.2	33.1	25.4	14.9	36.8	19.7	41.8	60.9	43.2	37.3	25.1
80%~100%（不含 100%）	17.5	20.9	7.5	29.1	27.8	13.5	15.2	5.5	12.7	8.9	19.9	21.9	21.6
≥100%	35.6	48.4	51.7	36.4	45.5	70.5	26.8	24.1	16.1	4.8	25.1	35.8	51.4

（2）居民镁摄入状况的性别、年龄差异

　　江苏各年龄组城乡居民平均每标准人日镁摄入量，城市女性最高，农村男性最低。各组人群 18 岁之前平均每标准人日镁摄入量最高，随年龄的增长而减少，40 岁后呈一定上升趋势；农村女性镁摄入量 50 岁后有略微下降趋势（见图 4.28）。

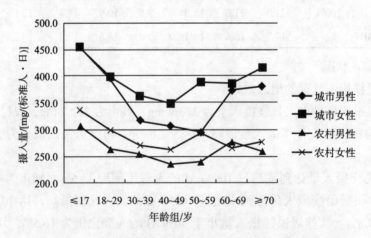

图 4.28　2014 年江苏城乡不同年龄、性别居民的镁摄入量

（3）居民镁摄入状况的经济收入水平差异

江苏居民低、中、高收入组平均每标准人日镁摄入量逐步减少，分别为 335.2 mg、306.6 mg 和 290.3 mg。城市各收入组居民平均每标准人日镁摄入量显著高于农村居民，随着经济收入的增加而显著降低，农村居民平均每标准人日钙摄入量低收入居民高于中、高收入两组（见图 4.29）。

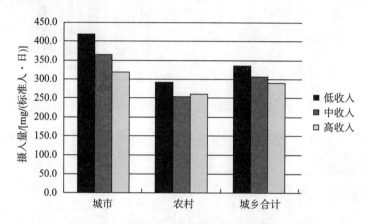

图 4.29　2014 年江苏城乡不同经济收入水平居民的镁摄入量

江苏低、中、高收入水平居民镁摄入量达到或超过 100% AI 的人群比例为 39.1%、34.3% 和 33.1%。农村高收入居民镁摄入量小于 50% AI 的人群比例最高，为 29.7%（见表 4.16）。

表 4.16　2014 年江苏城乡不同经济收入水平居民镁摄入量占 AI 百分比的分布

单位：%

镁摄入量占 AI 百分比	城乡合计			城市			农村		
	低	中	高	低	中	高	低	中	高
<50%	11.3	18.3	23.4	8.1	6.7	17.4	12.9	28.5	29.7
50%~80%（不含 80%）	31.3	30.0	28.2	19.1	21.7	22.4	37.4	37.4	34.4
80%~100%（不含 100%）	18.4	17.4	15.3	19.5	22.7	19.8	17.8	12.6	10.5
≥100%	39.1	34.3	33.1	53.3	48.9	40.4	31.8	21.4	25.3

3. 钠的摄入状况

（1）居民钠摄入状况的地区差异

江苏居民平均每标准人日钠摄入量为 4 418.4 mg，城市为 4 470.0 mg，农村为 4 382.7 mg。句容居民平均每标准人日钠摄入量最高，达 5 007.9 mg，睢宁居民最低，为 3 693.6 mg（见图 4.30）。

江苏居民钠摄入量达到或超过 100% AI 的人群比例为 82.1%，城市为 83.4%，农村为 81.3%。徐州居民钠摄入量达到或超过 100% AI 的人群比例最高，达 89.9%（见表 4.17）。

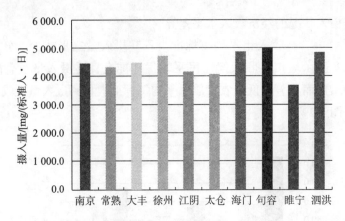

图 4.30　江苏不同地区居民的钠摄入量

表 4.17　2014 年江苏不同地区居民钠摄入量占 AI 百分比的分布

单位：%

钠摄入量占 AI 百分比	城乡合计	城市					农村						
		小计	南京	常熟	大丰	徐州	小计	江阴	太仓	海门	句容	睢宁	泗洪
<50%	6.6	6.0	11.9	4.5	4.7	3.2	7.0	6.1	9.1	4.8	3.8	12.3	4.1
50%~80%（不含80%）	6.6	5.9	8.8	6.4	3.9	4.2	7.0	7.3	8.3	3.9	4.9	11.3	4.4
80%~100%（不含100%）	4.7	4.7	4.8	5.9	4.2	2.6	4.7	6.6	4.9	1.8	3.3	5.9	4.2
100%~120%（不含120%）	4.1	4.2	4.4	4.7	3.1	4.2	3.9	4.2	4.3	3.0	2.4	5.2	3.7
≥120%	78.0	79.2	70.0	78.4	84.1	85.7	77.4	75.9	73.4	86.5	85.7	65.2	83.7

（2）居民钠摄入状况的性别、年龄差异

江苏城市女性与农村女性平均每标准人日钠摄入量相当，40 岁之前趋于平缓，40 岁后有上升趋势。成年城市男性与成年农村男性平均每标准人日钠摄入量相当，未成年城市男性高于其他 3 组未成年人群，成年农村男性钠摄入量 50 岁前趋于平缓，50 岁后呈上升趋势（见图 4.31）。

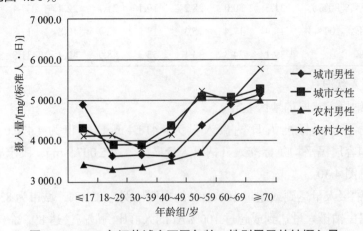

图 4.31　2014 年江苏城乡不同年龄、性别居民的钠摄入量

（3）居民钠摄入状况的经济收入水平差异

江苏居民低、中、高收入组平均每标准人日钠摄入量分别为 4 608.4 mg、4 304.8 mg 和 4 417.1 mg，低收入组平均每标准人日钠摄入量最高，其次为高收入组。城市居民低、中、高收入组平均每标准人日钠摄入量逐步减少，而农村居民中收入组平均每标准人日钠摄入量低于其他 2 组（见图 4.32，表 4.18）。

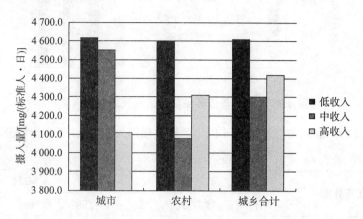

图 4.32　2014 年江苏城乡不同经济收入水平居民的钠摄入量

表 4.18　2014 年江苏城乡不同经济收入水平居民钠摄入量占 AI 百分比的分布

单位：%

钠摄入量占 AI 百分比	城乡合计			城市			农村		
	低	中	高	低	中	高	低	中	高
<50%	6.8	6.4	7.0	6.2	5.0	7.9	7.1	7.7	6.1
50%~80%（不含 80%）	6.5	6.9	6.2	5.1	6.1	6.9	7.2	7.7	5.5
80%~100%（不含 100%）	4.2	5.1	4.8	4.3	4.7	5.1	4.2	5.6	4.5
100%~120%（不含 120%）	3.2	4.6	4.5	3.0	5.4	3.8	3.3	4.0	5.3
≥120%	79.2	76.9	77.4	81.4	78.9	76.3	78.1	75.1	78.5

4. 磷的摄入状况

（1）居民磷摄入状况的地区差异

江苏居民平均每标准人日磷摄入量为 1 122.1 mg，城市为 1 323.1 mg，农村为 982.9 mg。徐州居民平均每标准人日磷摄入量最高，达 2 037.4 mg，海门居民最低，为 751.7 mg（见图 4.33）。

江苏居民磷摄入量达到或超过 100%AI 的人群比例为 73.2%，城市为 86.0%，农村为 64.3%。徐州居民磷摄入量达到或超过 100% AI 的人群比例最高，达 96.4%（见表 4.19）。

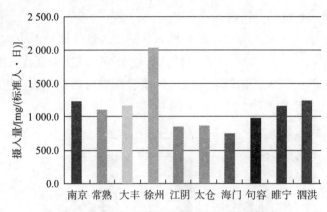

图 4.33　2014 年江苏不同地区居民的磷摄入量

表 4.19　2014 年江苏城乡不同地区居民磷摄入量占 AI 百分比的分布

单位：%

磷摄入量占 AI 百分比	城乡合计	城市					农村						
		小计	南京	常熟	大丰	徐州	小计	江阴	太仓	海门	句容	睢宁	泗洪
<50%	3.3	5.2	22.4	0.0	0.0	0.2	2.0	8.9	2.0	0.0	0.0	0.0	0.0
50%~80%（不含 80%）	11.9	4.3	15.4	1.0	1.2	0.6	17.1	35.7	23.9	24.7	10.3	5.5	1.5
80%~100%（不含 100%）	11.6	4.5	0.5	6.8	6.3	2.8	16.6	16.6	20.6	30.1	16.8	12.9	5.6
100%~120%（不含 120%）	12.9	10.0	1.3	16.1	12.8	6.0	14.9	5.5	17.0	21.6	18.2	17.1	12.0
≥120%	60.3	76.0	60.5	76.0	79.8	90.4	49.4	33.3	36.4	23.6	54.7	64.5	80.9

（2）居民磷摄入状况的性别、年龄差异

江苏各年龄组城乡居民平均每标准人日磷摄入量，城市女性最高，农村男性最低。各组人群 18 岁之前平均每标准人日磷摄入量最高，随年龄的增长而减少，40 岁后呈上升趋势，而城市男性 50~59 岁年龄组摄入量最低，农村男性 70 岁后呈下降趋势；城市女性和农村女性磷摄入量趋势变化相同，50 岁后有略微下降趋势（见图 4.34）。

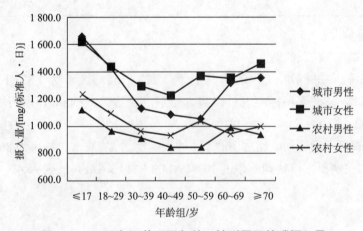

图 4.34　2014 年江苏不同年龄、性别居民的磷摄入量

（3）居民磷摄入状况的经济收入水平差异

江苏居民低、中、高收入组平均每标准人日磷摄入量逐步减少，分别为1 192.3 mg、1 099.6 mg和1 045.6 mg。城市居民低、中、高收入组平均每标准人日磷摄入量逐步减少，农村居民中收入组最低，高收入组略高，低收入组最高（见图4.35）。

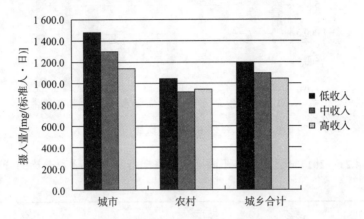

图4.35　2014年江苏城乡不同经济收入水平居民的磷摄入量

江苏居民磷摄入量普遍较高，低、中、高收入水平居民摄入量达到或超过100% AI的人群比例为77.5%、72.0%和67.7%（见表4.20）。

表4.20　2014年江苏城乡不同经济收入水平居民磷摄入量占AI百分比的分布

单位：%

磷摄入量占AI百分比	城乡合计			城市			农村		
	低	中	高	低	中	高	低	中	高
<50%	1.8	3.2	7.2	4.2	3.1	10.7	0.5	3.3	3.6
50%~80%（不含80%）	9.1	13.2	14.3	4.1	3.2	6.5	11.6	22.1	22.7
80%~100%（不含100%）	11.7	11.6	10.7	4.7	4.2	4.6	15.2	18.3	17.1
100%~120%（不含120%）	13.6	12.9	11.6	9.0	11.0	10.0	16.0	14.6	13.3
≥120%	63.9	59.1	56.1	78.0	78.6	68.2	56.7	41.8	43.3

5. 钾的摄入状况

（1）居民钾摄入状况的地区差异

江苏居民平均每标准人日钾摄入量为1 626.9 mg，城市为1 828.7 mg，农村为1 487.1 mg。徐州居民平均每标准人日钾摄入量最高，达2 605.1 mg。海门居民平均每标准人日钾摄入量最低，为1 066.6 mg（见图4.36）。

江苏居民钾摄入量达到或超过100%AI的人群比例为31.3%，城市为33.6%，农村为27.2%。徐州居民钾摄入量达到或超过100%AI的人群比例最高，达66.3%。海门居民钾摄入量低于50% AI的人群比例最高，达58.5%（见表4.21）。

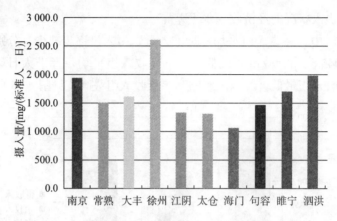

图 4.36　2014 年江苏不同地区居民的钾摄入量

表 4.21　2014 年江苏城乡不同地区居民钾摄入量占 AI 百分比的分布

单位：%

钾摄入量占 AI 百分比	城乡合计	城市					农村						
		小计	南京	常熟	大丰	徐州	小计	江阴	太仓	海门	句容	睢宁	泗洪
<50%	38.4	21.6	38.6	24.5	16.6	1.0	50.1	58.3	56.8	58.5	50.5	46.7	29.4
50%~80%（不含80%）	18.4	28.4	9.9	38.5	42.2	14.3	11.6	7.4	9.5	21.2	7.6	12.9	14.6
80%~100%（不含100%）	11.9	16.5	8.1	18.6	20.0	18.5	7.1	7.1	10.3	10.3	9.6	6.2	8.1
≥100%	31.3	33.6	43.3	18.4	21.2	66.3	27.2	27.2	22.9	10.0	32.2	34.2	48.0

（2）居民钾摄入状况的性别、年龄差异

江苏各年龄组城乡居民平均每标准人日钾摄入量，城市女性最高，农村男性最低。城市女性钾摄入量随着年龄的增长而减少，40~49 岁年龄组最低，为 1 625.9 mg，随后逐渐上升。50 岁之前农村女性平均每标准人日钾摄入量与城市女性呈相同的变化趋势，50 岁之后农村女性平均每标准人日钾摄入量减少；未成年城市男性平均每标准人日钾摄入量最高，达 2 285.9 mg，随着年龄的增长而减少，50~59 岁年龄组最低，随后呈上升趋势；农村男性平均每标准人日钾摄入量随年龄增长缓慢降低，40~49 岁年龄组最低，随后呈上升趋势，70 岁后下降（见图 4.37）。

（3）居民钾摄入状况的经济收入水平差异

江苏居民低、中、高收入组平均每标准人日钾摄入量分别为 1 685.2 mg、1 594.3 mg 和 1 600.5 mg，低收入组平均每标准人日钾摄入量最高，中、高收入组差异不大。城市居民低、中、高收入组平均每标准人日钾摄入量逐步减少，而农村居民中收入组低于其他两组（见图 4.38）。

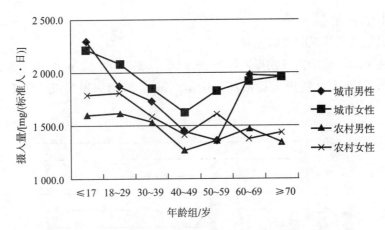

图 4.37　2014 年江苏城乡不同年龄、性别居民的钾摄入量

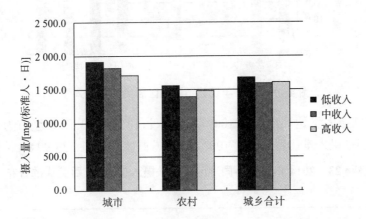

图 4.38　2014 年江苏城乡不同经济收入水平居民的钾摄入量

　　江苏低、中、高收入水平居民钾摄入量达到或超过 100% AI 的人群比例分别为 33.9%、29.4% 和 29.6%。城市居民钾摄入量达到或超过 100% AI 的人群比例高于农村，农村中收入水平居民钾摄入量低于 50% AI 的人群比例最高，达 54.7%。（见表 4.22）。

表 4.22　江苏城乡不同经济收入水平居民钾摄入量占 AI 百分比的分布

单位：%

钾摄入量占 AI 百分比	城乡合计			城市			农村		
	低	中	高	低	中	高	低	中	高
<50%	37.1	38.9	38.4	17.1	21.1	28.2	47.3	54.7	49.3
50%~80%（不含 80%）	18.1	19.2	19.3	28.3	29.4	26.9	12.9	10.1	11.2
80%~100%（不含 100%）	10.8	12.5	12.7	17.7	16.5	15.0	7.4	8.9	10.1
≥100%	33.9	29.4	29.6	36.9	33.0	29.8	32.4	26.2	29.3

6. 铁的摄入状况

（1）居民铁摄入状况的地区差异

江苏居民平均每标准人日铁摄入量为 25.5 mg，城市为 29.7 mg，农村为 22.6 mg。徐州居民平均每标准人日铁摄入量最高，达 44.3 mg。海门居民最低，为 16.4 mg（见图 4.39）。

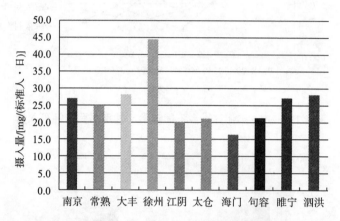

图 4.39　2014 年江苏不同地区居民的铁摄入量

江苏居民铁摄入量达到或超过 100% AI 的人群比例为 83.6%，城市为 90.3%，农村为 79.0%。徐州铁摄入量达到或超过 100% AI 的人群比例最高，达 99.8%（见表 4.23）。

表 4.23　2014 年江苏不同地区居民铁摄入量占 AI 百分比的分布

单位：%

铁摄入量占 AI 百分比	城乡合计	城市					农村					
		小计	南京	常熟	大丰	徐州	小计	江阴	太仓	海门	句容	睢宁	泗洪
<50%	2.3	3.1	13.2	0.0	0.0	0.0	1.8	3.3	3.1	2.6	1.3	0.2	0.1
50%~80%（不含80%）	7.5	5.4	22.1	0.7	0.0	0.0	9.0	22.5	12.5	7.6	5.4	2.8	1.0
80%~100%（不含100%）	6.5	1.3	2.3	1.4	1.0	0.2	10.1	18.5	12.4	15.0	6.5	6.3	2.3
≥100%	83.6	90.3	62.4	97.9	99.0	99.8	79.0	55.7	72.0	74.8	86.8	90.7	96.6

（2）居民铁摄入状况的性别、年龄差异

江苏各年龄组城乡居民平均每标准人日铁摄入量，城市女性最高，农村男性最低。各组人群 18 岁之前平均每标准人日铁摄入量最高，随年龄的增长而减少，40 岁后呈上升趋势，而城市男性 50~59 岁年龄组摄入量最低，城市和农村男性 70 岁后呈下降趋势；城市女性和农村女性磷摄入量趋势变化相同，50 岁后有略微下降趋势（见图 4.40）。

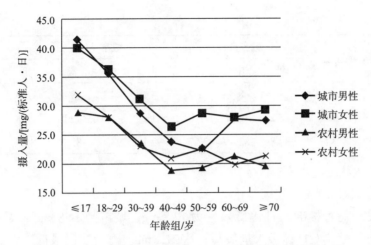

图 4.40　2014 年江苏城乡不同年龄、性别居民的铁摄入量

（3）居民铁摄入状况的经济收入水平差异

江苏居民低、中、高收入组平均每标准人日铁摄入量分别为 26.8 mg、24.7 mg 和 24.8 mg，低收入组居民平均每标准人日钾摄入量最高。城市居民低、中、高收入组平均每标准人日钾摄入量逐步减少，农村居民中收入组低于其他两组（见图 4.41）。

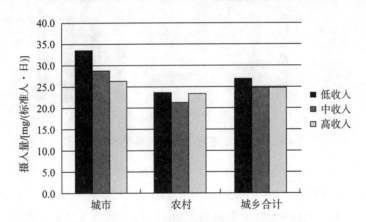

图 4.41　2014 年江苏城乡不同经济收入水平居民的铁摄入量

江苏低、中、高收入水平居民铁摄入量达到或超过 100% AI 的人群比例分别为 87.8%、82.4% 和 77.7%。城市居民钾摄入量达到或超过 100% AI 的人群比例高于农村（见表 4.24）。

表 4.24　2014 年江苏城乡不同经济收入水平居民铁摄入量占 AI 百分比的分布

单位：%

铁摄入量占 AI 百分比	城乡合计			城市			农村		
	低	中	高	低	中	高	低	中	高
<50%	1.3	2.6	4.5	2.6	1.9	5.9	0.6	3.1	3.1

续表

铁摄入量占 AI 百分比	城乡合计			城市			农村		
	低	中	高	低	中	高	低	中	高
50%~80%（不含 80%）	4.7	8.6	11.7	4.1	4.1	9.4	4.9	12.7	14.2
80%~100%（不含 100%）	6.2	6.4	6.0	1.2	0.9	2.0	8.8	11.3	10.3
≥100%	87.8	82.4	77.7	92.1	93.1	82.7	85.7	72.8	72.5

7. 锌的摄入状况

（1）居民锌摄入状况的地区差异

江苏居民平均每标准人日锌摄入量为 12.8 mg，城市为 14.8 mg，农村为 11.4 mg。徐州居民平均每标准人日锌摄入量最高，达 21.1 mg。海门居民最低，为 9.1 mg（见图4.42）。

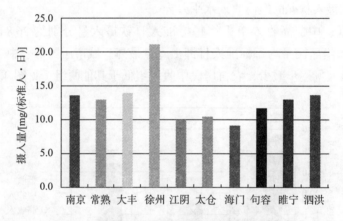

图 4.42　2014 年江苏不同地区居民的锌摄入量

江苏居民锌摄入量达到或超过 100% RNI 的人群比例为 44.0%，城市为 58.2%，农村为 34.2%。徐州居民锌摄入量达到或超过 100% RNI 的人群比例最高，达 72.1%。南京居民锌摄入量低于 50% RNI 的人群比例最高，为 31.6%（见表 4.25）。

表 4.25　2014 年江苏不同地区居民锌摄入量占 RNI 百分比的分布

单位：%

锌摄入量占 RNI 百分比	城乡合计	城市					农村						
		小计	南京	常熟	大丰	徐州	小计	江阴	太仓	海门	句容	睢宁	泗洪
<50%	10.7	8.0	31.6	0.6	0.7	1.5	12.5	28.6	16.8	13.7	7.6	4.7	1.8
50%~80%（不含 80%）	26.4	14.8	8.6	21.0	13.6	12.8	34.4	35.6	38.4	56.5	31.2	33.7	16.5
80%~100%（不含 100%）	18.9	19.0	5.5	27.1	24.6	13.6	18.9	8.1	19.1	15.7	23.2	21.4	25.6
≥100%	44.0	58.2	54.3	51.3	61.1	72.1	34.2	27.8	25.6	14.2	38.0	40.2	56.2

（2）居民锌摄入状况的性别、年龄差异

江苏各年龄组城乡居民平均每标准人日锌摄入量，城市女性最高，农村男性最低。各组人群 18 岁之前平均每标准人日锌摄入量最高，随年龄的增长而减少。女性 40 岁后平均每标准人日锌摄入量呈上升趋势，60~69 岁年龄组略微降低；男性 50 岁后呈上升趋势，农村男性 70 岁后摄入量减少（见图 4.43）。

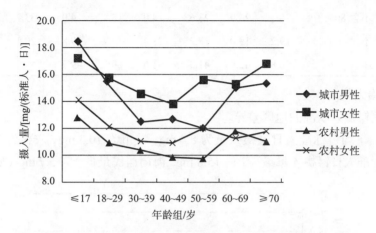

图 4.43　2014 年江苏城乡不同年龄、性别居民的锌摄入量

（3）居民锌摄入状况的经济收入水平差异

江苏居民低、中、高收入组平均每标准人日锌摄入量逐步减少，分别为 13.4 mg、12.7 mg 和 12.0 mg。城市居民平均每标准人日锌摄入量随着收入增加降低趋势明显，农村居民中收入组低于其他两组（见图 4.44）。

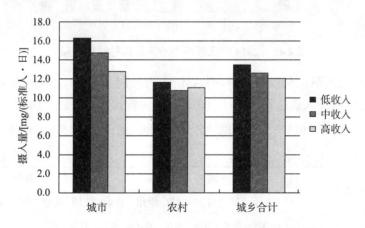

图 4.44　2014 年江苏城乡不同经济收入水平居民的锌摄入量

江苏低、中、高收入水平居民锌摄入量达到或超过 100% RNI 的人群比例分别为 46.8%、42.9% 和 41.3%。城市居民锌摄入量达到或超过 100% RNI 的人群比例高于农村，农村高收入水平居民钾摄入量低于 50% RNI 的人群比例最高，达 18.5%（见表 4.26）。

表 4.26　2014 年江苏城乡不同经济收入水平居民锌摄入量占 RNI 百分比的分布

单位：%

锌摄入量占 RNI 百分比	城乡合计			城市			农村		
	低	中	高	低	中	高	低	中	高
<50%	7.3	11.2	17.0	7.0	4.7	15.5	7.5	17.0	18.5
50%~80%（不含 80%）	26.7	26.9	23.6	14.0	15.4	14.9	33.2	37.1	32.8
80%~100%（不含 100%）	19.2	19.0	18.2	17.4	19.7	19.8	20.1	18.4	16.4
≥100%	46.8	42.9	41.3	61.6	60.2	49.7	39.2	27.5	32.3

8. 锰的摄入状况

（1）居民锰摄入状况的地区差异

江苏居民平均每标准人日锰摄入量为 8.4 mg，城市为 10.3 mg，农村为 7.0 mg。徐州居民平均每标准人日锰摄入量最高，达 15.8 mg。海门居民最低，为 5.7 mg（见图 4.45）。

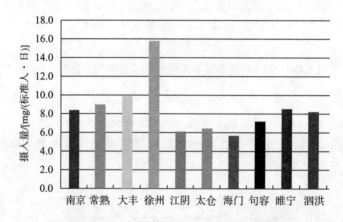

图 4.45　2014 年江苏不同地区居民的锰摄入量

江苏居民锰摄入量达到或超过 100% AI 的人群比例为 94.6%，城市为 92.8%，农村为 95.7%。大丰居民锰摄入量达到或超过 100% AI 的人群比例最高，达 100%（见表 4.27）。

表 4.27　2014 年江苏不同地区居民锰摄入量占 AI 百分比的分布

单位：%

锰摄入量占 AI 百分比	城乡合计	城市					农村						
		小计	南京	常熟	大丰	徐州	小计	江阴	太仓	海门	句容	睢宁	泗洪
<50%	0.3	0.6	2.7	0.0	0.0	0.0	0.2	0.0	0.7	0.0	0.0	0.0	0.0
50%~80%（不含 80%）	2.2	3.7	14.0	0.3	0.0	2.1	1.2	4.0	1.2	0.7	0.1	0.6	0.0
80%~100%（不含 100%）	2.9	2.8	8.9	0.6	0.0	3.1	2.9	8.2	2.8	4.1	0.4	1.6	0.4
100%~120%（不含 120%）	8.7	6.6	11.7	5.1	2.9	8.1	10.1	18.4	12.6	18.3	2.5	5.8	4.1
≥120%	85.9	86.2	62.8	94.0	97.1	86.7	85.6	69.4	82.6	76.9	97.0	92.0	95.6

（2）居民锰摄入状况的性别、年龄差异

江苏各年龄组城乡居民平均每标准人日锰摄入量，城市女性最高，农村男性最低。各组人群18岁之前平均每标准人日锰摄入量最高，随年龄的增长而减少，女性40岁后呈上升趋势，60~69岁年龄组略微降低；男性50岁后呈上升趋势，农村男性70岁后摄入量减少（见图4.46）。

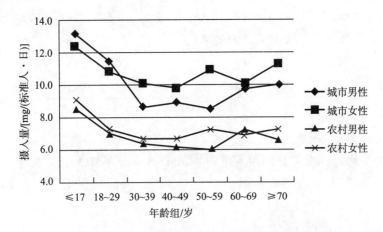

图4.46　2014年江苏不同年龄、性别居民的锰摄入量

（3）居民锰摄入状况的经济收入水平差异

江苏居民低、中、高收入组平均每标准人日锰摄入量随着收入增加而降低，分别为9.0 mg、8.3 mg和7.6 mg。城市居民低、中、高收入组平均每标准人日锰摄入量变化趋势与城乡整体情况一致，变化更显著，农村居民中收入组最低，高收入组略高，低收入组最高（见图4.47）。

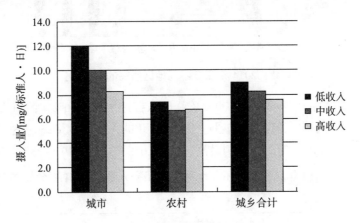

图4.47　2014年江苏不同经济收入水平居民的锰摄入量

江苏低、中、高收入水平居民锰摄入量达到或超过100% AI的人群比例分别为96.2%、95.0%和89.7%。城市居民仅中等收入组锰摄入量达到或超过100% AI的人群比例高于农村（见表4.28）。

表 4.28   2014 年江苏城乡不同经济收入水平居民锰摄入量占 AI 百分比的分布

单位：%

锰摄入量占 AI 百分比	城乡合计			城市			农村		
	低	中	高	低	中	高	低	中	高
<50%	0.1	0.4	0.8	0.3	0.7	0.9	0.0	0.2	0.7
50%~80%（不含 80%）	1.6	1.7	4.8	3.8	1.6	7.6	0.5	1.7	1.9
80%~100%（不含 100%）	2.0	2.9	4.7	2.3	2.3	4.6	1.8	3.4	4.7
100%~120%（不含 120%）	7.4	9.7	10.0	6.7	6.4	6.8	7.8	12.6	13.5
≥120%	88.8	85.3	79.7	86.8	89.0	80.1	89.9	82.1	79.3

9. 硒的摄入状况

（1）居民硒摄入状况的地区差异

江苏居民平均每标准人日硒摄入量为 44.6 μg，城市为 50.3 μg，农村为 40.6 μg。徐州居民平均每标准人日硒摄入量最高，达 73.9 μg，海门居民最低，为 29.0 μg（见图 4.48）。

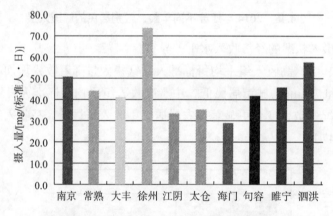

图 4.48   2014 年江苏不同地区居民的硒摄入量

江苏居民硒摄入量达到或超过 100% RNI 的人群比例为 25.6%，城市为 29.1%，农村为 23.2%。徐州居民硒摄入量达到或超过 100% RNI 的人群比例最高，达 55.3%。海门居民硒摄入量小于 50% RNI 的人群比例最高，达 60.0%（见表 4.29）。

表 4.29   2014 年江苏城乡不同地区居民硒摄入量占 RNI 百分比的分布

单位：%

锌摄入量占 RNI 百分比	城乡合计	城市					农村						
		小计	南京	常熟	大丰	徐州	小计	江阴	太仓	海门	句容	睢宁	泗洪
<50%	37.2	27.5	42.6	27.3	30.5	4.5	43.9	55.7	52.1	60.0	37.9	34.5	24.6
50%~80%（不含 80%）	23.4	26.8	7.9	34.4	38.3	21.2	21.1	15.7	21.3	26.9	23.3	26.2	14.9

续表

锌摄入量占 RNI 百分比	城乡合计	城市					农村						
		小计	南京	常熟	大丰	徐州	小计	江阴	太仓	海门	句容	睢宁	泗洪
80%~100%（不含100%）	13.8	16.6	10.8	19.1	16.9	19.0	11.9	8.7	10.8	6.3	16.6	13.1	14.7
≥100%	25.6	29.1	38.8	19.2	14.3	55.3	23.2	19.9	15.8	6.8	22.2	26.2	45.8

（2）居民硒摄入状况的性别、年龄差异

江苏各年龄组城乡居民平均每标准人日硒摄入量，城市女性最高，农村男性最低。城市女性平均每标准人日硒摄入量随年龄的增长而减少，40~49 岁年龄组摄入量最低，随后呈上升趋势；城市男性平均每标准人日硒摄入量随年龄的增长而减少，50~59 岁年龄组最低，随后呈上升趋势；农村女性平均每标准人日硒摄入量与城市女性呈相同的变化趋势，但 50 岁之后略微降低；农村男性平均每标准人日硒摄入量与城市男性呈相同的变化趋势，但 70 岁后略微减少（见图 4.49）。

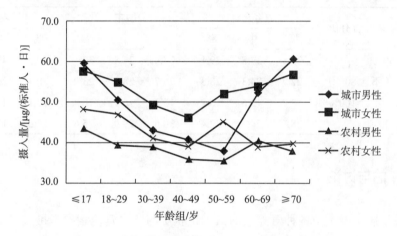

图 4.49　2014 年江苏城乡不同年龄、性别居民的硒摄入量

（3）居民硒摄入状况的经济收入水平差异

江苏居民低、中、高收入组平均每标准人日硒摄入量逐步减少，分别为 46.8 μg、43.6 μg 和 42.5 μg。城市居民低、中、高收入组平均每标准人日硒摄入量逐步降低，农村低收入组最高，中收入组和高收入组差异不明显（见图 4.50）。

江苏低、中、高收入水平居民硒摄入量达到或超过 100% RNI 的人群比例分别为 28.6%、24.2% 和 22.4%。城市居民低收入居民硒摄入量达到或超过 100% RNI 的人群比例最高，为 30.6%，农村居民中收入水平居民钾摄入量低于 50% RNI 的人群比例最高，达 49.5%（见表 4.30）。

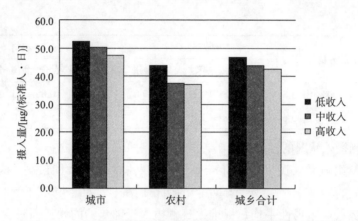

图 4.50 2014 年江苏城乡不同经济收入水平居民的硒摄入量

表 4.30 2014 年江苏城乡不同经济收入水平居民硒摄入量占 RNI 百分比的分布

单位：%

硒摄入量占 RNI 百分比	城乡合计			城市			农村		
	低	中	高	低	中	高	低	中	高
<50%	35.5	37.8	39.1	27.4	24.8	32.1	39.6	49.5	46.5
50%~80%（不含 80%）	22.7	24.3	23.3	26.7	28.9	23.9	20.7	20.3	22.7
80%~100%（不含 100%）	13.2	13.6	15.2	15.3	16.5	18.4	12.1	11.0	11.9
≥100%	28.6	24.2	22.4	30.6	29.9	25.6	27.6	19.2	18.9

三、评估与讨论

江苏城乡居民能量与各种营养素的摄入量状况与膳食营养素参考摄入量（DRIs）的比较见表 4.31 和表 4.32。

表 4.31 2014 年江苏居民能量与营养素摄入量与中国居民膳食营养素参考摄入量的对比

能量与主要营养素	参考摄入量	不同居住地居民摄入量		
		全省	城市	农村
能量/［kcal/（标准人·日）］	2 250.0	2 539.3	3 036.6	2 194.7
蛋白质/［g/（标准人·日）］	65.0	71.7	84.6	62.7
脂肪（供能比）/%	20~30	33.4	34.9	32.4
碳水化合物（供能比）/%	50~65	52.3	50.8	53.2
维生素 A/［μg/（标准人·日）］	800.0	329.3	339.9	321.9
维生素 B_1/［mg/（标准人·日）］	1.4	1.0	1.3	0.8
维生素 B_2/［mg/（标准人·日）］	1.4	0.7	0.9	0.6
维生素 C/［mg/（标准人·日）］	100	44.7	43.7	45.3

续表

能量与主要营养素	参考摄入量	不同居住地居民摄入量		
		全省	城市	农村
钙 / [mg/（标准人·日）]	800	293.3	322.6	273.0
镁 / [mg/（标准人·日）]	330	313.7	372.7	272.9
钠 / [mg/（标准人·日）]	1 500	4 418.4	4 470.0	4 382.7
磷 / [mg/（标准人·日）]	720	1 122.1	1 323.1	982.9
钾 / [mg/（标准人·日）]	2 000	1 126.9	1 828.7	1 487.1
铁 / [mg/（标准人·日）]	12	25.5	29.7	22.6
锌 / [mg/（标准人·日）]	12.5	12.8	14.8	11.4
锰 / [mg/（标准人·日）]	3.5	8.4	10.3	7.0
硒 / [μg/（标准人·日）]	60	44.6	50.3	40.6

表 4.32　江苏城乡居民能量与营养素摄入量达到
或超过中国居民膳食营养素参考摄入量的人群比例

单位：%

居住地	能量	蛋白质	维生素				矿物质								
			A	B₁	B₂	C	钙	镁	钠	磷	钾	铁	锌	锰	硒
全省	51.3	49.4	5.3	16.7	8.6	17.3	4.0	35.6	81.3	73.2	31.2	83.6	44.0	94.6	25.6
城市	69.4	66.3	6.0	24.0	9.9	17.1	4.6	48.4	83.4	86.0	33.5	90.3	58.2	92.8	29.1
农村	38.8	37.8	4.8	11.6	7.8	17.4	3.6	26.8	81.3	64.3	29.7	79.0	34.2	95.7	23.2

（一）能量

人体需要的各种营养素都需要从每天的膳食中获得，以维持体重，保证机体各种生理功能，因此必须科学地安排每日膳食以提供数量及质量适宜的营养素。能量摄入量与消耗量保持平衡对成人来说非常重要，摄入的能量如能满足人体正常的生理活动以及人体的运动、劳动等日常活动消耗而又不过多，体重将维持恒定；能量代谢失衡，即能量缺乏或过剩都对身体健康不利。

2014 年调查结果显示，江苏城乡居民平均每标准人日能量摄入量为 2 539.3 kcal，51.3% 的居民能量摄入量达到或超过 100% RNI，城市为 69.4%，农村为 38.8%。中国居民膳食能量参考摄入量是中国营养学会 2000 年制定的，并于 2013 年完成修订，是以 1985 年 FAO/WHO/UNU 有关能量方面的报告为基础，采用 WHO 推荐的公式进行修正后得出的估算值。也有相关的研究表明，这个估算的参考值不是十分准确，实测值要显著低于这个估算值。2014 年调查中推荐摄入量采用的是中国居民膳食营养素参考摄入量卫生行业标准。随着社会现代化进程，居民体力活动越来越少，导致能量消耗降低。参照 2007 年的江苏居民营养与健康状况调查的能量摄入量分析，可以得出江苏居民的能量摄入量还是很充足的，其中城市居民能量摄入量明显增加，农村居民能量摄入量降低。

（二）蛋白质

蛋白质是一切生命的物质基础，人体内的蛋白质始终处于不断分解合成的动态平衡之中，每天约有 3% 的人体蛋白质被更新。营养学上主要从食物蛋白质的含量、被消化吸收程度和被人体利用程度来评价。中国居民中，从事轻体力劳动的成年男性的蛋白质推荐摄入量为 75 g。

2014 年调查结果显示，江苏居民平均每标准人日蛋白质摄入量为 71.7 g，城市为 84.6 g，农村为 62.7 g，蛋白质摄入量达到或超过 100% RNI 的人群比例为 49.4%。与 2007 年相比，蛋白质摄入量上升了 5.4 g。蛋白质摄入量的上升可能与居民动物性食物消费量处于较高水平有关。

（三）脂肪

近几十年来，随着居民生活水平的大幅度提高，传统的膳食模式也随之改变，动物性食物消费量不断上升，肥胖的发病率日益上升，由此，脂肪的摄入也备受关注。脂肪的需要量易受饮食习惯、季节和气候的影响，变动范围较大。现有资料表明，人体需要的脂肪量是很低的，一般成人每日膳食中有 50 g 脂肪即能满足。我国居民膳食脂肪的适宜摄入量建议成年人脂肪供能比为 20%~30%。

2014 年调查结果显示，江苏居民平均每标准人日脂肪摄入量为 78.6 g，城市为 81.9 g，农村为 76.3 g，供能比为 33.4%，城市为 34.9%，农村为 32.4%。城市高收入水平居民脂肪摄入量显著高于农村居民和城市低、中收入居民，达 91.4 g。从调查数据来看，脂肪摄入量还是适宜的。然而脂肪的营养价值主要取决于它所含有的脂肪酸的种类、饱和程度、消化率和维生素的含量等，脂肪摄入结构问题应引起重视。

（四）碳水化合物

碳水化合物是我国人群日常饮食中摄入量最多的营养素，也是主食的主要成分。目前人体碳水化合物的适宜摄入量还没有确定，我国居民膳食碳水化合物的适宜摄入量建议供能比为 50%~65%。

2014 年调查结果显示，江苏居民平均每标准人日碳水化合物摄入量为 423.1 g，城市为 528.8 g，农村为 349.8 g，供能比为 52.3%，城市为 50.8%，农村为 53.2%。城市居民平均每标准人日碳水化合物摄入量显著升高，地区差异比较大，徐州居民的平均每标准人日摄入量最高，为 805.2 g。城市低收入水平居民碳水化合物摄入量显著高于农村居民和城市高、中收入居民，达 617.1 g。

（五）维生素

维生素是维持正常生命活动所必需的一类有机化合物，虽然不提供能量，但是对促进生长发育、调节人体代谢有重要作用，此外，对慢性疾病的预防有一定的作用。

2014 年调查结果显示，江苏居民维生素 A 和维生素 C 的摄入量大幅度下降，达到或超过推荐量的人群比例分别为 5.3% 和 17.3%，维生素 B_1 和维生素 B_2 的摄入量普遍偏低，达到或超过推荐量的人群比例仅为 16.7% 和 8.6%。维生素摄入最突出的问题是地区差异和城乡差异显著：（1）维生素 A。近年来，江苏省居民的膳食维生素 A 摄入量水平有较为显著的下降，地区差异显著。结果表明摄入量最高的南京居民的平均每标准人日摄入量约是摄入量最低的大丰居民的 2.3 倍，城市居民达到或超过推荐量的人群比例是农村居民的 1.25 倍，这个可能跟维生素 A 的膳食来源变化有关，此外与该地区的饮食习惯，特别是动物内脏摄入量较少有关。（2）维生素 B_1。维生素 B_1 在能量代谢，尤其是碳水化合物代谢中起着重要作用，但是随着人们生活水平的提高，粮食加工越来越细，粗杂粮食用量减少以及一些不合理的烹饪方式，使得维生素 B_1 摄入不足成为比较突出的问题。2014 年调查结果显示，江苏居民平均每标准人日维生素 B_1 摄入量仅为相应推荐量的 71.4%。摄入量地区差异大，摄入量最高的徐州居民的平均每标准人日摄入量是摄入量最低的江阴居民的 3.7 倍，城市居民维生素 B_1 摄入量达到或超过推荐量的人群比例是农村居民的 2.1 倍。（3）维生素 B_2。维生素 B_2 是机体代谢氧化酶系统不可缺少的构成部分，缺乏可导致机体物质能量代谢紊乱，出现一系列的皮肤黏膜症状。2014 年调查结果显示，江苏居民平均每标准人日维生素 B_2 摄入量仅为相应推荐量的 50%，摄入量达到或超过推荐量的居民比例仅为 8.6%。（4）维生素 C。维生素 C 是广受人们关注的抗氧化物，2014 年调查结果显示，维生素 C 的摄入量仅为推荐量的 44.7%，地区差异十分显著。摄入量最高的泗洪居民平均每标准人日摄入量是摄入量最低的海门居民的 1.7 倍，南京居民维生素 C 摄入量达到或超过推荐量的人群比例是大丰居民的 3.6 倍。

（六）矿物质

矿物质又称为无机盐，现在已知有 21 种元素是人体必需的。它们是构成身体的重要部分，不可或缺，但是摄入过量对人体也是有害的。

2014 年调查结果显示，矿物质摄入量极不平衡：（1）钙摄入量严重不足，且地区差异大。平均每标准人日摄入量为推荐量的 36.7%，摄入量最高的徐州居民的平均每标准人日摄入量是摄入量最低的海门居民的 2.0 倍。钙摄入不足一直是我国居民的重要营养问题，可能与我国居民奶制品摄入不足相关。（2）钾摄入量不足。平均每标准人日摄入量为 1 126.9 mg，为推荐量的 56.3%。（3）农村居民镁、锌摄入量不足。平均每标准人日摄入量分别为 272.9 mg、11.4 mg，为推荐量的 82.7% 和 91.2%。（4）钠摄入严重过量。平均每标准人日摄入量为 4 418.4 mg，为推荐量的 2.9 倍，研究认为这与高血压的发病率的日益增高有重要关联。（5）硒摄入不足。除了缺硒已被证实是克山病的重要原因以外，硒也是近期预防心脑血管疾病、抗衰老、抗肿瘤研究的热点。2014 年调查结果显示，江苏居民平均每标准人日硒摄入量仅为推荐量的 74.3%，摄入量达到或超过推荐量的居民比例为 25.6%。提高居民硒摄入量也是目前值得关注的营养问题。（6）锰摄入过量。锰是机体必需的微量元素之一，作为代谢酶的组成部分或酶的激动剂，参与许多生物化学反应，但是摄入过量，也会对机体产生不良作用，主要是带来神经系统的损伤，最终导致帕金森综合征。我国锰的毒性研究都是基于职业暴露方面，膳食摄入过量相关的毒性危害研究很少，但已有的研究表明江苏非职业暴露人群的血液锰的负荷水平均值较低，但异常率较高，且这一均值高于发达国家美国。2014 年调查结果显示，江苏居民平均每标准人日锰摄入量为推荐量的 2.4 倍，城市低收入居民平均每标准人日锰摄入量显著高于农村居民和城市中、高收入居民，是推荐量的 3.4 倍，锰膳食摄入过量的问题值得引起大家的关注。

参考文献

［1］朴建华，卓勤.能量［J］.营养学报，2013，35（2）：111-113.

［2］葛可佑.中国居民膳食营养素参考摄入量［M］.北京：中国轻工业出版社，2000.

［3］FAO/WHO/UNU. Energy and protein requirements. WHO technical report series 724［M］. Geneva: WHO, 1985: 71-98.

［4］刘健敏，孙锐，勾凌燕，等.中国北方青年女子基础代谢率的研究［J］.营养学报，2008，30（1）：31-34.

［5］孙锐，勾凌燕，朴建华，等.我国北方男性青年基础代谢率［J］.营养学报，2007，29（1）：13-15.

［6］吴婷，杨月欣，张立实.食物的营养学评价方法研究进展［J］.营养健康新观察，2014（1）：16-20.

［7］琚腊红，于冬梅，房红芸，等.1992—2012 年中国居民膳食能量、蛋白质、脂肪的食物来源构成及变化趋势［J］.卫生研究，2018，47（5）：6-11，21.

［8］刘新宇.补充维生素矿物质预防慢性疾病的最新研究进展［J］.世界最新医学信息文摘，2015，15（76）：18.

［9］秦雪鸽.研究维生素 D 缺乏对慢性病发病的影响［J］.世界最新医学信息文摘，2017，17（49）：57.

［10］袁宝军，罗亚洲，戴月，等.2002 年与 2007 年江苏省居民膳食维生素 A 摄入比较［J］.卫生研究，2010，39（1）：68-70.

［11］孙江伟.硒摄入量与全死因、肿瘤和心血管病死因关系的前瞻性队列研究［C］// 全国肿瘤流行病学和肿瘤病因学学术论文集.天津：中国抗癌协会，2015.

［12］易春峰，李元红.硒预防心血管病的研究进展［J］.中国老年学杂志，2015，35（12）：3470-3471.

［13］胡存丽，邵文.我国锰毒性研究现状［J］.卫生毒理学杂志，2000，14（3）：185-187.

［14］朱方争.锰的神经毒性及其早期生物学效应研究进展［J］.医学文选，2012，21（5）：694-697.

［15］张士霞，吴清.锰膳食推荐量探讨［J］.国外医学（医学地理分册），1998，19（2）：58-64.

［16］杨君，茆文革，朱宝立.江苏省正常人群血锰、血铅负荷水平调查［J］.江苏预防医学，2012，23（2）：31-33.

第五章　居民膳食营养与健康状况的变化

20 世纪 80 年代以来，江苏经济快速发展，成为全国经济最发达的省份之一，居民生活条件及生活方式发生巨大变化，食品供应充足，食物品种丰富多样，人们饮食经历了由"解决温饱"向"吃得好（色、香、味）"的转变，新世纪开始又追求"吃得健康"。伴随着饮食观念和行为的变化，居民膳食结构、营养素摄入和健康状况也发生重要变化。江苏曾于 1959 年、1982 年、1992 年、2002 年、2014 年分别开展过 1 次规模较大的人群营养和健康调查。分析江苏居民膳食营养和健康变迁状况，可以帮助我们深入了解居民营养与健康发展趋势和存在的问题，以采取应对措施，促进全省实践"平衡膳食，合理营养，促进健康"的理念。

一、居民食物摄入量的变化

（一）谷类及薯类食物摄入量的变化

江苏城乡居民谷类食物摄入量 1982—2014 年的 32 年间呈下降趋势（见表 5.1，图 5.1），1982 年、1992 年、2002 年、2007 年和 2014 年平均每标准人日摄入量分别为 519.2 g、422.4 g、400.7 g、415.6 g 和 292.1 g，1992 年、2002 年、2007 年和 2014 年摄入量分别比 1982 年下降了 18.6%、22.8%、20.0% 和 43.8%；2014 年江苏城乡居民平均每标准人日谷类食物摄入量明显下降，比 2007 年减少了 29.7%，比 1982 年减少了 43.74%。1992 年和 2002 年城市居民平均每标准人日谷类食物摄入量相近，2007 年稍有回升，2014 年又明显下降。农村居民平均每标准人日谷类食物摄入量基本呈下降趋势，2014 年比 1982 年减少了 42.5%。1982—2014 年，谷类食物中米面及其制品的摄入比例呈增加趋势，由 1982 年的 89.3% 增加到 2014 年的 95.1%，其中农村居民米面及其制品的摄入比例增加了 8.5%，城市居民摄入比例略有下降。

江苏城乡居民薯类食物摄入量在 1982—2014 年的 32 年间呈不断下降趋势（见图 5.1），1982 年平均每标准人日薯类食物摄入量为 337.1 g，1992 年下降到 69.8 g，比 1982 年减少了 79.3%；2007 年平均每标准人日薯类食物摄入量下降到 12.1 g，2014 年回升到 17.7 g，比 2007 年增加了 46.3%。其中，城市居民平均每标准人日薯类食物摄入量 1992 年以来一直处于较低水平，在 14.0 g~25.5 g 之间，32 年间减少了 74.6%；而农村居民平均每标准人日薯类食物摄入量在 1982 年—2007 年的 25 年间明显持续下降，从 407.9 g

表 5.1 1982年、1992年、2002年、2007年、2014年江苏省城乡居民的食物摄入量

单位：g/（标准人·日）

食物	1982年			1992年			2002年			2007年			2014年		
	城市	农村	城乡合计	城市	农村	城乡合计	城市	农村	城乡合计	城市	农村	城乡合计	城市	农村	城乡合计
粮谷类	479.9	994.5	856.3	384.3	555.9	492.2	391.2	442.9	430.2	419.9	433.6	427.7	282.0	329.1	309.8
米及其制品	363.2	343.0	347.0	301.1	295.6	297.6	193.2	261.1	244.5	311.5	300.2	305.1	185.4	194.9	191.0
面及其制品	58.4	126.5	116.6	61.6	92.9	81.3	161.2	112.3	124.2	81.0	116.4	101.1	65.7	101.4	86.8
其他谷类	3.1	67.2	55.6	2.8	67.5	43.5	11.3	38.8	32.0	13.1	6.6	9.4	16.9	12.5	14.3
薯类	55.1	407.9	337.1	18.8	99.9	69.8	25.5	30.7	29.5	14.3	10.4	12.1	14.0	20.3	17.7
豆类及其制品	68.0	27.9	34.1	22.9	20.6	21.5	17.0	19.7	19.0	15.4	12.3	13.7	13.1	16.0	14.8
蔬菜	352.1	334.3	334.1	387.0	295.5	329.5	228.3	281.0	268.1	269.5	278.8	274.8	305.0	328.2	318.7
腌菜	9.1	25.3	22.0	11.1	12.2	11.8	5.3	17.9	14.8	12.0	19.9	16.5	5.8	9.4	8.0
水果	19.9	3.1	5.3	39.8	13.9	23.5	92.5	38.6	51.8	87.5	59.2	71.4	68.2	69.8	69.2
坚果	3.6	2.6	2.6	3.7	3.4	3.5	4.4	6.4	5.9	2.8	2.7	2.7	6.3	7.0	6.7
动物性食物	115.8	31.3	43.0	231.5	130.1	167.6	193.5	166.5	173.1	130.9	118.6	124.0	213.1	205.0	208.3
畜禽类	71.9	22.6	29.4	140.8	69.9	96.1	109.3	80.3	87.4	62.7	52.2	56.8	128.9	117.7	122.3
蛋及其制品	16.7	3.7	5.4	30.0	13.4	19.5	47.5	27.5	32.4	38.1	33.2	35.3	37.4	32.8	34.7
鱼虾类	27.3	5.0	8.2	60.7	46.8	52.0	36.7	58.7	53.3	30.1	33.2	31.9	46.8	54.5	51.3
奶及其制品	7.3	0.1	1.0	25.4	5.0	12.6	57.4	10.1	21.7	39.7	20.0	28.5	55.5	38.4	45.4
食用油	27.7	14.0	15.9	37.7	33.9	35.3	39.1	42.1	41.3	50.1	50.7	50.5	26.8	27.0	26.9
植物油	25.3	11.5	—	36.0	32.1	33.5	39.0	41.8	41.1	49.9	50.6	50.3	26.7	26.8	26.7
动物油	2.4	2.5	—	1.7	1.8	1.8	0.1	0.3	0.2	0.2	0.1	0.2	0.1	0.2	0.1
食盐	12.7	14.2	14.8	14.7	17.1	16.2	8.6	11.9	11.1	10.3	10.2	10.3	7.5	7.6	7.6
酱油	18.8	8.2	9.5	14.8	16.8	15.8	9.8	10.8	10.5	6.8	6.3	6.5	5.4	5.2	5.3

注：1982年资料中未记录城乡居民植物油及动物油摄入量

下降到 10.4 g，减少了 97.5%，2014 年又回升到 20.3 g，但仍只是 1982 年的 5.0%。

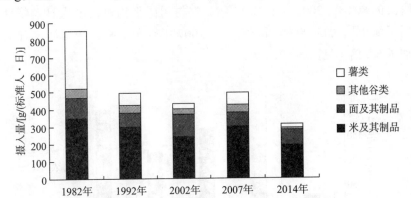

图 5.1 1982 年、1992 年、2002 年、2007 年、2014 年江苏居民谷类及薯类食物摄入量变化

（二）动物性食物摄入量的变化

1982—2014 年，江苏城乡居民动物性食物（包括畜禽类、蛋及其制品、鱼虾类）摄入量呈上升趋势（见表 5.1，图 5.2）。1982—1992 年，江苏城乡居民动物性食物摄入量上升非常明显，平均每标准人日摄入量从 43.0 g 上升到 167.6 g，增加 2.9 倍；2002 年比 1992 年稍有上升，平均每标准人日摄入量为 173.1 g。2007 年，江苏城乡居民动物性食物平均每标准人日摄入量有所下降，为 124.0 g，比 2002 年减少了 28.4%，为 1982 年的 2.9 倍；2014 年居民平均每标准人日动物性食物摄入量又明显上升，比 2007 年增加了 68.0%，是 1982 年的 4.8 倍。1982—2007 年，城乡居民动物性食物中畜禽类食物摄入比例持续降低，由 1982 年的 68.4% 下降到 2007 年的 45.8%，2014 年回升到 58.7%，与 1992 年相近。1982—2007 年，城乡居民蛋及其制品的摄入比例持续升高，由 1982 年的 12.6% 增加到 2007 年的 28.5%，2014 年下降到 16.7%，与 2002 年相近。

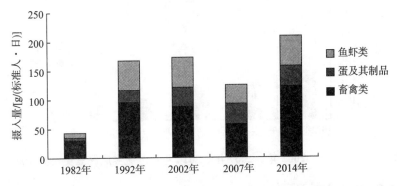

图 5.2 1982 年、1992 年、2002 年、2007 年、2014 年江苏居民动物性食物摄入量变化

农村居民动物性食物摄入量上升特别明显，逐渐接近城市居民动物性食物摄入量。1982 年农村居民平均每标准人日动物性食物摄入量为 31.3 g，仅为城市居民（115.8 g）的 27.0%；1992 年农村居民动物性食物每标准人日摄入量为 130.1 g，比 1982 年增加了

3.2 倍,是同年城市居民的 56.2%;2002 年上升到 166.5 g,比 1982 年增加了 4.3 倍,是同年城市居民的 86.0%;2007 年和 2014 年,农村居民平均每标准人日动物性食物摄入量已经达到了城市居民的 90.6% 和 96.2%,2007 年有所下降,2014 年又显著上升,比 1982 年增加了 5.5 倍(见图 5.3)。

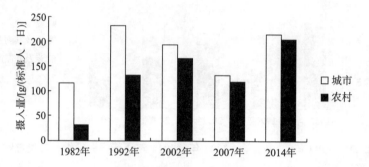

图 5.3　1982 年、1992 年、2002 年、2007 年、2014 年江苏城乡居民动物性食物摄入量变化

(三)豆类及其制品摄入量的变化

江苏城乡居民的豆类及其制品(包括干豆类和豆制品)摄入量呈持续下降趋势(见表 5.1,图 5.4),1982 年平均每标准人日摄入量为 34.1 g,1992 年、2002 年、2007 年和 2014 年分别是 1982 年的 63.0%、55.7%、40.2% 和 43.4%;2014 年平均每标准人日豆类及其制品摄入量为 14.8 g,32 年间下降了 56.6%。1982 年城市居民平均每标准人日豆类及其制品摄入量远高于农村居民,前者是后者的 2.4 倍,1992—2014 年城乡居民的摄入量相近。豆类及其制品中豆制品的摄入量占比例较高,所占比例平均在 63.3%~87.4% 之间;城乡相比,农村居民干豆摄入量所占比例高于城市。

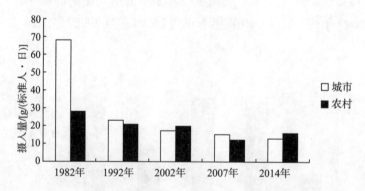

图 5.4　1982 年、1992 年、2002 年、2007 年、2014 年江苏城乡居民豆类及其制品摄入量变化

(四)奶类食物摄入量的变化

江苏城市和农村居民奶类及其制品的摄入量呈显著增加(见表 5.1,图 5.5)。1982 年城乡居民奶类及其制品平均每标准人日摄入量仅为 1.0 g,1992 年显著增加到 12.6 g;1992—2014 年城乡居民平均每标准人日奶类及其制品摄入量稳步增加,2014 年为 45.4 g,比 1992 年增加了 2.6 倍。城市居民 1982 年平均每标准人日奶类及其制品摄入量仅为 7.3 g，2014 年上升到 55.5 g，32 年间增加了 6.6 倍；农村居民平均每标准人日奶类及其制品摄入量上升趋势更加明显，1982 年仅为 0.1 g，2014 年上升到到 38.4 g，32 年间增加了 383 倍，但仍低于城市居民，与城市居民存在较大差距。

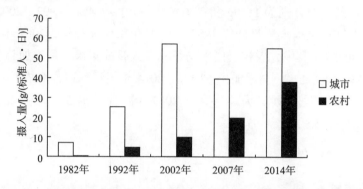

图 5.5　1982 年、1992 年、2002 年、2007 年、2014 年江苏居民奶及其制品摄入量变化

（五）蔬菜水果摄入量状况的变化

江苏城乡居民蔬菜摄入量 1982—2002 年呈下降趋势（见表 5.1，图 5.6），1982 年平均每标准人日摄入量为 334.1 g，2002 年为 268.1 g，20 年下降了 19.8%；其中城市居民平均每标准人日蔬菜摄入量下降程度大于农村，由 352.1 g 减少到 228.3 g，减少了35.2%。2002—2014 年，城乡居民蔬菜摄入量呈逐渐上升趋势。2014 年平均每标准人日蔬菜摄入量为 318.7 g，比 2002 年增加了 18.9%，达到了 1982 年的 95.4%；农村居民平均每标准人日蔬菜摄入量由 281.0 g 增加到 328.2 g，增加了 16.8%；城市居民平均每标准人日蔬菜摄入量增加程度大于农村，由 228.3 g 增加到 305.0 g，增加了 33.6%。自 2002年始，城市居民平均每标准人日蔬菜摄入量低于农村居民。

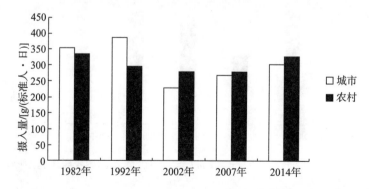

图 5.6　1982 年、1992 年、2002 年、2007 年、2014 年江苏城乡居民蔬菜摄入量变化

1982—2007 年，江苏城乡居民水果的摄入量均明显增加（见图 5.7），1982 年、1992年、2002 年、2007 年居民平均每标准人日摄入量分别为 5.3 g、23.5 g、51.8 g、71.4 g；与 2007 年相比，2014 年居民平均每标准人日水果摄入量变化不大。城市居民平均每标准人日水果摄入量 1982—2002 年呈上升趋势，其后呈下降趋势，2014 年为 68.2 g，比

2002 年下降了 26.3%；1982—2014 年的 32 年间，农村居民平均每标准人日水果摄入量持续增加，城乡差距逐渐缩小，2014 年城乡居民没有差别。

江苏城乡居民腌菜（包括咸菜、泡菜、酸菜）的摄入量 1992 年比 1982 年有所减少，平均每标准人日摄入量分别为 11.8 g 和 22.0 g，减少了 46.4%。1992—2007 年，城乡居民平均每标准人日腌菜摄入量仍低于 1982 年，但存在增加趋势，2007 年为 16.5 g，比 1992 年增加了 40.0%；其中，农村居民平均每标准人日腌菜摄入量增加趋势明显，2007 年为 19.9 g，1992 年为 12.2 g，增加了 63.1%。2014 年，江苏城市和农村居民平均每标准人日腌菜摄入量均明显减少，为 8.0 g，比 2007 年减少了 51.5%，为 1982—2014 年 32 年间最低水平（见图 5.8）。

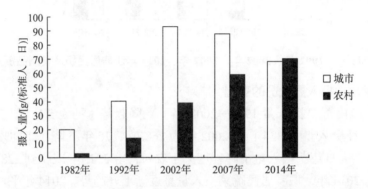

图 5.7　1982 年、1992 年、2002 年、2007 年、2014 年江苏城乡居民水果摄入量变化

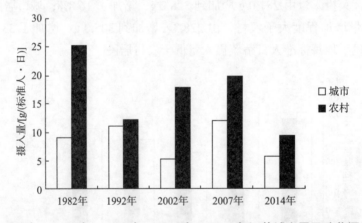

图 5.8　1982 年、1992 年、2002 年、2007 年、2014 年江苏城乡居民腌菜摄入量变化

（六）食用油摄入量状况的变化

1982—2007 年江苏城乡居民食用油的摄入呈持续上升趋势（见表 5.1，图 5.9），2007 年平均每标准人日摄入量为 50.5 g，比 1982 年增加了 2.2 倍，比 1992 年增加了 43.1%，比 2002 年增加了 22.3%；农村居民平均每标准人日食用油摄入量增加幅度较大，1982 年仅为城市居民的 1/2，2007 年已与城市居民持平。2014 年，城乡居民平均每标准人日食用

油摄入量比 2007 年下降了 46.7%，为 26.9 g，居于 1982 年和 1992 年摄入量之间。居民平均每标准人日动物性油脂的摄入量较低，并且所占比例呈下降趋势，1992 年动物性油脂摄入量占食用油的 5.1%，2014 年所占比例下降到 0.4%。

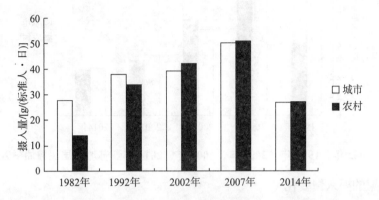

图 5.9　1982 年、1992 年、2002 年、2007 年、2014 年江苏城乡居民食用油摄入量变化

（七）食盐、酱油摄入量状况的变化

江苏城乡居民平均每标准人日食盐和酱油的摄入量 1992 年比 1982 年增加，其后呈现持续减少趋势，其中农村居民减少趋势较大（见表 5.1，图 5.10）。

1982 年、1992 年、2002 年、2007 年和 2014 年居民食盐摄入量分别为平均每标准人日 14.8 g、16.2 g、11.1 g、10.3 g 和 7.6 g，2014 年比最高的 1992 年减少了 53.1%，其中城市和农村居民平均每标准人日食盐摄入量分别减少了 49.0% 和 55.6%。居民平均每标准人日酱油摄入量 1982 年、1992 年、2002 年、2007 年和 2014 年分别为 9.5 g、15.8 g、10.5 g、6.5 g 和 5.3 g，2014 年比最高的 1992 年减少了 66.5%，其中城市和农村居民平均每标准人日酱油摄入量分别减少了 63.5% 和 69.0%。2014 年居民平均每标准人日食盐和酱油摄入量分别比 1982 年减少了 48.6% 和 44.2%（见图 5.11）。

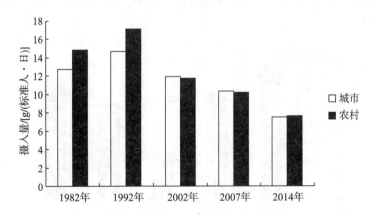

图 5.10　1982 年、1992 年、2002 年、2007 年、2014 年江苏城乡居民食盐摄入量变化

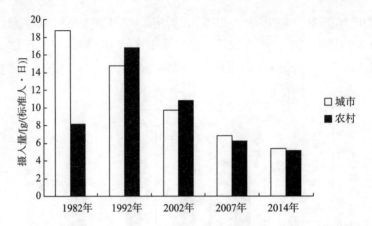

图 5.11　1982 年、1992 年、2002 年、2007 年、2014 年江苏城乡居民酱油摄入量变化

（八）坚果的摄入量变化

1982—2014 年江苏城乡居民坚果的摄入量呈上升趋势，1982 年平均每标准人日摄入量为 2.6 g，2014 年为 6.7 g，是 1982 年的 2.6 倍。农村居民平均每标准人日坚果摄入量增加较快，1982 和 1992 年城市居民平均每标准人日坚果摄入量高于农村居民，2014 年农村居民平均每标准人日坚果摄入量超过了城市居民（见表 5.1）。

二、能量和主要营养素摄入量的变化

（一）能量摄入量的变化

1982—2002 年，江苏居民平均每标准人日能量摄入呈下降趋势（见表 5.2，图 5.12）。1982 年居民平均每标准人日能量摄入量为 2 575.0 kcal，2002 年居民平均每标准人日能量摄入量为 2 329.8 kcal，比 1982 年下降了 9.5%。2002—2014 年，江苏城乡居民平均每标准人日能量摄入量呈上升趋势，2014 年为 2539.3 kcal，比 2002 年上升了 9.0%，与 1982 年的摄入水平相近。

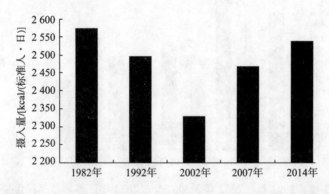

图 5.12　1982 年、1992 年、2002 年、2007 年、2014 年江苏居民能量摄入量变化

表 5.2　1982 年、1992 年、2002 年、2007 年、2014 年江苏城乡居民能量及各种营养素摄入量

能量及营养素	1982 年	1992 年	2002 年			2007 年			2014 年		
	城乡合计	城乡合计	城市	农村	城乡合计	城市	农村	城乡合计	城市	农村	城乡合计
能量 /[kcal/（标准人·日）]	2 575.0	2 496.9	2 126.0	2 395.9	2 329.8	2 329.4	2 573.4	2 467.9	3 036.6	2 194.7	2 539.3
蛋白质 /[g/（标准人·日）]	70.7	76.1	70.0	72.9	72.2	62.8	68.9	66.3	84.6	62.7	71.7
脂肪 /[g/（标准人·日）]	42.6	76.4	81.9	80.9	81.1	72.8	69.8	75.1	81.9	76.3	78.6
碳水化合物 /[g/（标准人·日）]	519.7	369.4	272.8	336.1	320.6	309.9	350.4	332.9	528.8	349.8	423.1
膳食纤维 /[g/（标准人·日）]	9.0	14.1	10.6	13.7	12.9	9.4	10.6	10.1	14.9	11.3	12.8
视黄醇当量 /[μg/（标准人·日）]	140.3	801.0	508.2	533.4	527.2	720.3	862.2	800.9	339.9	321.9	329.3
硫胺素 /[mg/（标准人·日）]	2.7	1.2	0.9	1.0	1.0	1.0	1.1	1.0	1.3	0.8	1.0
核黄素 /[mg/（标准人·日）]	1.0	1.0	0.9	0.8	0.8	0.8	0.8	0.8	0.9	0.6	0.7
烟酸 /[mg/（标准人·日）]	15.5	16.1	14.7	15.5	15.3	13.6	15.2	14.5	18.5	14.9	16.4
维生素 C/[mg/（标准人·日）]	218.2	96.2	60.2	61.5	61.1	65.0	75.2	70.8	43.7	45.3	44.7
维生素 E/[mg/（标准人·日）]	—	37.7	32.9	40.3	38.5	36.5	41.2	39.2	27.5	26.0	26.6
钾 /[mg/（标准人·日）]	—	1 890.7	1 605.3	1 672.2	1 655.8	1 493.0	1 632.3	1 571.7	1 828.7	1 487.1	1 626.9
钠 /[mg/（标准人·日）]	—	8 369.7	4 509.6	6 752.1	6 300.1	5 118.9	5 924.9	5 576.4	4 470.0	4 382.7	4 418.4
钙 /[mg/（标准人·日）]	677.8	502.0	413.1	421.7	419.6	496.0	542.8	517.0	322.6	273.0	293.3
镁 /[mg/（标准人·日）]	—	370.9	282.1	340.2	326.0	279.0	312.1	297.8	372.7	272.9	313.7
铁 /[mg/（标准人·日）]	53.8	25.6	23.2	25.8	25.1	22.1	25.0	23.7	29.7	22.6	25.5
锌 /[mg/（标准人·日）]	—	12.8	11.0	12.2	11.9	11.3	12.5	12.0	14.8	11.4	12.8
硒 /[μg/（标准人·日）]	—	43.9	46.9	44.2	44.8	30.6	33.5	32.3	50.3	40.6	44.6
磷 /[mg/（标准人·日）]	1 343.6	1 200.2	1 010.0	1 100.9	1 078.0	1 013.4	964.4	1 050.7	1 323.1	982.9	1 122.1

（二）蛋白质摄入量的变化

江苏居民蛋白质摄入量 1982 年为平均每标准人日 70.7 g，1992 年为 76.1 g，比 1982 年增加了 7.6%；1992—2007 年居民平均每标准人日蛋白质摄入量呈下降趋势，2007 年为 66.3 g，比 1982 年减少了 6.2%；2014 年居民平均每标准人日蛋白质摄入量上升，为 71.7 g，与 2002 年相近（见表 5.2，图 5.13）。

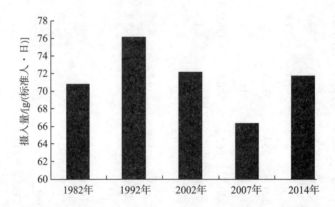

图 5.13　1982 年、1992 年、2002 年、2007 年、2014 年江苏居民蛋白质摄入量变化

（三）脂肪摄入量的变化

1992—2014 年江苏居民平均每标准人日脂肪摄入量比 1982 年显著增加，1992 年为 76.4 g，1982 年为 42.6 g，增加了 80%；1992—2014 年 22 年间平均每标准人日脂肪摄入量变化不大，在 75.1~81.1 g 范围内波动（见表 5.2，图 5.14）。

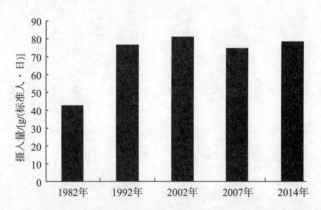

图 5.14　1982 年、1992 年、2002 年、2007 年、2014 年江苏居民脂肪摄入量变化

（四）碳水化合物摄入量的变化

1982—2002 年，江苏居民平均每标准人日碳水化合物摄入量明显下降（见表 5.2，图 5.15），1982 年为 519.7 g，2002 年为 320.6 g，比 1982 年下降了 38.3%。2002—2014 年，居民平均每标准人日碳水化合物摄入量又呈上升趋势，2014 年为 423.1 g，比 1982 年减少了 18.6%，比 2002 年增加了 32.0%，其中城市的增加速度明显快于农村。

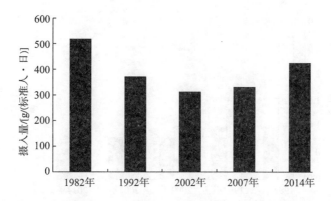

图 5.15　1982 年、1992 年、2002 年、2007 年、2014 年江苏居民碳水化合物摄入量变化

（五）维生素摄入量的变化

维生素 A 又名视黄醇，江苏居民平均每标准人日视黄醇当量摄入量波动较大，1982 年最低，为 140.3 μg；1992—2014 年居民平均每标准人日视黄醇当量摄入量明显高于 1982 年，2007 年和 1992 年相近，约为 801 μg，比 1982 年增加了 4.7 倍；2014 年居民平均每标准人日视黄醇当量摄入量为 1992 年来最低，为 329.3 μg，比 1992 和 2007 年减少 58.9%，比 2002 年减少 37.5%，比 1982 年增加了 1.3 倍（见表 5.2，图 5.16）。

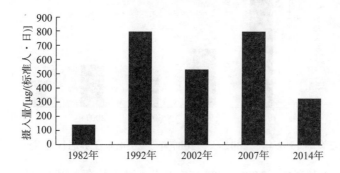

图 5.16　1982 年、1992 年、2002 年、2007 年、2014 年江苏居民视黄醇当量摄入量变化

维生素 B_1 又名硫胺素，1982—2014 年江苏居民平均每标准人日硫胺素的摄入量呈减少趋势。1982 年平均每标准人日硫胺素摄入量为 2.7 mg，1992 年为 1.2 mg，减少了 55.6%；2002—2014 年居民平均每标准人日硫胺素摄入量基本没有变化，为 1.0 mg，比 1992 年减少了 16.7%（见图 5.17）。城市和农村居民的平均每标准人日硫胺素摄入量无明显差异。

维生素 B_2，又名核黄素，1982—2014 年 32 年间，江苏居民平均每标准人日核黄素摄入量呈减少趋势，由 1.0 mg 降为 0.7 mg，减少了 30.0%。城市和农村居民的平均每标准人日核黄素摄入量无明显差异。

1982—2007 年，江苏居民平均每标准人日烟酸摄入量呈减少趋势，由 15.5 mg 降为 14.5 mg，减少了 6.5%；2014 年，居民平均每标准人日烟酸摄入量增加，为 16.4 mg，比 1982 年增加了 5.8%，比 2007 年增加了 13.1%。

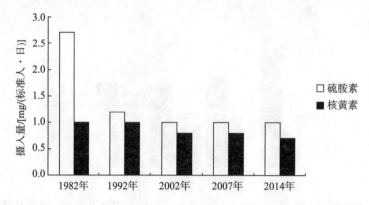

图 5.17　1982 年、1992 年、2002 年、2007 年、2014 年江苏居民 B 族维生素摄入量变化

维生素 C 又名抗坏血酸，1982—2014 年江苏居民平均每标准人日抗坏血酸摄入量呈下降趋势，1982 年为 218.2 mg，2014 年下降到 44.7 mg，下降了 79.5%，只有 1982 年的 1/5（见图 5.18）。

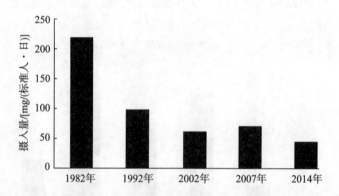

图 5.18　1982 年、1992 年、2002 年、2007 年、2014 年江苏居民维生素 C 摄入量变化

维生素 E 又名生育酚，1992—2007 年江苏居民平均每标准人日维生素 E 的摄入量变化不大，1992 年、2002 年和 2007 年分别为 37.7 mg、38.5 mg 和 39.2 mg，15 年间维生素 E 的摄入量增加了 4.0%；2014 年，居民平均每标准人日生育酚的摄入量减少，为 26.6 mg，比 2007 年下降了 39.1%。同期城市居民平均每标准人日维生素 E 摄入量略高于农村居民。

（六）常量元素摄入量的变化

1982—2014 年江苏居民平均每标准人日钙和磷的摄入量呈下降趋势，1982 年分别为 677.8 mg 和 1 343.6 mg，2014 年分别下降为 293.3 mg 和 1 122.1 mg，分别减少了 56.7% 和 16.5%（见表 5.2，图 5.19）。

1992—2014 年江苏居民平均每标准人日钾、钠、镁的摄入量呈下降趋势，2014 年分别为 1 626.9 mg、4 418.4 mg 和 313.7 mg，分别比 1992 年减少了 14.0%、47.2% 和 15.4%。城市居民平均每标准人日钾、钠、镁的摄入量低于农村居民（见表 5.2，图 5.19）。

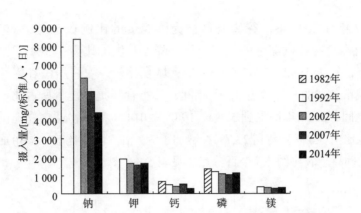

图 5.19 1982 年、1992 年、2002 年、2007 年、2014 年江苏居民常量元素摄入量变化

（七）微量元素摄入量的变化

江苏居民平均每标准人日铁摄入量 1992 年为 25.6 mg，1982 年为 53.8 mg，减少了 52.4%；1992—2014 年，居民平均每标准人日铁摄入量变化不大，保持在 23.7~25.6 mg 范围内（见表 5.2，图 5.20）。

1992—2014 年，江苏居民平均每标准人日锌摄入量变化不大，在 11.9~12.8 mg 范围内（见表 5.2，图 5.20）。

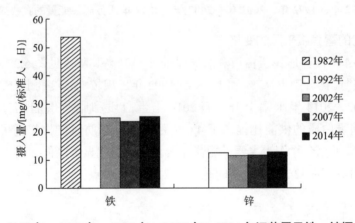

图 5.20 1982 年、1992 年、2002 年、2007 年、2014 年江苏居民铁、锌摄入量变化

1992 年、2002 年和 2014 年江苏居民平均每标准人日硒摄入量相近，分别为 43.9 µg、44.8 µg 和 44.6 µg；2007 年较低，为 32.3 µg，不足 1992 年、2002 年和 2014 年的 75%。

三、能量、蛋白质、脂肪来源的变化

（一）能量的食物来源的变化

供给能量的食物主要包括谷薯类食物、豆类食物、动物性食物、其他类食物（包括纯热能食物），江苏城乡居民能量主要来源于谷薯类食物。1982—2014 年居民谷薯类食物供能比呈下降趋势，1982 年谷薯类食物为最重要的供能食物，提供的能量占 80.6%；

1992 年、2002 年和 2007 年，谷薯类食物提供能量的比例在 55.7%～60.8% 之间波动；2014 年，谷薯类食物提供能量的比例明显下降，其供能比为 31.0%，比 1982 年下降了 48.4 个百分点，约为 1992—2007 年的一半；城乡比较，农村居民谷薯类食物提供能量的比例高于城市。1982—2007 年的 25 年间，豆类食物提供能量所占比例变化不大，在 2.4%～3.2% 之间，2014 年增加到 5.3%。1982—2014 年，动物性食物提供能量的比例明显上升，供能比由 5.6% 升高到 23.7%，增加了 3.2 倍。城乡比较，城市居民动物性食物提供能量的比例高于农村约 2.5 个百分点（见表 5.3，图 5.21）。

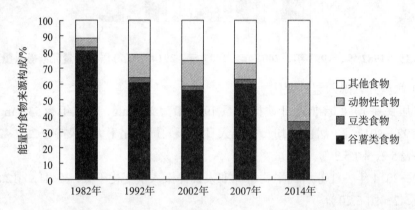

图 5.21　1982 年、1992 年、2002 年、2007 年、2014 年江苏居民能量的食物来源构成变化

（二）能量的营养素来源的变化

1982—2014 年江苏居民蛋白质和脂肪供能比呈升高趋势（见图 5.22），1982 年居民蛋白质和脂肪供能比分别占 9.7% 和 14.4%，1992 年出现较大幅度的上升，分别为 12.3% 和 27.4%，2002—2014 年小幅上升，至 2014 年蛋白质和脂肪供能比分别为 14.3% 和 33.4%；32 年间蛋白质的供能比提高了 4.6 个百分点，脂肪供能比提高了 19 个百分点。与之相对应，碳水化合物作为主要供能营养素，其供能比显著降低，由 1982 年的 75.9% 持续下降到 2014 年的 52.3%，32 年间减少了 23.6 个百分点。

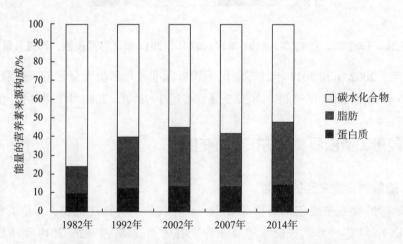

图 5.22　1982 年、1992 年、2002 年、2007 年、2014 年江苏省居民能量的营养素来源构成变化

（三）蛋白质的食物来源变化

江苏居民蛋白质的食物来源主要为谷薯类食物，1982—2014 年在总蛋白质来源中比例呈下降趋势（见表 5.3，图 5.23），1982—2002 年居民来自谷薯类食物的蛋白质比例持续下降，由 55.7% 下降到 42.9%，减少了 12.8 个百分点；2014 年所占比例显著下降到 22.3%，比 1982 年减少了 33.4 个百分点。

作为优质蛋白质来源的豆类食物，其所提供蛋白质的比例 1982—2002 年呈下降趋势（见表 5.3，图 5.23），由 16.6% 下降到 7.6%，减少了 9.0 个百分点；2002—2014 年呈上升趋势，由 7.6% 上升到 12.1%，增加了 4.5 个百分点。

作为优质蛋白质来源的动物性食物，其所提供蛋白质的比例呈上升趋势（见表 5.3，图 5.23）。1982 年其所提供蛋白质仅占总蛋白摄入的 8.9%，1992 年显著上升到 27.9%，为 1982 年的 3.1 倍；2014 年所占比例上升到 35.7%，为 1982 年的 4.0 倍，城乡间动物性食物提供的蛋白质比例相近。

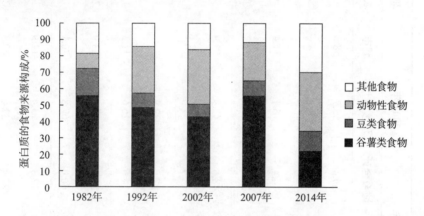

图 5.23　1982 年、1992 年、2002 年、2007 年、2014 年江苏居民蛋白质的食物来源构成变化

（四）脂肪的食物来源变化

1982—2007 年的 25 年间江苏居民脂肪摄入的食物来源中，以植物性食物为主，所占比例在 65% 以上，1982—2002 年动物性食物和植物性食物来源的脂肪所占比例变化不

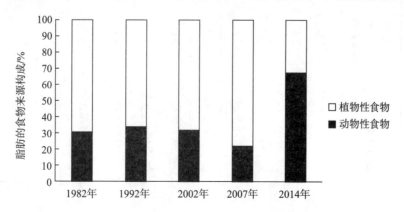

图 5.24　1982 年、1992 年、2002 年、2007 年、2014 年江苏居民脂肪的食物来源构成变化

表 5.3　1982 年、1992 年、2002 年、2007 年、2014 年江苏城乡居民能量、蛋白质与脂肪来源分布

单位：%

	食物分类	1982年	1992年			2002年	2007年			2014年		
		城乡合计	城市	农村	城乡合计	城乡合计	城市	农村	城乡合计	城市	农村	城乡合计
能量食物来源	谷薯类食物	80.6	—	—	60.8	55.7	58.8	61.3	60.2	28.2	33.1	31.0
	豆类食物	2.4	—	—	3.2	2.8	2.8	2.4	2.6	5.0	5.5	5.3
	动物性食物	5.6	—	—	14.4	16.1	11.4	9.2	10.1	25.2	22.7	23.7
	其他食物	11.4	—	—	21.6	25.3	27.2	27.3	27.3	41.6	38.7	39.9
蛋白质食物来源	谷薯类食物	55.7	37.0	55.3	48.6	42.9	53.9	56.5	55.4	20.3	23.8	22.3
	豆类食物	16.6	10.6	7.9	8.9	7.6	10.1	8.8	9.4	11.3	12.7	12.1
	动物性食物	8.9	38.4	21.7	27.9	32.9	24.7	22.3	23.4	37.5	34.5	35.7
	其他食物	18.8	14.0	15.1	14.6	16.6	11.3	12.3	11.9	31.0	29.1	29.9
脂肪食物来源	动物性食物	30.9	42.1	29.4	34.0	32.2	23.9	21.1	22.3	68.7	67.0	67.7
	植物性食物	69.1	57.9	70.6	66.0	67.8	76.1	78.9	77.7	31.3	33.0	32.3
能量营养素来源	蛋白质	9.7	13.8	11.5	12.3	13.4	12.9	13.2	13.1	14.3	14.3	14.3
	脂肪	14.4	33.0	24.2	27.4	32.0	29.3	28.2	28.9	34.9	32.4	33.4
	碳水化合物	75.9	53.2	64.3	60.3	54.6	57.8	58.6	58.0	50.8	53.3	52.3

大。2007年植物性食物来源的脂肪比例上升到77.7%，2014年植物性食物来源的脂肪比例下降到32.3%，比2007年减少了45.4个百分点，下降明显（见表5.3，图5.24）。

四、营养和相关疾病的变化

（一）营养不良及超重、肥胖患病率的变化

1992—2014年的22年间，江苏城市成年居民营养不良患病率呈下降趋势（见图5.25），2002—2014年的12年间，城乡居民营养不良患病率由4.7%下降到3.2%。2002—2007年城市居民营养不良患病率低于农村，但差别逐渐减小，到2014年，城乡居民营养不良患病率没有明显差别。

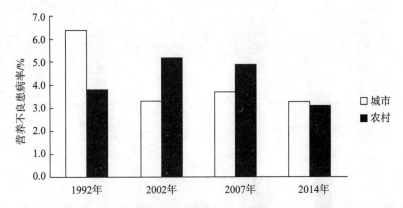

图5.25　1992年、2002年、2007年、2014年江苏成年居民营养不良患病率变化

1992—2014年，江苏城乡成年居民超重及肥胖率均呈持续上升趋势（见图5.26），22年间上升了约30个百分点，其中城市居民超重及肥胖率由19.1%上升至50.3%，农村居民超重及肥胖率由16.6%上升至48.9%。2002—2014年城乡之间居民超重及肥胖率差别明显缩小，城市成年居民超重及肥胖率高于农村，2002年相差16.9个百分点，2014年相差仅1.4个百分点。

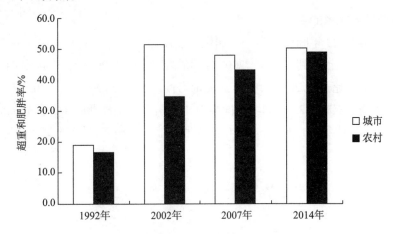

图5.26　1992年、2002年、2007年、2014年江苏成年居民超重和肥胖率变化

（二）贫血患病率的变化

1982—2014 年，江苏成年居民的贫血患病率总体呈下降趋势，由 48.4% 下降到 18.2%，32 年间下降了 30.2 个百分点。成年男性贫血患病率 1982—1992 年显著下降，10 年间下降了 21.3 个百分点；1992—2014 年贫血患病率缓慢下降，22 年间下降了 5.5 个百分点。成年女性贫血患病率持续下降，1982 年为 54.8%，2014 年降至 19.7%，32 年间下降了 35.1 个百分点。女性贫血患病率一直高于男性，1982—2007 年的 25 年间女性贫血患病率高于男性 10 个百分点以上，2014 年男性和女性贫血患病率差别减小，女性贫血患病率高于男性 3.3 个百分点（见表 5.4，图 5.27）。

表 5.4 1982 年、1992 年、2002 年、2007 年、2014 年江苏成年居民贫血患病率

单位：%

性别	1982 年	1992 年	2002 年	2007 年	2014 年
男性	43.2	21.9	24.0	20.2	16.4
女性	54.8	43.9	34.6	30.0	19.7
合计	48.4	33.6	30.1	25.9	18.2

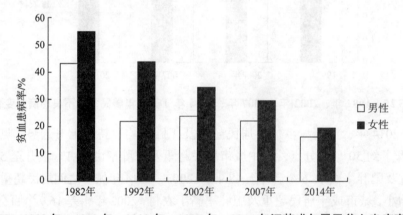

图 5.27 1982 年、1992 年、2002 年、2007 年、2014 年江苏成年居民贫血患病率变化

（三）高血压患病率的变化

1991—2014 年的 23 年间，江苏城乡居民高血压患病率持续上升，1991 年高血压患病率不到 20%，2002 年上升到 25.7%，2007 年升高到 37.1%，2014 年升高到 41.8%，23 年间高血压患病率增加超过了 20 个百分点。无论男性或女性，1991 年、2002 年、2014 年城市高血压患病率高于农村，23 年间城乡间高血压患病率差别逐渐减少（见表 5.5，图 5.28，图 5.29）。无论城市或乡村，2002—2014 年男性高血压患病率均高于女性（见表 5.5，图 5.30，图 5.31）。

表 5.5　1991 年、2002 年、2007 年、2014 年江苏城乡居民（18 岁及以上）高血压患病率

单位：%

年份	城市		农村	
	男性	女性	男性	女性
1991 年	20.9	17.8	9.9	10.1
2002 年	39.3	27.7	26.4	21.2
2007 年	37.5	32.5	43.2	35.6
2014 年	46.6	39.0	44.9	38.7

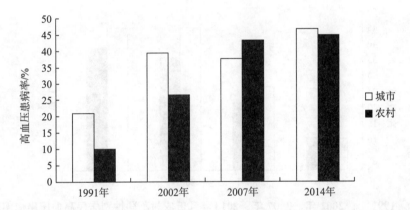

图 5.28　1991 年、2002 年、2007 年、2014 年江苏城乡男性居民高血压患病率变化

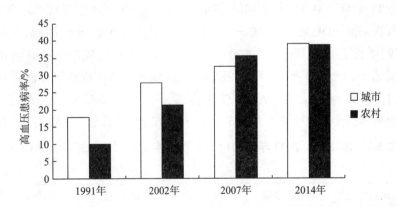

图 5.29　1991 年、2002 年、2007 年、2014 年江苏城乡女性居民高血压患病率变化

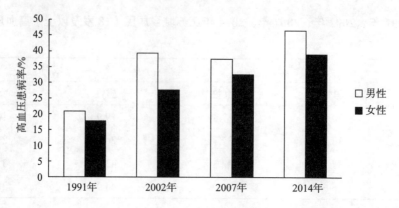

图 5.30 1991 年、2002 年、2007 年、2014 年江苏城市不同性别居民高血压患病率变化

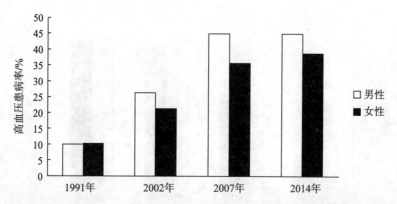

图 5.31 1991 年、2002 年、2007 年、2014 年江苏农村不同性别居民高血压患病率变化

（四）血脂异常患病率的变化

2002—2014 年，江苏成年居民血脂异常患病率呈上升趋势，患病率由为 21.1% 上升到 32.2%；高 TC 血症、高 TG 血症和低 HDL 血症等三种类型血脂异常中，高 TG 血症患病率较高，其次是低 HDL 血症。2002—2014 年农村成年居民血脂异常患病率呈持续上升趋势，12 年间增长了 15.7 个百分点；2002 年和 2007 年，农村成年居民血脂异常患病率低于城市（见表 5.6），2014 年血脂异常患病率超过城市；城市成年居民血脂异常患病率2007 年稍有上升，2014 年又稍有下降，变化幅度不大（见图 5.32）。总体而言，男性成年居民高血脂患病率高于女性居民（见图 5.33），相差在 2.9 个百分点~4.2 个百分点间。

表 5.6 2002 年、2007 年、2014 年江苏城乡成年居民血脂异常患病率

单位：%

年份	居住地性质	高 TC 血症	高 TG 血症	低 HDL 血症	血脂异常合计	
2002 年	城市	7.1	16.8	11.2	31.1	21.1
	农村	5.2	10.9	5.0	17.7	
2007 年	城市	8.2	28.2	0.9	32.3	27.9
	农村	7.9	19.8	1.0	24.5	

续表

年份	居住地性质	高 TC 血症	高 TG 血症	低 HDL 血症	血脂异常合计	
2014 年	城市	5.1	18.5	11.2	30.3	32.2
	农村	6.1	13.1	18.6	33.4	

注：TC—总胆固醇；TG—甘油三酯；HDL—高密度脂蛋白

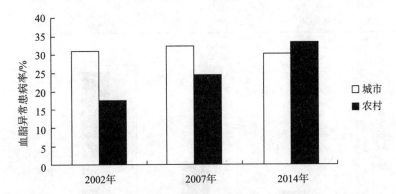

图 5.32　2002 年、2007 年、2014 年江苏成年居民血脂异常患病率变化

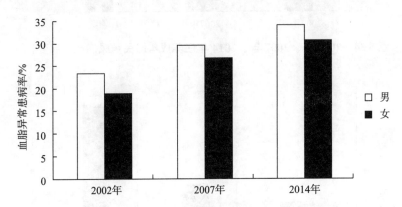

图 5.33　2002 年、2007 年、2014 年江苏不同性别成年居民血脂异常患病率的变化

（五）糖尿病患病率

2002—2014 年，江苏成年居民糖尿病患病率持续上升（见表 5.7），12 年时间糖尿病患病率上升了 7.3 个百分点，患病率由 3.7% 上升到 11.0%。城市成年居民糖尿病患病率上升了 4.4 个百分点；农村成年居民糖尿病患病率上升了 8.2 个百分点，增加近 3 倍（见图 5.34）。总体而言，城市成年居民糖尿病患病率高于农村，农村成年居民糖尿病患病率显著上升（见图 5.34）；男性、女性之间糖尿病患病率差别不大（见图 5.35）。

表 5.7 2002 年、2007 年、2014 年江苏城乡成年居民糖尿病患病率

单位：%

年份	城市			农村			城乡合计
	男性	女性	合计	男性	女性	合计	
2002 年	6.7	7.1	6.9	2.4	2.8	2.6	3.7
2007 年	5.7	5.9	5.8	4.8	4.4	4.6	5.1
2014 年	12.4	10.4	11.3	10.5	11.0	10.8	11.0

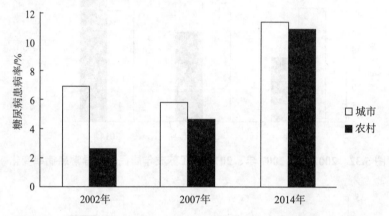

图 5.34 2002 年、2007 年、2014 年江苏成年居民糖尿病患病率变化

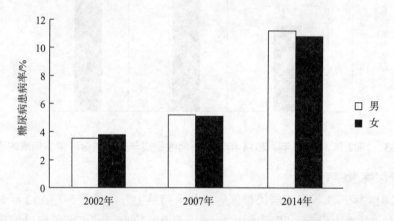

图 5.35 2002 年、2007 年、2014 年江苏不同性别成年居民糖尿病患病率变化

五、评估与讨论

随着经济的发展，江苏居民收入逐步提高，江苏城市化进程快速推进，江苏城乡居民生活质量随之大幅提高，食物品种更加丰富，一年四季食物供应更加充足，人们对饮食的选择范围不断加大。同时，随着经济发展，人们生活方式发生了巨大变化，居民膳

食营养和健康状况也相应产生了巨大变化。

（一）食物消费结构

1982年，江苏居民食物消费结构是以植物性食物为主的传统膳食模式，植物性和动物性食物比例不合理，谷薯类食物摄入量偏高，超过了中国居民平衡膳食宝塔的推荐量（简称"宝塔推荐量"），而动物性食物摄入量较低，远低于宝塔推荐量，豆类、奶类和食用油的摄入量均低于宝塔推荐量。1992年调查结果显示，与1982年相比，江苏居民食物消费结构发生巨大变化，可能与经济体制改革密切相关。1992年以来，居民谷薯类食物的摄入量呈下降趋势，谷类食物总摄入量虽在宝塔推荐量的范围内，但谷类食物逐年减少的趋势未明显改变；其中，薯类食物摄入量大幅下降，2002年后摄入量不足30 g，远低于推荐摄入量（50~100 g）。1992年以来，居民动物性食物总的摄入量不断增加，超出了推荐摄入量（120~200 g）的范围；蛋及制品的摄入量较少，达到推荐量的80%左右；畜禽类食物的摄入量过多，1992—2007年的15年间摄入量呈持续下降趋势，2007年摄入量降到推荐量水平，但2014年调查结果显示摄入量又明显上升，接近于推荐量2倍；鱼虾类的摄入量尚可。1992年以来，居民奶及其制品的摄入量呈现上升的趋势，但摄入量仍然不足推荐量（300 g）的20%，应鼓励居民增加奶类食品的摄入；豆类及其制品的摄入量一直不能达到推荐量，且还在呈持续下降趋势。1992—2002年，居民蔬菜摄入量不断下降，2002年已达不到推荐摄入量（300~500 g）；2002年以来，蔬菜摄入量呈持续增加的趋势，2014年摄入量刚达到最低推荐量。1992年以来，居民水果摄入量不断增加，增加的幅度高达12倍，最大摄入量为71.4 g，与推荐摄入量（200~350 g）还有很大差距。居民食用油等油脂类的摄入量自1992年就处于过量状态，其后15年间摄入量仍逐年增加，2007年时已达宝塔推荐量（25~30 g）的2倍左右；2014年，居民食用油摄入量显著下降到26.9 g，符合推荐摄入量范围。1992年以来，居民食盐和酱油的摄入量呈现逐年降低的趋势，2014年食盐摄入量为7.6 g，为历年最低摄入水平，仍为推荐量的1.3倍以上；居民腌菜摄入量1992—2007年持续上升，2014年摄入量明显下降，低于1992年摄入水平，这种趋势应继续保持。

1982年以来，江苏居民膳食结构发生了很大变化，农村居民动物性食物摄入量增加明显，逐渐与城市居民接近；农村居民奶类及其制品的摄入量虽然有所增加，但仍低于城市居民；豆类、蔬菜、水果、坚果、食用油、食盐等摄入量城乡居民差别不大，尚未达到推荐量。结果表明，自1982年以来，江苏城乡居民的生活质量有较大程度提高，随着人群合理膳食指导的开展，居民食物选择和消费习惯有所改善，但仍存在奶类、豆类、薯类、果蔬等食物摄入量不足等问题，膳食结构出现了新的不平衡，应引起足够的重视。

（二）能量摄入与来源

江苏居民能量摄入量1982—2014年32年间呈先下降后上升趋势，2002年能量摄入量最低，按成年人能量需要量计，除2002年外，居民能量摄入量均超过了中国居民膳食营养参考摄入量（DRIs）标准；改革开放后居民工作方式和饮食发生了巨大转变，体力劳动逐渐减少，肉、蛋、奶类食物供应逐渐充足，能量摄入量先下降后上升趋势可能与此有关。能量的食物来源发生了很大变化，蛋白质、脂肪和碳水化合物这三大供能营养素供能比失调，1982年碳水化合物供能比偏高，1992年后脂肪供能比偏高，主要原因与居民谷薯类、豆类、动物性食物等消费构成密切相关。1982年主要以谷薯类和豆类食物供能为主，供能比占83.0%，其后32年间谷薯类和豆类食物供能比不断下降，2014年降至36.3%，而动物性食物供能比由5.6%上升到23.7%，这与改革开放后居民生活水平的提高相一致。2007年动物性食物供能比大幅下降，可能与2002年全国营养与健康调查结果公布后，全国大力开展合理膳食指导活动，部分居民逐渐认识和采取了健康生活方式有关，但2014年动物性食物供能比较2007年增加了13.6个百分点，居民的营养意识和饮食行为是否发生不良改变，应进一步分析。

脂肪摄入量自1992年来一直超出成人DRIs标准，目前仍处于较高水平，主要来源于植物油。减少烹调用油是减少脂肪摄入的有效途径。一方面，1992年以来蛋白质摄入呈下降趋势，但1982—2014年的32年间蛋白质摄入量达到或超出了成人DRIs标准；另一方面，蛋白质来源构成32年来逐步改善，原因在于优质蛋白质来源的豆类和动物性食物摄入比例逐渐增加。豆类及其制品是我国传统饮食的重要组成部分，一直是我国政府推荐的健康食品，面对居民豆类食物消费量下降，新型豆类食品开发应是食品产业发展的一个重要方向。碳水化合物摄入量虽然符合DRIs的要求，但其摄入量减少、供能比呈下降的趋势应引起注意，这可能与谷薯类和豆类食物的消费量下降有关。

（三）维生素摄入状况

江苏居民膳食维生素中视黄醇当量摄入量1982—2014年32年间波动较大，1992年和2007年摄入量刚刚达到成人DRIs标准，2002年摄入量仅达到成人DRIs的65.8%，2014年摄入量只有成人DRIs的40%，应引起高度重视。烟酸和维生素E摄入量自1992年以来变化不大，符合DRIs标准。硫胺素、核黄素和抗坏血酸自1992年以来均未达到DRIs标准，其中硫胺素的摄入量自2002年来稳定在较低水平，摄入量不到成人DRIs的85%；核黄素的摄入量只达到成人DRIs的60%左右，维生素C的摄入量只达到成人DRIs的40%~70%，且核黄素和抗坏血酸摄入量仍呈下降趋势，这三种维生素摄入量的变化可能与蔬菜和谷物类的消费量减少有关。

（四）矿物质摄入状况

居民膳食中常量元素的摄入量1982—2014年32年间呈下降趋势，其中钙、钾的摄入量一直未达到成人DRIs标准。钙的摄入量不足DRIs的85%，2014年钙摄入量只达到DRIs的36.7%；钾的摄入量2002年来一直在DRIs的80%左右；钠的摄入量持续下降，下降幅度较大，但一直远高于DRIs标准，2014年钠的摄入量仍为DRIs标准的2.9倍；镁的摄入量2002年已降到DRIs标准以下，摄入量尚能达到DRIs的90%以上；常量元素中磷的摄入量虽呈下降趋势，但仍符合其DRIs标准，需注意的是，膳食中钙磷摄入比例的协调。居民膳食常量元素的上述变化，同样与居民谷薯类、豆类食物和蔬菜摄入量增减有关，奶类、蛋类和动物性食物摄入量的增加难以平衡该变化。

居民膳食中微量元素的摄入量1992年后22年间变化不是很大，铁的摄入量基本是其 DRIs 的 1.2 倍以上；锌摄入量刚好在成年男性 DRIs 标准左右，硒的摄入量只达到其 DRIs 的 53.8%~73.3% 之间。居民膳食微量元素的摄入量不足一直是令人困扰的问题，原因一方面可能是植物性食物为主的饮食结构干扰了矿物质的吸收，另一方面可能与江苏地处土壤缺硒带等地质环境有关。

（五）营养相关疾病

江苏居民 1982—2014 年营养不良和贫血患病率呈降低趋势，城乡差别逐渐减小。其中，贫血患病率由 48.4% 下降到 18.2%，减少了近 30 个百分点，这体现了 32 年来居民生活质量得到了提高改善。2014 年仍有近 20% 的居民患有贫血，与国民营养计划贫血率控制目标尚有较大差距。

1982—2014 年的 32 年间，江苏城乡居民中与饮食、身体活动等生活方式密切相关的超重、肥胖、高血压、血脂异常和糖尿病的患病率持续上升，2014 年成人超重和肥胖率近 50%，是 2002 年的 1.3 倍；高血压患病率达到 41.8%，是 2002 年的 1.6 倍；血脂异常率达到 32.2%，是 2002 年的 1.5 倍；糖尿病患病率达到 11.0%，是 2002 年的 3.0 倍。1992 年以来江苏居民饮食中脂肪摄入量居高不下，膳食能量摄入量居高不下，蔬菜、薯类、豆类等健康食物摄入量减少，身体活动减少，可能都是居民超重和肥胖、高血压、血脂异常和糖尿病的患病率持续上升的重要原因；尤其是农村地区，食用油、动物性食物消费量快速上升，接近了城市消费水平，结果农村居民患病率上升速度更快，逐渐与城市居民接近，血脂异常患病率已经超过了城市居民。在这种形势下，加强广大农村地区居民的合理膳食指导，控制广大农村地区居民营养相关慢性病的发生发展，更具有深远意义。

总之，1982 年以来，城乡居民在获得充足食物的同时，膳食结构发生明显变化，江苏城乡居民营养状况具有营养不良和营养失衡的双重特点，膳食不平衡现象仍存在，营养相关疾病谱发生了巨大改变，虽然这些变化趋势与全国膳食结构和健康变化趋势一致，但作为全国经济最发达的东部沿海省份，江苏居民膳食结构变化更加明显，营养相关疾病谱具有自己的特点。2016 年，中共中央、国务院印发了《"健康中国 2030"规划纲要》，提出努力全方位、全周期保障人民健康的要求；2017 年，国务院办公厅印发《国民营养计划（2017—2030 年）》，明确了营养工作目标。这些文件的出台必将极大促进居民营养与健康工作，有利于全面认识江苏省目前膳食营养变化趋势，针对城乡食物消费特点进行合理膳食指导和营养改善行动，提高居民营养科学素质，促进居民食物消费习惯转型，解决膳食营养失衡问题，对减少江苏省居民营养不良和预防慢性病发病率的上升具有重要意义。

参考文献

［1］袁宝君，潘晓群，戴月，等 . 江苏地区居民膳食结构与营养状况变迁研究［J］. 营养学报，2007，29（6）：569–572.

［2］袁宝君，戴月，罗亚洲，等．江苏地区居民膳食结构与营养状况变迁研究［J］．江苏预防医学，2012，23（3）27–30.

［3］陈波，邓源喜，高树叶，等．大豆的营养保健功能及其开发应用进展［J］．广州化工，2016，44（2）：14–16.

［4］李里特．中国传统大豆食品与我国大豆产业的战略选择［J］．中国食物与营养，2006，12（9）：6–8.

［5］眭红卫．东方传统发酵大豆调味品的功能因子与保健功效［J］．中国调味品，2015，40（12）：132–135.

［6］何巧，曹赵云，张涵彤，等．我国部分市售富硒大米中硒含量与膳食暴露评估［J］．农产品质量与安全，2019（3）：14–19.

［7］魏艳丽，霍军生，殷继永，等．2004—2013年铁强化酱油对我国贫血预防控制作用的评估［J］．卫生研究，2017，46（1）：136–142.

［8］王增武．我国高血压病的流行与控制状况研究进展［J］．心脑血管病防治，2015，15（4）：272–273，300.

［9］赵丽云，刘素，于冬梅，等．我国居民膳食营养状况与《中国食物与营养发展纲要（2014—2020年）》相关目标的比较分析［J］．中国食物与营养，2015，21（8）：5–7.

［10］周琳，杨祯妮，程广燕，等．我国居民食物消费主要特征与问题分析［J］．中国食物与营养，2016，22（3）：47–51.

［11］郭齐雅，于冬梅，俞丹，等．1959、1982、1992、2002及2010—2013年中国居民营养与健康状况调查/监测比较分析［J］．卫生研究，2016，45（4）：542–547.

［12］国家卫生计生委疾病预防控制局．中国居民营养与慢病状况报告（2015年）［M］．北京：人民卫生出版社，2016.

［13］中国营养学会．中国居民膳食指南（2016）［M］．北京：人民卫生出版社，2016.

［14］袁宝君，史祖民．江苏居民营养与健康状况：2002年江苏居民营养与健康状况调查分析［M］．南京：南京大学出版社，2007.

［15］戴月，甄世祺，袁宝君．江苏居民营养与健康状况追踪研究［M］．南京：南京大学出版社，2014.

第六章 吸烟、饮酒和体力活动

吸烟、过量饮酒、体力活动不足和高盐、高脂等不健康饮食是慢性病发生、发展的主要行为危险因素。吸烟危害健康是不争的医学结论。大量证据表明，吸烟可导致多部位恶性肿瘤及其他慢性疾病，不吸烟者暴露于二手烟同样会增加多种吸烟相关疾病的发病风险。过量饮酒对公共卫生有很多影响，是四大类型非传染性疾病（心血管病、癌症、慢性肺病和糖尿病）的常见高危因素之一，且女性比男性更易罹患与酒精相关的健康疾患。体力活动不足是心血管疾病、2型糖尿病、肥胖等慢性疾病的独立危险因素，当前居民体力活动不足的问题较为突出，增加体力活动对提高健康水平和预防慢性疾病发生有着极其重要的作用。

江苏作为经济发达地区，慢性疾病的患病率较高，而且随着社会生产力的发展，人们的生产、生活模式发生了巨大变化，2007年江苏居民营养与健康状况追踪调查结果显示，与2002年相比，以坐或站为主的工作比例提高，以步行和骑车为主要出行方式的比例下降，业余静坐活动时间有所增加。生活方式是影响健康的首要因素，不良生活方式导致的心血管疾病、脑血管疾病和恶性肿瘤已成为人类的第一死因，养成与社会生产力发展水平相适应的健康生活方式，对防治和减轻慢性病具有积极作用。近年来，江苏省结合自身特点，有针对性地对居民开展健康教育和健康促进、慢性病防控和营养宣传、全民健康生活方式创建等活动，对居民养成良好健康生活方式进行引导。为了解江苏居民吸烟、饮酒、体力活动等状况有无改善，2014年再次进行了调查，现将调查结果分析如下。

一、吸烟行为

（一）一般情况

使用个人健康情况调查问卷，对15岁及以上人群进行吸烟情况调查，共调查9 931人，其中：男性4 651人，占46.8%（城市1 951，农村2 700人）；女性5 280人，占53.2%（城市2 159人，农村3 121人）。

（二）吸烟水平

1. 吸烟率

江苏居民总体吸烟率为27.6%，其中男性吸烟率为55.6%，女性吸烟率为3.0%。男性吸烟率以 45~59 岁年龄段最高，其中农村男性吸烟率为 56.3%，城市男性吸烟率为 54.6%，农村高于城市；女性吸烟率除 15~17 岁年龄段外，则随年龄增高而增加，其中农村女性吸烟率为 2.3%、城市女性吸烟率为 3.9%，城市高于农村。与 2007 年相比，男、女性吸烟率变化均不大，但城市男性、农村女性吸烟率均有所上升，而农村男性、城市女性吸烟率均有所下降（见表 6.1，图 6.1）。

表 6.1 2014 年江苏 15 岁及以上人群吸烟率

单位：%

人群分组		男性	女性	合计
居住地性质	城市	54.6	3.9	28.0
	农村	56.3	2.3	27.3
年龄组	15~17 岁	6.7	3.1	5.0
	18~44 岁	48.1	1.5	23.2
	45~59 岁	62.0	2.6	29.4
	≥60 岁	58.5	4.6	30.6
调查点	常熟	64.0	2.2	31.9
	南京	56.1	7.3	30.1
	徐州	52.9	1.9	27.5
	大丰	38.7	4.3	19.9
	江阴	54.2	0.9	27.2
	太仓	59.6	1.7	29.6
	海门	57.2	4.9	26.2
	句容	61.0	2.5	30.6
	睢宁	57.9	1.8	25.8
	泗洪	46.9	2.6	22.7
全省		55.6	3.0	27.6

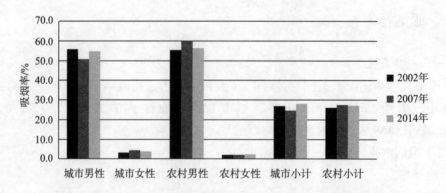

图 6.1 2002 年、2007 年、2014 年江苏 15 岁及以上人群吸烟率比较

居民吸烟率以小学、初中、高中/中专文化程度者高，分别为 29.1%、31.6% 和 30.1%，随后随着文化程度增高有所下降（见图 6.2）。

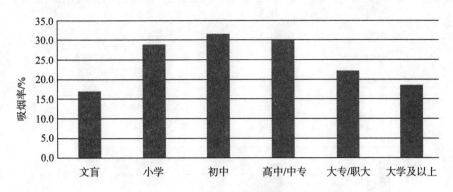

图 6.2 2014 年江苏不同文化程度人群吸烟率

2. 现在吸烟率

现在吸烟者是指符合吸烟者条件，在调查之日前 30 天内吸过烟的人。现在吸烟率为现在吸烟者占总人群的百分比。

江苏居民现在吸烟率为 24.3%，以 45～59 岁年龄段最高，为 26.7%，各调查点中以常熟最高，为 27.1%。其中男性现在吸烟率为 49.6%，农村高于城市；女性现在吸烟率为 2.0%，城市高于农村（见表 6.2）。与 2007 年比较，男女居民现在吸烟率均有所下降（见图 6.3），但 15～17 岁年龄段的男性现在吸烟率有所上升。

表 6.2 2014 年江苏 15 岁及以上人群现在吸烟率

单位：%

人群分组		男性	女性	合计
居住地性质	城市	48.6	2.4	24.4
	农村	50.4	1.7	24.3
年龄组	15～17 岁	6.7	0.0	3.6
	18～44 岁	46.2	0.5	21.8
	45～59 岁	57.4	1.5	26.7
	≥60 岁	48.1	3.8	25.2
调查点	常熟	55.6	0.9	27.1
	南京	48.6	4.5	25.2
	徐州	49.0	1.9	25.6
	大丰	36.8	2.8	18.2
	江阴	47.7	0.6	23.8
	太仓	54.0	0.8	26.5

续表

人群分组		男性	女性	合计
调查点	海门	48.3	3.5	21.7
	句容	51.2	2.3	25.9
	睢宁	56.2	1.0	24.6
	泗洪	44.6	2.4	21.6
全省		49.6	2.0	24.3

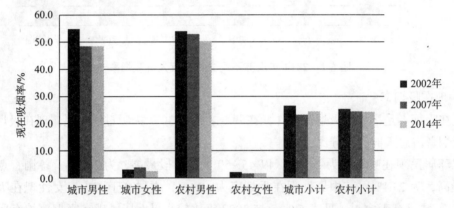

图 6.3　2002 年、2007 年、2014 年江苏 15 岁及以上人群现在吸烟率比较

3. 常吸烟率

根据 WHO 定义，常吸烟者是指符合吸烟者条件，调查时每天至少吸 1 支烟的人。常吸烟率为常吸烟者占总人群的百分比。

江苏居民常吸烟率为 22.1%，其中男性常吸烟率为 45.1%，以 45~59 岁年龄段最高，为 53.2%，城市、农村均为 45.1%；女性常吸烟率为 1.8%，随年龄增加而增高，城市高于农村（见表 6.3）。与 2007 年相比，男、女居民常吸烟率均有所下降，但城市居民常吸烟率略有上升，而农村稍有下降（见图 6.4）。

表 6.3　2014 年江苏 15 岁及以上人群常吸烟率

单位：%

人群分组		男性	女性	合计
居住地性质	城市	45.1	2.3	22.6
	农村	45.1	1.5	21.7
年龄组	15~17 岁	2.7	0.0	1.4
	18~44 岁	39.6	0.5	18.7
	45~59 岁	53.2	1.4	24.8
	≥60 岁	45.0	3.4	23.5

续表

人群分组		男性	女性	合计
调查点	常熟	53.2	0.9	26.0
	南京	44.8	3.9	23.1
	徐州	42.7	1.9	22.4
	大丰	34.2	2.8	17.0
	江阴	40.2	0.2	19.9
	太仓	50.3	0.8	24.7
	海门	46.6	2.8	20.6
	句容	46.1	2.3	23.4
	睢宁	49.3	1.0	21.7
	泗洪	38.6	2.2	18.8
全省		45.1	1.8	22.1

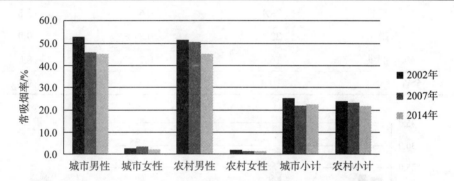

图 6.4　2002 年、2007 年、2014 年江苏 15 岁及以上人群常吸烟率比较

4. 重型吸烟率

重型吸烟者是指调查时每天吸 20 支及以上卷烟的吸烟者。重型吸烟率是指重型吸烟者在总人群中所占的百分比。

江苏居民重型吸烟率为 9.4%，其中男性重型吸烟率为 19.4%，以 45~59 岁年龄段最高，为 24.8%，农村高于城市；女性重型吸烟率为 0.6%，城市高于农村（见表 6.4）。与 2007 年相比，无论男性或女性、城市或农村，居民重型吸烟率均有较明显下降，尤其以男性下降幅度大（见图 6.5）。

表 6.4　2014 年江苏 15 岁及以上人群重型吸烟率

单位：%

人群分组		男性	女性	合计
居住地性质	城市	18.3	0.8	9.1
	农村	20.1	0.4	9.6

人群分组		男性	女性	合计
年龄组	15~17 岁	0.0	0.0	0.0
	18~44 岁	14.3	0.2	6.8
	45~59 岁	24.8	0.6	11.5
	≥60 岁	19.8	1.0	10.1
调查点	常熟	26.5	0.4	12.9
	南京	17.8	1.3	9.1
	徐州	11.6	0.8	6.3
	大丰	11.2	0.8	5.5
	江阴	20.4	0.0	10.0
	太仓	16.6	0.1	8.1
	海门	17.6	0.7	7.6
	句容	28.1	0.6	13.8
	睢宁	22.1	0.8	9.9
	泗洪	16.6	0.7	8.0
全省		19.4	0.6	9.4

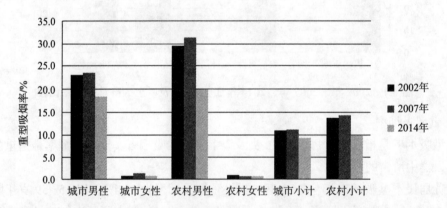

图 6.5 2002 年、2007 年、2014 年江苏 15 岁及以上人群重型吸烟率比较

（三）吸烟频率、平均吸烟量、吸烟类别及开始吸烟年龄

1. 吸烟频率

对现在吸烟者进行吸烟频率分析，分为每天吸烟、不是每天吸烟两种情况。

江苏居民现在吸烟者中吸烟频率以每天吸烟为主，占 90.9%，其中城市 92.8%，农村 89.6%；男性 90.9%，女性 91.4%。不是每天吸烟占 9.1%，其中城市 7.2%，农村 10.4%；男性 9.1%，女性 8.6%（见表 6.5）。

表 6.5　2014 年江苏 15 岁及以上人群现在吸烟频率分布

单位：%

人群分组		每天吸烟			不是每天吸烟		
		男	女	小计	男	女	小计
居住地性质	城市	92.7	94.2	92.8	7.3	5.8	7.2
	农村	89.6	88.7	89.6	10.4	11.3	10.4
年龄组	15~17 岁	40.0	—	40.0	60.0	—	60.0
	18~44 岁	85.7	100.0	85.9	14.3	0.0	14.1
	45~59 岁	92.7	92.3	92.7	7.3	7.7	7.3
	≥60 岁	93.6	90.1	93.3	6.4	9.9	6.7
全省		90.9	91.4	90.9	9.1	8.6	9.1

2. 平均吸烟量

平均吸烟量是指现在吸烟者平均每天吸烟的支数。

江苏居民平均吸烟量为 13.8 支 /d，其中男性平均吸烟量为 13.9 支 /d，女性平均吸烟量为 11.2 支 /d，男性高于女性；城市居民平均吸烟量为 13.5 支 /d，农村居民平均吸烟量为 14.1 支 /d，农村高于城市（见表 6.6）。与 2007 年相比，无论男性或女性、城市或农村，居民平均吸烟量均有不同程度下降（见图 6.6）。

表 6.6　2014 年江苏 15 岁及以上人群平均吸烟量

单位：支 / d

人群分组		男性	女性	合计
居住地性质	城市	13.6	11.3	13.5
	农村	14.2	11.2	14.1
年龄组	15~17 岁	3.5	0.0	3.5
	18~44 岁	11.8	13.3	11.9
	45~59 岁	15.0	12.7	14.9
	≥60 岁	14.6	10.4	14.3
调查点	常熟	15.2	12.7	15.2
	南京	14.4	11.8	14.2
	徐州	11.1	12.3	11.2
	大丰	11.0	9.2	10.8
	江阴	14.4	7.1	14.3
	太仓	11.9	11.3	11.9
	海门	14.1	8.2	13.5

人群分组		男性	女性	合计
调查点	句容	18.4	12.9	18.1
	睢宁	13.9	20.0	14.0
	泗洪	13.1	11.7	13.0
全省		13.9	11.2	13.8

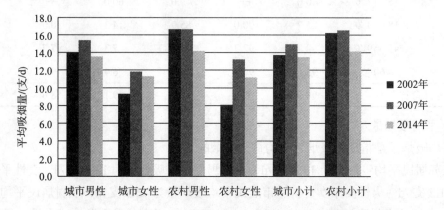

图 6.6　2002 年、2007 年、2014 年江苏 15 岁及以上人群平均吸烟量比较

3. 吸烟类别

江苏居民吸烟以吸过滤嘴香烟为主，占 96.8%，其次为吸无过滤嘴香烟、手卷烟或旱烟、烟斗或水烟袋、雪茄，分别占 2.4%、0.6%、0.2%、0.0%。无论男性或女性、城市或农村，绝大多数吸烟者吸过滤嘴香烟，且吸烟者中吸过滤嘴香烟的比例女性高于男性、农村高于城市（见表 6.7）。

表 6.7　2014 年江苏居民吸烟类别分布

单位：%

吸烟类别	城市			农村			男性小计	女性小计	男女合计
	男性	女性	小计	男性	女性	小计			
过滤嘴香烟	96.2	100.0	96.4	97.0	100.0	97.0	96.7	100.0	96.8
无过滤嘴香烟	3.5	0.0	3.3	1.8	0.0	1.8	2.5	0.0	2.4
雪茄	0.1	0.0	0.1	0.0	0.0	0.0	0.0	0.0	0.0
烟斗或水烟袋	0.1	0.0	0.1	0.3	0.0	0.3	0.2	0.0	0.2
手卷烟或旱烟	0.1	0.0	0.1	0.9	0.0	0.9	0.6	0.0	0.6

4. 平均开始吸烟年龄

平均开始吸烟年龄是指吸烟者尝试吸第一支烟的平均年龄。

江苏城乡吸烟者平均开始吸烟年龄为 23.0 岁，其中男性吸烟者平均开始吸烟年龄为 22.6 岁，女性吸烟者平均开始吸烟年龄为 32.8 岁，男性平均开始吸烟年龄明显早于女性。城市吸烟者平均开始吸烟年龄为 22.3 岁，农村吸烟者平均开始吸烟年龄为 23.6 岁，城市吸烟者平均开始吸烟年龄早于农村（见表 6.8）。与 2007 年相比，男性平均开始吸烟年龄略有提前，女性有所推后；城市平均吸烟年龄有所提前，农村略有推后。

表 6.8　2014 年江苏 15 岁及以上人群平均开始吸烟年龄

单位：岁

人群分组		男性	女性	合计
居住地性质	城市	21.8	31.6	22.3
	农村	23.2	34.0	23.6
年龄组	15~17 岁	16.0	—	16.0
	18~44 岁	21.3	22.0	21.3
	45~59 岁	22.1	28.3	22.3
	≥60 岁	24.2	35.5	25.1
全省		22.6	32.8	23.0

（四）戒烟情况

曾经戒过烟是指现在吸烟者中曾经有至少连续两年不吸烟的行为，吸烟者的曾经戒烟率是指现在吸烟者中曾经戒过烟的人所占的百分比。

江苏城乡吸烟者的曾经戒烟率为 13.1%，其中男性 12.9%，女性 16.7%，女性显著高于男性；城市吸烟者 15.0%，农村吸烟者 11.7%，城市显著高于农村。各调查点以南京最高，为 18.3%，江阴最低，为 8.5%（见表 6.9）。

表 6.9　2014 年江苏 15 岁及以上吸烟者曾经戒烟率

单位：%

人群分组		男性	女性	合计
居住地性质	城市	14.5	24.0	15.0
	农村	11.8	9.6	11.7
年龄组	15~17 岁	20.0	—	20.0
	18~44 岁	10.0	42.9	10.3
	45~59 岁	13.3	12.0	13.3
	≥60 岁	14.7	15.7	14.8
调查点	常熟	12.4	0.0	12.2
	南京	16.7	33.3	18.3
	徐州	17.0	0.0	16.4
	大丰	13.6	28.6	14.9
	江阴	8.6	0.0	8.5

人群分组		男性	女性	合计
调查点	太仓	15.4	16.7	15.4
	海门	10.7	6.7	10.3
	句容	9.3	16.7	9.6
	睢宁	14.2	0.0	13.9
	泗洪	11.1	7.7	10.9
全省		12.9	16.7	13.1

（五）被动吸烟情况

1. 一般情况

2014 年有 7 490 名 15 岁及以上居民参与了被动吸烟情况调查，其中：城市 3 086 人，占 41.2%（男性 987 人，女性 2 099 人），农村 4 404 人，占 58.8%（男性 1 336 人，女性 3 068 人）；15~17 岁 135 人，占 1.8%，18~44 岁 2 386 人，占 31.9%，45~59 岁 2 271 人，占 30.3%，60 岁及以上 2 698 人，占 36.0%。

2. 周围人员吸烟情况

周围人员吸烟情况是指现在不吸烟者认为周围环境（和自己一起生活或工作的人）中有人吸烟，这部分现在不吸烟者占整个现在不吸烟人群的百分比。

江苏城乡现在不吸烟居民中，有 44.9% 的人认为周围环境中有人吸烟，其中男性 36.1%，女性为 48.8%，女性明显高于男性。城市现在不吸烟居民中，有 44.1% 的人认为周围环境中有人吸烟，农村为 45.5%，农村略高于城市。各调查点以常熟最高，为 60.6%，海门最低，为 26.3%（见表 6.10）。

表 6.10　2014 年江苏居民周围人员吸烟情况

单位：%

人群分组		男性	女性	合计
居住地性质	城市	34.4	48.6	44.1
	农村	37.4	49.0	45.5
年龄组	15~17 岁	27.1	32.3	29.6
	18~44 岁	50.1	50.2	50.2
	45~59 岁	36.8	53.6	49.2
	≥60 岁	24.5	43.7	37.3
调查点	常熟	54.8	63.0	60.6
	南京	26.3	47.5	40.7
	徐州	28.4	41.2	36.9

人群分组		男性	女性	合计
调查点	大丰	22.6	33.0	29.3
	江阴	53.1	60.7	58.2
	太仓	43.5	58.5	54.0
	海门	16.7	29.8	26.3
	句容	36.4	51.3	46.6
	睢宁	24.4	41.4	37.2
	泗洪	32.5	42.5	39.3
全省		36.1	48.8	44.9

3. 被动吸烟率

被动吸烟者是指不吸烟者吸入吸烟者呼出的烟雾，每天 15 min 以上且平均每周至少 1 天以上者。被动吸烟率是指被动吸烟者占不吸烟者的百分比。

江苏居民被动吸烟率为 39.9%，其中男性为 32.3%，女性为 43.3%，女性被动吸烟率显著高于男性；城市居民被动吸烟率为 37.3%，农村居民被动吸烟率为 41.7%，农村高于城市（见表 6.11）。与 2007 年相比，江苏省居民被动吸烟率进一步下降（见图 6.7）。

表 6.11　2014 年江苏居民被动吸烟率

单位：%

人群分组		男性	女性	合计
居住地性质	城市	29.0	41.2	37.3
	农村	34.7	44.8	41.7
年龄组	15~17 岁	21.4	23.1	22.2
	18~44 岁	44.9	44.1	44.3
	45~59 岁	33.9	47.6	44.0
	≥60 岁	21.4	39.3	33.4
调查点	常熟	45.2	53.0	50.8
	南京	18.3	36.0	30.3
	徐州	26.1	38.3	34.2
	大丰	21.8	30.6	27.5
	江阴	49.1	55.3	53.2
	太仓	39.5	51.2	47.7
	海门	14.7	27.3	23.9
	句容	34.3	48.5	44.0

续表

人群分组		男性	女性	合计
调查点	睢宁	24.4	39.8	36.0
	泗洪	30.9	39.1	36.5
全省		32.3	43.3	39.9

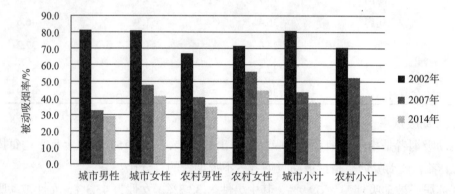

图 6.7　江苏居民被动吸烟率比较

4. 被动吸烟频率

被动吸烟频率按平均每周 1~2 天、平均每周 3~5 天、几乎每天三种情况进行分类。

江苏居民被动吸烟频率以几乎每天为主，占 48.6%，其次为平均每周 1~2 天、平均每周 3~5 天，分别占 28.6%、22.8%。其中城市居民被动吸烟频率依次分别为 53.0%、27.6%、19.4%，农村居民被动吸烟频率依次分别为 45.8%、29.2%、25.0%；男性居民被动吸烟频率依次分别为 34.4%、36.1%、29.5%，女性居民被动吸烟频率依次分别为 53.4%、26.1%、20.6%（见表 6.12）。无论城市居民或农村居民、男性或女性，每天被动吸烟频率较 2007 年几乎均出现不同程度的下降。

表 6.12　2014 年江苏居民被动吸烟频率

单位：%

被动吸烟频率	城市			农村			男性小计	女性小计	男女合计
	男性	女性	小计	男性	女性	小计			
平均每周 1~2 天	32.9	25.8	27.6	38.1	26.2	29.2	36.1	26.1	28.6
平均每周 3~5 天	23.8	17.9	19.4	33.0	22.3	25.0	29.5	20.6	22.8
几乎每天	43.4	56.3	53.0	28.9	51.5	45.8	34.4	53.4	48.6

二、饮酒行为

（一）一般情况

使用个人健康情况调查问卷，对 15 岁及以上人群进行饮酒情况调查，共调查 9 930 人，其中：城市 4 109 人，占 41.4%（男 1 948 人，女 2 161 人），农村 5 821 人，占 58.6%（男 2 699 人，女 3 122 人）；15~17 岁 140 人，占 1.4%，18~44 岁 3 054 人，占 30.8%，45~59 岁 3 113 人，占 31.3%，60 岁及以上 3 623 人，占 36.5%。

（二）饮酒现状

1. 饮酒率

饮酒者是指调查之日起的前 12 个月里饮过酒的人。饮酒率为饮酒者占总人群的百分比。

江苏 15 岁及以上居民饮酒率为 26.2%，其中男性为 48.2%，女性为 6.8%，男性显著高于女性，且男女性均以 45~59 岁年龄组最高；城市居民为 24.8%，农村居民为 27.2%，农村高于城市（见表 6.13）。

表 6.13 2014 年江苏 15 岁及以上人群饮酒率

单位：%

人群分组		男性	女性	合计
居住地性质	城市	45.2	6.5	24.8
	农村	50.5	7.1	27.2
年龄组	15~17 岁	4.0	1.5	2.9
	18~44 岁	44.5	5.7	23.8
	45~59 岁	60.1	7.9	31.5
	≥60 岁	43.6	7.0	24.6
调查点	常熟	49.7	6.3	27.1
	南京	33.5	7.1	19.5
	徐州	47.8	4.2	25.9
	大丰	48.5	7.7	26.1
	江阴	41.2	6.5	23.6
	太仓	45.4	2.6	23.3
	海门	48.3	12.0	26.7
	句容	56.2	6.5	30.4
	睢宁	56.6	3.1	26.0
	泗洪	60.1	13.1	34.5
全省		48.2	6.8	26.2

2. 饮酒类型

2014 年调查中，居民饮用的酒类有低度白酒（酒精体积分数≤38%）、高度白酒（酒精体积分数＞38%）、黄酒、米酒、啤酒、葡萄酒、其他酒类等七种。

江苏城乡饮酒者饮用低度白酒、高度白酒、黄酒、米酒、啤酒、葡萄酒、其他酒类的比例分别为 18.9%、54.1%、27.9%、6.6%、42.6%、10.8%、0.9%。城市居民、农村居民和男性饮酒者饮酒类型均以高度白酒为主，其次为啤酒，然后是黄酒和低度白酒；女性饮酒者饮酒类型以啤酒为主，其次为高度白酒，然后是葡萄酒、黄酒（见表 6.14）。

表 6.14　2014 年江苏 15 岁及以上居民饮酒类型分布

单位：%

饮酒类型	城市			农村			男性小计	女性小计	男女合计
	男性	女性	小计	男性	女性	小计			
低度白酒	23.6	10.7	21.9	17.6	12.7	16.9	20.0	11.9	18.9
高度白酒	58.4	38.6	55.7	55.4	38.0	53.0	56.6	38.2	54.1
黄酒	29.5	17.9	27.9	29.0	21.3	27.9	29.2	19.9	27.9
米酒	3.1	3.6	3.1	8.8	8.6	8.8	6.6	6.6	6.6
啤酒	42.4	42.9	42.5	43.5	38.5	42.8	43.0	40.2	42.6
葡萄酒	10.9	34.3	14.1	7.8	14.0	8.7	9.0	21.9	10.8
其他	1.0	0.0	0.9	0.7	1.8	0.9	0.8	1.1	0.9

3. 不同酒类摄入频率

不同酒类的摄入频率分每天 1 次及以上、每周 1~6 次、每月 1~3 次、每月 1 次以下四种情况。

江苏城乡居民中高度白酒摄入频率相对较高，达到每月 1 次及以上的居民占 12.8%，其中男性 24.9%，女性 2.0%，男性显著高于女性；城市居民 12.3%，农村居民 13.0%，农村稍高于城市。其次为啤酒（9.6%）和黄酒（6.5%）。摄入频率每天 1 次及以上比例最高的为高度白酒，为 5.3%，其次为黄酒（3.0%）和低度白酒（1.6%）（见表 6.15）。

表 6.15　2014 年江苏 15 岁及以上人群不同酒类摄入频率分布

单位：%

饮酒类型	摄入频率	城市			农村			男性小计	女性小计	男女合计
		男性	女性	小计	男性	女性	小计			
低度白酒	每天 1 次及以上	2.6	0.3	1.4	3.5	0.4	1.8	3.1	0.3	1.6
	每周 1~6 次	3.5	0.2	1.8	2.9	0.3	1.5	3.1	0.3	1.6
	每月 1~3 次	3.1	0.2	1.6	1.6	0.1	0.8	2.2	0.2	1.1
	每月 1 次以下	90.8	99.3	95.3	92.0	99.2	95.9	91.5	99.2	95.6

饮酒类型	摄入频率	城市			农村			男性小计	女性小计	男女合计
		男性	女性	小计	男性	女性	小计			
高度白酒	每天1次及以上	11.0	0.6	5.5	10.3	0.6	5.1	10.6	0.6	5.3
	每周1~6次	7.9	0.9	4.2	10.4	0.7	5.2	9.3	0.8	4.8
	每月1~3次	5.0	0.5	2.6	4.9	0.7	2.7	5.0	0.6	2.7
	每月1次以下	76.1	98.0	87.6	74.4	98.0	87.1	75.1	98.0	87.3
黄酒	每天1次及以上	4.0	0.1	1.9	7.4	0.7	3.8	6.0	0.5	3.0
	每周1~6次	5.0	0.1	2.4	4.4	0.3	2.2	4.7	0.2	2.3
	每月1~3次	2.9	0.3	1.6	1.7	0.3	0.9	2.2	0.3	1.2
	每月1次以下	88.1	99.4	94.1	86.5	98.7	93.0	87.2	99.0	93.5
米酒	每天1次及以上	0.3	0.0	0.1	1.7	0.3	1.0	1.1	0.2	0.6
	每周1~6次	0.2	0.0	0.1	1.5	0.2	0.8	1.0	0.1	0.5
	每月1~3次	0.6	0.1	0.3	0.9	0.1	0.4	0.7	0.1	0.4
	每月1次以下	99.0	99.9	99.4	95.9	99.5	97.8	97.2	99.6	98.5
啤酒	每天1次及以上	2.0	0.0	1.0	2.5	0.5	1.4	2.3	0.3	1.2
	每周1~6次	7.1	0.8	3.8	9.8	0.5	4.8	8.6	0.6	4.4
	每月1~3次	8.0	0.6	4.2	7.0	1.1	3.8	7.4	0.9	3.9
	每月1次以下	82.8	98.5	91.1	80.8	97.9	90.0	81.6	98.1	90.4
葡萄酒	每天1次及以上	0.5	0.4	0.4	0.6	0.1	0.3	0.5	0.2	0.4
	每周1~6次	1.3	0.2	0.7	1.1	0.4	0.7	1.2	0.3	0.7
	每月1~3次	1.9	0.5	1.1	0.9	0.2	0.5	1.3	0.3	0.8
	每月1次以下	96.3	98.9	97.7	97.4	99.3	98.4	97.0	99.1	98.1
其他	每天1次及以上	0.2	0.0	0.1	0.2	0.0	0.1	0.2	0.0	0.1
	每周1~6次	0.1	0.0	0.0	0.1	0.0	0.0	0.1	0.0	0.0
	每月1~3次	0.2	0.0	0.1	0.0	0.0	0.0	0.1	0.0	0.1
	每月1次以下	99.6	100.0	99.8	99.7	99.9	99.9	99.7	99.9	99.8

注："每月小于1次"包括"从来不摄入"

4. 不同酒类平均每次饮用量

不同酒类平均每次饮用量是指饮酒者如果饮用某一类型酒，平均每次饮用的量。

江苏城乡居民低度白酒、高度白酒、黄酒、米酒、啤酒、葡萄酒、其他酒类的平均每次饮用量分别为3.1两、2.8两、10.3两、6.5两、22.3两、5.4两、3.6两。无论哪一类别的酒，城市居民平均每次饮用量均比农村居民高；除黄酒外，其余类别酒男性平均每次饮用量均高于女性（见表6.16）。

表 6.16　2014 年江苏 15 岁及以上人群不同酒类平均每次饮用量

单位：两

饮酒类型	城市			农村			男性小计	女性小计	男女合计
	男性	女性	小计	男性	女性	小计			
低度白酒	3.3	1.9	3.2	3.2	1.9	3.0	3.3	1.9	3.1
高度白酒	3.0	2.1	2.9	2.8	1.5	2.7	2.9	1.7	2.8
黄酒	11.1	6.0	10.7	9.6	13.0	10.0	10.2	10.6	10.3
米酒	7.5	5.0	7.1	6.6	4.8	6.3	6.7	4.9	6.5
啤酒	30.0	28.4	29.7	18.9	8.1	17.6	23.2	16.5	22.3
葡萄酒	7.3	3.8	6.2	5.0	3.2	4.6	6.1	3.6	5.4
其他	5.8	—	5.8	2.4	2.1	2.3	3.9	2.1	3.6

平均每次饮用高度白酒 100 g 以下的居民占 23.8%，饮用 100 g 至 200 g 的占 60.9%，饮用 200 g 以上的占 15.3%。平均每次饮用 100 g 以下高度白酒者比例，城市高于农村，女性高于男性；平均每次饮 100~200 g 者比例则农村高于城市，男性高于女性；平均每次饮 200 g 以上者比例，城市高于农村，男性远高于女性（见表 6.17）。

表 6.17　2014 年江苏 15 岁及以上人群高度白酒平均每次饮用量分布

单位：%

人群分组		< 100 g			100~200 g			≥ 200 g		
		男	女	小计	男	女	小计	男	女	小计
居住地性质	城市	21.8	50.0	24.5	59.5	42.6	57.8	18.7	7.4	17.6
	农村	19.4	58.3	23.3	65.5	40.5	63.0	15.1	1.2	13.7
年龄组	15~17 岁	0.0	—	0.0	66.7	—	66.7	33.3	—	33.3
	18~44 岁	14.7	27.3	15.4	64.4	59.1	64.1	21.0	13.6	20.5
	45~59 岁	17.7	58.5	22.1	63.3	38.5	60.6	19.0	3.1	17.3
	≥60 岁	29.7	62.7	33.6	61.4	37.3	58.6	8.9	0.0	7.9
调查点	常熟	7.0	33.3	8.5	57.0	50.0	56.6	36.0	16.7	34.9
	南京	27.1	30.8	27.5	58.5	69.2	59.5	14.4	0.0	13.0
	徐州	26.1	50.0	27.9	60.6	33.3	58.4	13.4	16.7	13.6
	大丰	23.5	65.2	29.0	60.8	30.4	56.8	15.7	4.3	14.2
	江阴	17.9	0.0	17.4	64.2	100.0	65.2	17.9	0.0	17.4
	太仓	12.7	—	12.7	49.1	—	49.1	38.2	—	38.2
	海门	21.1	25.0	21.7	63.2	75.0	65.2	15.8	0.0	13.0
	句容	22.1	52.2	24.8	63.2	43.5	61.4	14.7	4.3	13.8

续表

人群分组		< 100 g			100~200 g			≥ 200 g		
		男	女	小计	男	女	小计	男	女	小计
调查点	睢宁	15.0	88.9	19.5	72.9	11.1	69.1	12.1	0.0	11.4
	泗洪	21.3	60.9	27.6	67.6	39.1	63.1	11.1	0.0	9.3
全省		20.4	55.1	23.8	63.0	41.3	60.9	16.5	3.6	15.3

三、体力活动

（一）职业性体力活动

1. 一般情况

使用体力活动调查问卷，对 6 岁及以上人群进行职业性体力活动情况调查，共调查 10 867 人，其中：城市 4 542 人（男性 2 163 人，女性 2 379 人），占 41.8%，农村 6 325 人（男性 2 968 人，女性 3 357 人），占 58.2%；6~14 岁 883 人，占 8.1%，15~17 岁 171 人，占 1.6%，18~44 岁 3 066 人，占 28.2%，45~59 岁 3 122 人，占 28.7%，60 岁及以上 3 625 人，占 33.4%；在校学生 1 102 人，占 10.1%，在职人员 2 310 人，占 21.3%，农民 4 795 人，占 44.1%，其他人员 2 660 人，占 24.5%。

2. 在校学生体力活动

（1）平均每周上课时间　江苏在校学生平均每周上课 5.1 d，不论城市、农村学生还是男、女生，在校学生的平均每周上课时间均为 5.1 d。各调查点中，句容、泗洪在校学生平均每周上课时间最长，均为 5.2 d，太仓最短，为 4.9 d（见表 6.18）。

表 6.18　2014 年江苏在校学生平均每周上课时间

单位：d

性别	常熟	南京	徐州	大丰	江阴	太仓	海门	句容	睢宁	泗洪	城市小计	农村小计	全省
男生	5.0	5.0	5.0	5.1	5.1	4.8	5.0	5.2	5.0	5.2	5.1	5.1	5.1
女生	5.0	5.1	5.1	5.1	5.0	5.0	5.1	5.1	5.0	5.2	5.1	5.1	5.1
合计	5.0	5.1	5.1	5.1	5.1	4.9	5.1	5.2	5.0	5.2	5.1	5.1	5.1

（2）平均每天体育活动时间　江苏在校学生在校期间平均每天体育活动时间为 59.2 min。其中男生平均每天体育活动时间 62.3 min，女生 55.9 min，男生多于女生；城市学生平均每天体育活动时间 63.0 min，农村学生 55.9 min，城市多于农村。各调查点中，大丰在校学生平均每天体育活动时间最长，达 72.6 min，泗洪最短，为 44.9 min（见表 6.19）。

表 6.19　2014 年江苏在校学生平均每天体育活动时间

单位：min

性别	常熟	南京	徐州	大丰	江阴	太仓	海门	句容	睢宁	泗洪	城市小计	农村小计	全省
男生	49.8	58.8	61.2	78.8	56.6	59.9	64.4	62.7	67.2	46.6	67.4	58.0	62.3
女生	46.8	65.1	53.8	66.1	60.9	52.1	55.0	50.7	63.6	43.2	58.5	53.4	55.9
合计	48.1	61.5	57.9	72.6	58.8	56.2	60.0	58.1	65.8	44.9	63.0	55.9	59.2

（3）平均每天写作业时间　江苏在校学生平均每天写作业时间为 1.4 h，城市学生和农村学生一致，均为 1.4 h，男生和女生相差无几。各调查点中，句容在校学生平均每天写作业时间最长，为 1.9 h，徐州最短，为 0.8 h（见表 6.20）。

表 6.20　2014 年江苏在校学生平均每天写作业时间

单位：h

性别	常熟	南京	徐州	大丰	江阴	太仓	海门	句容	睢宁	泗洪	城市小计	农村小计	全省
男生	1.1	1.8	0.9	1.7	1.7	1.6	1.3	1.9	0.9	1.0	1.4	1.3	1.3
女生	1.5	1.9	0.7	1.5	1.9	1.7	1.6	2.1	1.0	1.0	1.3	1.4	1.4
合计	1.3	1.8	0.8	1.6	1.8	1.6	1.4	1.9	1.0	1.0	1.4	1.4	1.4

3. 在职人员体力活动

（1）平均每周工作时间　江苏在职人员平均每周工作 5.9 d，不论城市、农村居民还是男、女性，在职人员的平均每周工作时间均为 5.9 d。各调查点中，江阴、睢宁在职人员的平均每周工作时间最长，均为 6.2 d，南京最短，为 5.5 d（见表 6.21）。

表 6.21　2014 年江苏在职人员平均每周工作时间

单位：d

性别	常熟	南京	徐州	大丰	江阴	太仓	海门	句容	睢宁	泗洪	城市小计	农村小计	全省
男性	6.1	5.4	5.5	6.1	6.2	5.7	6.0	5.8	6.5	5.7	5.9	5.9	5.9
女性	6.1	5.6	5.6	6.2	6.1	5.6	5.9	5.9	5.8	5.5	5.9	5.9	5.9
合计	6.1	5.5	5.6	6.1	6.2	5.7	6.0	5.9	6.2	5.7	5.9	5.9	5.9

（2）平均每天工作时间　江苏在职人员平均每天工作时间为 8.5 h，其中平均每天工作时坐的时间为 4.7 h。城市和农村在职人员的平均每天工作时间一致，均为 8.5 h；男性在职人员平均每天工作时间 8.6 h，女性 8.4 h。其中在职人员平均每天工作时坐的时间为城市 4.8 h，农村 4.6 h；男性 4.4 h，女性 5.0 h（见表 6.22，表 6.23）。

表 6.22　2014 年江苏在职人员平均每天工作时间

单位：h

性别	常熟	南京	徐州	大丰	江阴	太仓	海门	句容	睢宁	泗洪	城市小计	农村小计	全省
男性	8.8	8.3	8.0	8.7	8.6	8.6	8.3	8.3	9.8	8.4	8.6	8.5	8.6
女性	8.7	7.8	7.7	8.3	8.4	8.6	7.7	8.4	8.5	8.0	8.4	8.4	8.4
合计	8.8	8.1	7.9	8.6	8.5	8.6	8.0	8.4	9.1	8.2	8.5	8.5	8.5

表 6.23　2014 年江苏在职人员平均每天工作时坐的时间

单位：h

性别	常熟	南京	徐州	大丰	江阴	太仓	海门	句容	睢宁	泗洪	城市小计	农村小计	全省
男性	4.6	4.7	3.5	4.0	4.0	4.6	3.6	3.9	6.5	4.3	4.5	4.3	4.4
女性	5.6	4.0	4.4	4.8	4.3	6.0	5.7	5.5	3.8	4.0	5.1	5.0	5.0
合计	5.1	4.4	3.9	4.3	4.1	5.2	4.6	4.4	5.1	4.2	4.8	4.6	4.7

4. 农民体力活动

（1）不以农活为主的农民

① 平均每周工作时间　江苏不以农活为主的农民平均每周工作 6.1 d，其中城市 6.2 d，农村 6.1 d；男性 6.1 d，女性 6.2 d（见表 6.24）。

表 6.24　2014 年江苏不以农活为主的农民平均每周工作时间

单位：d

性别	常熟	南京	徐州	大丰	江阴	太仓	海门	句容	睢宁	泗洪	城市小计	农村小计	全省
男性	6.3	5.0	6.1	6.1	6.2	6.0	6.1	6.2	6.2	6.1	6.2	6.1	6.1
女性	6.4	—	5.3	6.0	6.5	6.0	6.2	6.0	6.3	6.5	6.1	6.2	6.2
合计	6.3	5.0	5.8	6.1	6.3	6.0	6.1	6.1	6.2	6.2	6.2	6.1	6.1

② 平均每天工作时间　江苏不以农活为主的农民平均每天工作时间为 8.5 h，其中平均每天工作时坐的时间为 3.7 小时。不以农活为主的农民无论是城市、农村农民，还是男性、女性，平均每天工作时间一致，均为 8.5 h，其中平均每天工作时坐的时间为城市 3.9 h，农村 3.6 h；男性 3.1 h，女性 4.6 h（见表 6.25，表 6.26）。

表 6.25　2014 年江苏不以农活为主的农民平均每天工作时间

单位：h

性别	常熟	南京	徐州	大丰	江阴	太仓	海门	句容	睢宁	泗洪	城市小计	农村小计	全省
男性	8.5	8.0	7.8	8.7	8.1	8.6	8.3	8.5	8.6	9.1	8.4	8.6	8.5
女性	8.8	—	7.4	8.8	8.3	8.4	7.7	8.3	8.7	8.5	8.6	8.4	8.5

性别	常熟	南京	徐州	大丰	江阴	太仓	海门	句容	睢宁	泗洪	城市小计	农村小计	全省
合计	8.6	8.0	7.7	8.8	8.2	8.5	8.1	8.5	8.6	9.0	8.5	8.5	8.5

表 6.26　2014 年江苏不以农活为主的农民平均每天工作时坐的时间

单位：h

性别	常熟	南京	徐州	大丰	江阴	太仓	海门	句容	睢宁	泗洪	城市小计	农村小计	全省
男性	4.1	2.0	2.7	2.2	4.1	4.3	2.2	2.2	2.8	2.1	3.2	3.1	3.1
女性	4.6	—	2.6	5.5	5.0	4.9	5.9	3.6	3.2	3.1	4.7	4.5	4.6
合计	4.4	2.0	2.6	3.8	4.5	4.6	3.7	2.6	3.0	2.3	3.9	3.6	3.7

（2）以农活为主的农民

① 过去一年中的农忙时间　江苏以农活为主的农民过去一年中的农忙时间为 4.4 个月，其中城市 5.4 个月，农村 3.9 个月；男性 4.5 个月，女性 4.4 个月（见表 6.27）。

表 6.27　2014 年江苏以农活为主的农民过去一年中的农忙时间

单位：月

性别	常熟	南京	徐州	大丰	江阴	太仓	海门	句容	睢宁	泗洪	城市小计	农村小计	全省
男性	1.6	—	8.3	5.0	7.4	4.3	3.3	4.7	3.2	4.8	5.5	3.9	4.5
女性	2.4	—	7.7	4.9	4.1	4.7	3.3	4.8	3.4	4.5	5.3	3.9	4.4
合计	2.0	—	7.9	5.0	5.5	4.6	3.3	4.7	3.3	4.7	5.4	3.9	4.4

② 过去一年中的农闲时间　江苏以农活为主的农民过去一年中的农闲时间为 7.1 个月，其中城市 6.4 个月，农村 7.5 个月；男性 7.0 个月，女性 7.1 个月（见表 6.28）。

表 6.28　2014 年江苏以农活为主的农民过去一年中的农闲时间

单位：月

性别	常熟	南京	徐州	大丰	江阴	太仓	海门	句容	睢宁	泗洪	城市小计	农村小计	全省
男性	8.4	—	3.0	6.8	4.0	7.6	7.9	6.5	8.3	6.8	6.2	7.5	7.0
女性	8.7	—	4.0	6.9	6.6	7.0	7.9	6.9	7.7	7.2	6.5	7.5	7.1
合计	8.5	—	3.6	6.9	5.5	7.2	7.9	6.7	8.0	7.0	6.4	7.5	7.1

5. 职业性体力活动强度

职业性体力活动强度分轻度、中度、重度三种情况。轻度为工作时有 75% 时间坐或站立，25% 时间站着活动；中度为工作时有 25% 时间坐或站立，75% 时间从事中等强度的特殊职业活动；重度为工作时有 40% 时间坐或站立，60% 时间从事重强度特殊职业活动。

江苏居民职业性体力活动强度轻度、中度、重度的比例分别为42.7%、47.6%、9.7%。其中男性居民三种职业性体力活动强度分别为38.3%、50.1%、11.6%，女性分别为47.6%、44.9%、7.5%，女性职业性体力活动强度轻度的比例高于男性；城市居民三种职业性体力活动强度分别为44.9%、48.5%、6.6%，农村分别为41.3%、46.9%、11.8%，城市居民职业性体力活动强度轻度的比例高于农村（见图6.8）。

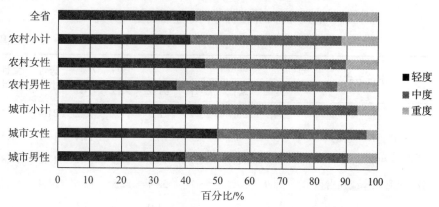

图6.8　2014年江苏居民职业性体力活动强度分布

（二）出行

1. 出行方式

居民出行的主要方式有步行、骑自行车/三轮车、坐公交车（公共汽车、地铁、校车等）、开/坐私家车（汽车、摩托车、电动车）或乘出租车和其他五种。江苏居民出行以开/坐私家车或乘出租车为主，占58.5%，其次为步行（18.8%）、骑自行车/三轮车（14.6%）、坐公交车（5.4%）、其他（2.6%）。其中城市居民五种出行方式的比例分别为57.1%、18.4%、16.3%、6.5%、1.7%，农村分别为59.4%、19.2%、13.4%、4.6%、3.4%；男性居民五种出行方式的比例分别为65.9%、14.2%、12.7%、5.3%、2.0%，女性分别为51.8%、23.0%、16.3%、5.5%、3.3%。男性开/坐私家车或乘出租车的比例高于女性，而步行和骑自行车/三轮车的比例低于女性；城市和农村居民间的出行方式无显著差异（图6.9）。

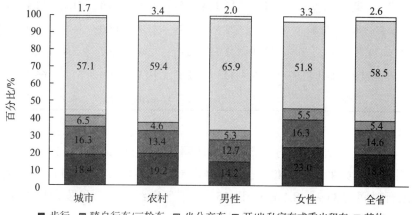

图6.9　2014年江苏居民出行方式构成

对不同职业居民出行方式进行分析，江苏各类职业居民的出行方式均以开/坐私家车或乘出租车为主。其中步行、骑自行车/三轮车、坐公交车、开/坐私家车或乘出租车的比例，在校学生分别为20.9%、8.8%、13.9%、55.2%，在职人员分别为5.4%、9.9%、6.2%、78.4%，其他人员分别为29.9%、15.0%、5.6%、45.4%，农民分别为18.7%、18.0%、3.0%、56.8%（见表6.29）。

表 6.29　2014 年江苏不同职业居民出行方式

单位：%

职业	出行方式	城市			农村			男性小计	女性小计	男女合计
		男性	女性	小计	男性	女性	小计			
在校学生	步行	24.7	23.1	23.9	18.5	17.7	18.2	21.4	20.4	20.9
	骑自行车/三轮车	5.3	6.5	5.9	14.1	8.3	11.4	10.1	7.4	8.8
	坐公交车	11.0	12.7	11.9	13.1	18.9	15.7	12.2	15.8	13.9
	开/坐私家车或乘出租车	58.9	57.3	58.1	52.4	52.8	52.6	55.4	55.0	55.2
	其他	0.0	0.4	0.2	1.9	2.3	2.1	1.0	1.3	1.2
在职人员	步行	3.7	7.1	5.2	5.0	6.1	5.5	4.4	6.6	5.4
	骑自行车/三轮车	11.2	15.6	13.2	5.3	8.4	6.6	8.1	12.1	9.9
	坐公交车	7.0	9.1	8.0	4.1	4.9	4.5	5.5	7.0	6.2
	开/坐私家车或乘出租车	77.9	68.2	73.5	85.5	80.4	83.3	81.8	74.1	78.4
	其他	0.2	0.0	0.1	0.1	0.2	0.2	0.2	0.1	0.1
其他人员	步行	25.8	37.8	32.0	21.7	32.5	27.4	23.9	35.3	29.9
	骑自行车/三轮车	16.5	19.9	18.3	10.1	12.2	11.2	13.6	16.3	15.0
	坐公交车	7.8	8.1	7.9	3.4	2.6	3.0	5.8	5.5	5.6
	开/坐私家车或乘出租车	46.4	30.7	38.3	60.5	47.5	53.6	52.9	38.6	45.4
	其他	3.5	3.5	3.5	4.3	5.2	4.8	3.9	4.3	4.1
农民	步行	8.6	16.9	13.5	14.0	26.0	21.0	12.4	23.2	18.7
	骑自行车/三轮车	17.3	22.6	20.4	15.3	18.0	16.9	15.9	19.4	18.0
	坐公交车	2.4	1.7	2.0	2.9	3.7	3.4	2.8	3.1	3.0
	开/坐私家车或乘出租车	71.3	56.1	62.3	64.9	46.9	54.4	66.8	49.8	56.8
	其他	0.5	2.6	1.8	2.8	5.3	4.3	2.2	4.5	3.5

2. 出行时间

江苏 6 岁及以上居民平均每天出行时间为 46.7 min，其中男性 49.1 min，女性 44.5 min，男性高于女性，城市 48.6 min，农村 45.3 min，城市高于农村。不同年龄组居民平均每天出行时间为 33.9~48.4 min，以 15~17 岁年龄组最低，60 岁及以上年龄组最高。坐公交车出行居民平均每天出行时间最长，为 58.8 min，其次为步行、骑自行车/三轮车、开/坐私家车或乘出租车和其他方式出行居民，分别为 49.0 min、47.2 min、44.7 min 和 37.0 min（见表 6.30）。

表 6.30　2014 年江苏居民平均每天出行时间

单位：min

人群分组		男性	女性	合计
居住地性质	城市	51.4	46.0	48.6
	农村	47.3	43.4	45.3
年龄组	6~14 岁	36.7	33.1	35.0
	15~17 岁	32.0	36.1	33.9
	18~44 岁	50.5	44.5	47.3
	45~59 岁	50.8	46.2	48.3
	≥60 岁	50.7	46.0	48.4
出行方式	步行	51.8	47.5	49.0
	骑自行车/三轮车	49.5	45.7	47.2
	坐公交车	58.5	59.1	58.8
	开/坐私家车或乘出租车	47.7	41.3	44.7
	其他	33.2	41.5	37.0
全省		49.1	44.5	46.7

（三）锻炼

锻炼是指为了维持或改善自身健康状况、增强身体素质而有计划地经常进行某些身体活动。

1. 一般情况

共 10 862 名居民参与了本次锻炼情况调查，其中城市 4 546 人（男性 2 165 人，女性 2 381 人），占 41.9%；农村 6 316 人（男性 2 966 人，女性 3 350 人），占 58.1%。

2. 参加锻炼比例

江苏 6 岁及以上居民参加锻炼的比例为 19.6%，45~59 岁年龄组参加锻炼比例最低，为 17.3%；15~17 岁年龄组最高，为 35.1%。其中城市居民参加锻炼比例为 20.8%，农村为 18.7%，城市高于农村；男性居民参加锻炼比例为 20.1%，女性为 19.1%，男性高于女性。在各调查点中，居民参加锻炼比例差别较大，南京最高，为 39.9%；海门最低，为 4.6%（见表 6.31）。

表 6.31　2014 年江苏居民参加锻炼比例

单位：%

人群分组		男性	女性	合计
居住地性质	城市	21.4	20.3	20.8
	农村	19.1	18.3	18.7

人群分组		男性	女性	合计
年龄组	6~14 岁	32.6	35.1	33.8
	15~17 岁	43.3	25.9	35.1
	18~44 岁	20.0	16.3	18.0
	45~59 岁	15.4	18.9	17.3
	≥60 岁	19.4	17.9	18.7
调查点	常熟	21.5	19.7	20.5
	南京	40.4	39.5	39.9
	徐州	17.1	17.3	17.2
	大丰	6.8	5.9	6.3
	江阴	33.7	34.4	34.1
	太仓	23.8	24.3	24.1
	海门	4.7	4.6	4.6
	句容	16.8	21.6	19.2
	睢宁	7.0	4.1	5.4
	泗洪	16.3	12.9	14.5
全省		20.1	19.1	19.6

对不同职业人群参加锻炼情况进行分析发现，江苏居民以在校学生锻炼比例最高，为 34.5%，其次为其他人员和在职人员，分别为 28.7% 和 23.7%，农民最低，为 9.1%（见图 6.10）。

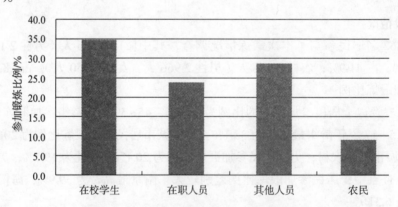

图 6.10　2014 年江苏不同职业人群参加锻炼比例

3. 锻炼类型

江苏参加锻炼居民中参加每次至少 10 min 中等强度及以上锻炼的占 96.6%，农村高于城市，性别间基本无差异；参加每次 20 min 重强度锻炼的占 29.2%，城市略高于农村，男性高于女性（见表 6.32）。

表 6.32　2014 年江苏居民参加锻炼类型

单位：%

人群分组		每次至少 10 min 中等强度及以上锻炼			每次 20 min 重强度锻炼		
		男	女	小计	男	女	小计
居住地性质	城市	95.7	96.1	95.9	33.5	25.6	29.5
	农村	97.2	97.1	97.1	33.5	25.0	29.1
年龄组	6~14 岁	98.0	98.0	98.0	63.3	53.0	58.2
	15~17 岁	100.0	100.0	100.0	64.1	42.9	56.7
	18~44 岁	97.2	96.6	96.9	39.3	29.2	34.4
	45~59 岁	95.9	95.7	95.7	24.0	17.9	20.3
	≥60 岁	95.3	96.7	96.0	18.0	15.8	16.9
全省		96.5	96.6	96.6	33.5	25.3	29.2

4. 锻炼频率

江苏城乡居民中参加每次至少 10 min 中等强度及以上锻炼的居民平均每周锻炼 4.7 d，城乡间锻炼频率相当，男性低于女性，15 岁及以上人群锻炼频率随着年龄增高而增加。参加每次 20 min 重强度锻炼的居民平均每周锻炼 2.6 d，城市高于农村，男女锻炼频率相当，45~59 岁年龄组居民锻炼频率最高，达 3.5 d/ 周（见表 6.33）。

表 6.33　2014 年江苏居民参加锻炼频率

单位：d / 周

人群分组		每次至少 10 min 中等强度及以上锻炼			每次 20 min 重强度锻炼		
		男	女	小计	男	女	小计
居住地性质	城市	4.5	4.8	4.6	3.0	2.9	3.0
	农村	4.5	4.8	4.7	2.3	2.5	2.4
年龄组	6~14 岁	3.3	3.6	3.5	2.1	2.4	2.2
	15~17 岁	3.4	2.9	3.2	2.4	1.3	2.1
	18~44 岁	3.7	4.3	4.0	2.4	2.3	2.4
	45~59 岁	5.1	5.3	5.2	3.6	3.5	3.5
	≥60 岁	5.5	5.4	5.5	3.0	3.0	3.0
全省		4.5	4.8	4.7	2.6	2.7	2.6

5. 锻炼时间

江苏城乡参加每次至少 10 min 中等强度及以上锻炼的居民平均每日锻炼时间为 54.0 min，城市高于农村，女性高于男性，随着年龄增加，每日锻炼时间增加（见表 6.34）。

表 6.34　2014 年江苏居民参加每次至少 10 min 中等强度及以上锻炼的平均每日锻炼时间

单位：min

人群分组		男性	女性	小计
居住地性质	城市	53.9	56.3	55.2
	农村	52.1	53.9	53.0
年龄组	6~14 岁	38.6	39.5	39.0
	15~17 岁	51.7	31.2	44.4
	18~44 岁	52.9	48.6	50.8
	45~59 岁	51.6	64.1	59.1
	≥60 岁	60.5	59.8	60.2
全省		52.9	55.0	54.0

将居民参加每次至少 10 min 中等强度及以上锻炼的平均每日锻炼时间分为 10~19.9 min、20~39.9 min、不低于 40 min 三种情况。江苏居民中平均每天锻炼 10~19.9 min 的占 4.9%，20~39.9 min 的占 35.5%，不低于 40 min 的占 59.7%。

（四）家务劳动

1. 一般情况

共 10 867 人参与本次家务劳动情况调查，其中：城市 4 542 人（男性 2 163 人，女性 2 379 人），占 41.8%；农村 6 325 人（男性 2 968 人，女性 3 357 人），占 58.2%。

2. 参加家务劳动比例

江苏居民参加家务劳动的比例为 83.5%，其中男性居民参加家务劳动的比例为 75.2%，女性为 91.0%，女性显著高于男性；城市居民参加家务劳动的比例为 82.0%，农村为 84.6%，农村高于城市（见表 6.35）。与 2007 年相比，不论男女、城乡，参加家务劳动的居民比例均有不同程度增高，且各个年龄组均有增高。

表 6.35　2014 年江苏居民参加家务劳动比例

单位：%

人群分组		男性	女性	合计
居住地性质	城市	74.0	89.4	82.0
	农村	76.0	92.1	84.6
年龄组	6~14 岁	41.4	41.3	41.3
	15~17 岁	34.4	65.4	49.1
	18~44 岁	69.4	91.9	81.4
	45~59 岁	80.3	98.6	90.4
	≥60 岁	86.7	95.6	91.3

人群分组		男性	女性	合计
调查点	常熟	73.4	88.6	81.4
	南京	73.3	89.1	81.6
	徐州	67.0	89.8	78.3
	大丰	80.6	90.4	85.9
	江阴	78.2	90.1	84.2
	太仓	75.3	91.1	83.4
	海门	84.3	97.9	92.4
	句容	80.1	95.4	87.9
	睢宁	81.4	92.5	87.4
	泗洪	62.3	88.2	76.3
全省		75.2	91.0	83.5

3. 做家务时间

江苏 6 岁及以上居民平均每天做家务的时间为 66.3 min，45~59 岁年龄组做家务时间最长，为 83.2 min，其次为 60 岁及以上和 18~44 岁年龄组，分别为 81.6 min 和 51.1 min，儿童、青少年做家务时间最少。其中男性居民平均每天做家务的时间为 41.3 min，女性为 88.7 min，女性显著高于男性；城市居民平均每天做家务的时间为 62.4 min，农村为 69.1 min，农村高于城市（见表 6.36）。与 2007 年相比，无论哪个年龄段，居民平均每天做家务时间均大大减少，与 2010—2012 年全国 1.1 h 基本持平。

表 6.36　2014 年江苏居民平均每天做家务时间

单位：min

人群分组		男性	女性	合计
居住地性质	城市	40.5	82.4	62.4
	农村	42.0	93.2	69.1
年龄组	6~14 岁	7.6	8.1	7.9
	15~17 岁	6.8	17.1	11.7
	18~44 岁	26.9	72.1	51.1
	45~59 岁	45.5	114.1	83.2
	≥60 岁	60.4	101.3	81.6
调查点	常熟	39.9	71.4	56.5
	南京	46.8	92.3	70.7
	徐州	22.3	79.5	50.8
	大丰	49.2	90.2	71.1

续表

人群分组		男性	女性	合计
调查点	江阴	41.8	83.3	62.9
	太仓	41.8	80.5	61.7
	海门	57.5	100.6	83.0
	句容	49.1	112.8	81.7
	睢宁	39.2	107.2	76.1
	泗洪	28.5	85.4	59.3
全省		41.3	88.7	66.3

（五）业余静态生活时间

1. 一般情况

2014 年江苏省参与静态生活方式调查的居民共 10 732 人，其中：城市 4 499 人（男性 2 146 人，女性 2 353 人），占 41.9%，农村 6 233 人（男性 2 931 人，女性 3 302 人），占 58.1%；6~14 岁 884 人，占 8.2%，15~17 岁 170 人，占 1.6%，18~44 岁 3 043 人，占 28.4%，45~59 岁 3 094 人，占 28.8%，60 岁及以上 3 541 人，占 33.0%。

2. 平均每天业余静态生活方式时间

江苏 6 岁及以上居民平均每天业余静态生活（看电视、使用电脑、玩电子游戏、阅读、写作业、打牌等）时间为 2.4 h，15~17 岁年龄组最长，为 3.4 h，其余各年龄组差别不大。其中男性居民平均每天业余静态生活时间为 2.5 h，女性为 2.3 h，男性高于女性；城市居民平均每天业余静态生活时间和农村一致，均为 2.4 h（见表 6.37）。与 2007 年相比，居民平均每天业余静态生活时间无变化，低于 2010—2012 年全国 2.7 h 的平均水平。

表 6.37　2014 年江苏居民平均每天业余静态生活时间

单位：h

人群分组		男性	女性	合计
居住地性质	城市	2.5	2.3	2.4
	农村	2.5	2.4	2.4
年龄组	6~14 岁	2.6	2.6	2.6
	15~17 岁	3.5	3.3	3.4
	18~44 岁	2.5	2.4	2.4
	45~59 岁	2.3	2.3	2.3
	≥60 岁	2.4	2.2	2.3
调查点	常熟	2.4	2.2	2.3
	南京	2.8	2.8	2.8
	徐州	2.2	2.1	2.1

续表

人群分组		男性	女性	合计
调查点	大丰	2.4	2.3	2.4
	江阴	2.6	2.5	2.5
	太仓	2.6	2.5	2.5
	海门	2.3	2.2	2.2
	句容	2.7	2.6	2.6
	睢宁	2.2	2.3	2.3
	泗洪	2.1	2.1	2.1
全省		2.5	2.3	2.4

四、睡眠情况

（一）一般情况

对 10 870 人的睡眠情况进行了调查，其中：男性 5 133 人（城市 2 167 人，农村 2 966 人），占 47.2%，女性 5 737 人（城市 2 384 人，农村 3 353 人），占 52.8%；6~12 岁 726 人，占 6.7%，13~17 岁 327 人，占 3.0%；18~44 岁 3 069 人，占 28.2%，45~59 岁 3 122 人，占 28.7%；60 岁及以上 3 626 人，占 33.4%。

（二）睡眠时间

1. 平均睡眠时间

江苏 6 岁及以上居民平均每天睡眠时间为 7.6 h，6~12 岁年龄组的平均每天睡眠时间最长，为 8.8 h，其后随年龄增大，睡眠时间逐渐减少，60 岁及以上年龄组平均每天睡眠时间最短，为 7.4 h。平均每天睡眠时间在性别、城乡间基本无差别（见表 6.38）。与 2007 年相比，居民平均每天睡眠时间减少 0.1 h，低于 2010—2012 年全国 7.9 h 的平均水平。

表 6.38　2014 年江苏居民每天平均睡眠时间

单位：h

人群分组		男性	女性	合计
居住地性质	城市	7.7	7.7	7.7
	农村	7.6	7.6	7.6
年龄组	6~12 岁	8.8	8.8	8.8
	13~17 岁	8.0	7.9	7.9
	18~44 岁	7.7	7.9	7.8
	45~59 岁	7.5	7.4	7.5
	≥60 岁	7.4	7.4	7.4

人群分组		男性	女性	合计
调查点	常熟	7.7	7.9	7.8
	南京	7.5	7.3	7.4
	徐州	7.6	7.5	7.6
	大丰	7.9	7.9	7.9
	江阴	7.5	7.4	7.4
	太仓	7.5	7.6	7.6
	海门	7.6	7.6	7.6
	句容	7.5	7.4	7.5
	睢宁	8.0	7.9	8.0
	泗洪	7.7	7.7	7.7
全省		7.6	7.6	7.6

2. 每天睡眠时间分布

2014 年江苏 6~12 岁儿童每天睡眠时间不足 9 h、9~10（不含 10）h 和达到 10 h 的比例分别为 40.6%、40.6%、18.8%，睡眠时间达 10 h 儿童的比例城市显著低于农村；13~17 岁青少年每天睡眠时间不足 8 h、8~9（不含 9）h 和达到 9 h 的比例分别为 28.1%、53.5%、18.3%，睡眠时间达到 9 h 青少年的比例城市低于农村；18 岁及以上居民每天睡眠时间不足 7 h、7~9（不含 9）h 和达到 9 h 的比例分别为 16.9%、70.8%、12.2%，睡眠时间达到 9 h 的 18 岁及以上居民的比例城市和农村差别不大。

3. 睡眠时间不足的比例

2014 年调查将 6~12 岁居民每天睡眠时间少于 10 h，13~17 岁居民每天睡眠时间少于 9 h，18 岁及以上居民每天睡眠时间少于 7 h 定义为睡眠不足。

江苏居民睡眠不足的比例为 23.1%，其中 6~12 岁儿童、13~17 岁青少年、18 岁及以上居民睡眠不足的比例分别为 81.1%、81.7%、16.9%。男性睡眠不足的比例高于女性，农村居民睡眠不足的比例高于城市。与 2007 年相比，居民睡眠不足的比例有所增加，尤其是 6~12 岁年龄组增长幅度较大。

4. 睡眠时间过多的比例

2014 年调查将 18 岁及以上居民每天睡眠时间在 9 h 及以上定义为睡眠过多。江苏居民睡眠过多的比例为 12.3%，其中 18~44 岁、45~59 岁、60 岁及以上居民睡眠过多的比例分别为 12.5%、9.3%、14.6%。男性睡眠过多的比例低于女性，城市居民睡眠过多的比例略高于农村。与 2007 年相比，居民睡眠过多的比例相差不大。

五、评估与讨论

（一）吸烟

江苏 15 岁及以上居民现在吸烟率 24.3%、常吸烟率 22.1%、重型吸烟率 9.4%、被动吸烟率 39.9%，较 2007 年出现不同程度的下降，特别是重型吸烟率下降明显，说明近年来江苏全省通过开展无烟单位创建、戒烟竞赛等活动，使控烟工作取得一定成效。但各地人群吸烟率相差较大，以常熟最高，为 31.9%，大丰最低，为 19.9%，吸烟率高的地区应进一步加大控烟力度。男性居民现在吸烟率 49.6%，女性 2.0%，男性吸烟水平远高于女性，在男性吸烟居民中，又以 45~59 岁人群吸烟率最高。今后应对男性居民尤其是中年男性居民加强戒烟干预和健康教育。女性人群吸烟率城市高于农村，且随年龄增长而增高。吸烟对女性健康的危害更为严重，对女性吸烟人群应引起重视。15~17 岁男性人群现在吸烟率较 2007 年有所上升，男性平均开始吸烟年龄有所提前，应制订相应措施减少青少年与烟草的接触，从早期预防吸烟习惯的养成。被动吸烟状况虽有较大改观，但在不吸烟居民中仍有 44.9% 的人认为周围环境有人吸烟，应尽快通过立法的方式全面进行烟草控制，减少烟草危害。

（二）饮酒

随着社会发展进步，饮酒及其造成的危害日益受到人们关注。2014 年江苏 15 岁及以上居民饮酒率 26.2%，较 2007 年增加 4.2%，可能为两次调查对饮酒的定义不完全一致造成，较 2010—2012 年全国居民饮酒率低 8.1%。饮酒者中饮用高度白酒的比例最高，达 54.1%，其次为啤酒（42.6%）；平均每次饮用量最高的酒类是啤酒（22.3 两），其中男性平均每次啤酒饮用量 23.2 两，女性 16.5 两，高度白酒平均每次饮用量为 2.8 两，其中男性 2.9 两，女性 1.7 两；平均每次饮用高度白酒 100~200 g 的比例为 60.9%。《中国居民膳食指南（2016）》指出，饮酒者每日摄入酒精的限量为男性 25 g，女性 15 g，超过此限量为过量饮酒。25 g 和 15 g 酒精换算成啤酒为 750 ml 和 450 ml，高度白酒为 50 g 和 30 g，提示江苏饮酒者中存在过量饮酒行为的人已经占到相当高的比例，应引起重视。江苏居民饮酒率、饮酒频率、平均每次饮用量等指标，均为男性高于女性，需加强对男性居民饮酒知识宣传。15~17 岁人群饮酒率为 2.9%，远低于 2010—2012 年全国平均水平，但较 2007 年江苏水平有上升趋势。与成年人相比，青少年的风险规避意识更低，饮酒更易产生危害，应重视并关注青少年饮酒问题。

（三）体力活动

2014 年调查结果与 2007 年相比，江苏居民体力活动中重度职业性体力活动的比例显著下降；居民出行方式以开 / 坐私家车或乘出租车为主，占 58.5%，该比例明显上升，而步行和骑自行车 / 三轮车的比例下降；居民参加锻炼比例上升，但以在校学生为主，农民锻炼比例最低，仅为 9.1%；居民每天做家务时间大大减少，女性仍为家务劳动的主要承担者，儿童、青少年做家务时间最少；居民业余静态生活时间无变化，在校学生静态生活时间最长，其中每天有 1.4 h 写作业时间，其余各年龄组相差不大。经济的高速发展给人们的生活方式带来巨大的变化，随着城市公共交通设施的完善和私人使用机动车比例的升高，居民的交通行程方面体力活动越来越少；而新技术、新设备的应用使居民职业性体力活动强度降低，家务劳动时间减少，导致体力活动减少，久坐少动的生活方式时间增加。研究表明，积极参加各种形式的身体活动（包括步行、骑自行车、做家务、锻炼等），对预防慢性病的发生、发展和康复有积极作用，而静坐活动是这些疾病的独立危险因素。因此，针对目前肥胖、高血压、糖尿病、血脂异常等疾病的发病率快速上升的现状，鼓励居民闲暇时间多参加体力活动，提高江苏居民体力活动水平。

（四）睡眠情况

睡眠是维持精力，保持和增进身体健康的重要因素。儿童、青少年正处在生长发育的重要阶段，充足的睡眠至关重要，政府一直非常重视儿童、青少年的睡眠时间，且有明文规定。2007年5月，中共中央、国务院发布《关于加强青少年体育增强青少年体质的意见》指出，确保小学生每天10 h、初中学生9 h、高中学生8 h的睡眠休息时间。而2014年调查显示，江苏6~12岁儿童每天平均睡眠时间为8.8 h，达10 h以上的仅占18.8%；13~17岁青少年每天平均睡眠时间为7.9 h，达9 h以上的仅占18.3%。全省6~12岁、13~17岁学生睡眠不足比例分别为81.1%、81.7%，学生睡眠不足已成普遍现象。睡眠不足可使学生难以集中注意力、记忆力减退、大脑发育受影响，甚至会造成严重的身心疾病。学校和家长应遵循国家规定的中小学生作息时间，切实减轻学生负担，培养孩子良好的睡眠习惯，保证充足的睡眠时间，以利于孩子的健康成长。18岁及以上人群睡眠时间不足与睡眠时间过多现象并存，分别占16.9%和12.3%，以往的研究发现，睡眠时间不足和睡眠时间过多的人发生糖耐量受损和患糖尿病的可能性增加，睡眠时间不足与睡眠时间过多也是造成居民心血管病和全死因死亡率升高的重要因素。在人们日益重视生活质量的同时，睡眠也应引起全社会的高度重视，保持适宜的睡眠时间，提高睡眠质量，对于居民的身体健康是有益的。

参考文献

［1］章蓉，曹乾，路云.中国城乡居民吸烟行为及其影响因素分析［J］.南京医科大学学报（自然科学版），2014，34（1）：84-89.

［2］许晓丽，赵丽云，房红芸，等.2010—2012年中国15岁及以上居民饮酒状况［J］.卫生研究，2016，45（4）：534-537.

［3］马冠生，栾德春，李艳平，等.中国居民健身活动的描述性分析［J］.中国慢性病预防与控制，2006，14（1）：8-12.

［4］张闻洋，孙平辉，孟鑫，等.吉林省居民体力活动现状及影响因素分析［J］.中国公共卫生，2014，30（12）：1530-1533.

［5］叶孙岳.静态行为流行病学研究进展［J］.中国公共卫生，2016，32（3）：402-405.

［6］马冠生，崔朝辉，胡小琪，等 . 中国居民的睡眠时间分析［J］. 中国慢性病预防与控制，2006，14（2）：68-71.

［7］WHO. Global status report on alcohol and health 2014［R］. Geneva: WHO, 2014.

［8］常继乐，王宇 . 中国居民营养与健康状况监测 2010—2013 年综合报告［M］. 北京：北京大学医学出版社，2016.

［9］国家卫生计生委疾病预防控制局 . 中国居民营养与慢性病状况报告（2015 年）［M］. 北京：人民卫生出版社，2016.

［10］戴月，甄世祺，袁宝君 . 江苏居民营养与健康状况追踪研究［M］. 南京：南京大学出版社，2014.

第七章　膳食营养与营养缺乏症、超重和肥胖

一、概述

营养缺乏（nutrition deficiency），亦称营养不足，是指机体从食物中获得的能量、营养素不能满足身体需要，从而影响生长、发育或生理功能的现象。营养缺乏可以通过膳食调查、体格测量及相关的生理、生化指标的检测来发现。肥胖（obesity）是指一定程度的明显超重和体内脂肪层过厚，尤其是甘油三酯积聚过多而导致的一种状态。它不是指单纯的体重增加，而是体内脂肪组织积蓄过剩的状态。食物摄入过多或机体代谢的改变导致体内脂肪积聚过多，造成体重过度增长并引起人体病理、生理改变或潜伏。

本章主要通过身高、体重测量来评估营养缺乏症、超重和肥胖状况，并与 2002 年、2007 年调查结果比较。

江苏省作为经济发达地区，经济发展和人们生活水平的提高使城乡居民的膳食、营养状况有了明显改善，与 2002 年、2007 年相比出现居民超重、肥胖率快速上升，营养不良率无明显下降的现象，尤其是 6~17 岁青少年营养不良状况并没有出现明显的改善。

肥胖已成为全球性的公共卫生问题。在近几十年中，中国各年龄人群的肥胖率上升速度非常快，尤其是中年人群。2002 年调查显示我国成人超重率为 22.8%，肥胖率为 7.1%；《中国居民营养与健康状况监测报告（2010—2013）》显示成人超重率及肥胖率分别达到 30.1% 和 11.9%，大城市成人超重率与肥胖现患率分别高达 35.4% 和 12.4%，6~17 岁儿童及青少年超重和肥胖率分别达到 9.6% 和 6.4%。研究表明中国的膳食从传统的高碳水化合物模式转向高脂肪模式，热能摄入明显增加。同时，由于科技的发展，职业、交通、家务、休闲等相关的体力活动减少，长期的能量过剩导致人群超重和肥胖率上升，患膳食相关慢性非传染性疾病的风险大大增加。肥胖不仅带来躯体上的负担，还增加了心理负担。

2014 年调查采用中华人民共和国卫生行业标准《成人体重判定》（WS/T 428—2013）、《学龄儿童青少年营养不良筛查》（WS/T 456—2014）和《学龄儿童青少年超重与肥胖筛查》（WS/T 586—2018）评价调查对象的营养缺乏、超重及肥胖程度，具体判断标准如下：

（1）6~17 岁人群：计算体质指数（BMI），根据《学龄儿童青少年营养不良筛查》（WS/T 456—2014）和《学龄儿童青少年超重与肥胖筛查》（WS/T 586—2018）筛查该人群营养不良、超重和肥胖。其中营养不良的筛查，根据标准中"6 岁 ~18 岁男女学龄儿

童青少年分年龄身高筛查生长迟缓界值范围"先筛查生长迟缓，除生长迟缓外，按照"6岁~18岁男女学龄儿童青少年分年龄 BMI 筛查消瘦界值范围"筛查消瘦，将生长迟缓和消瘦合计报告营养不良。

（2）18岁及以上成年人：采用中华人民共和国卫生行业标准《成人体重判定》（WS/T 428—2013）推荐的标准，以 BMI < 18.5 kg/m² 为低体重营养缺乏，以 18.5 ≤ BMI< 24 kg/m² 为正常，24 ≤ BMI<28 kg/m² 为超重，BMI ≥ 28 kg/m² 为肥胖。

二、调查结果

（一）营养不良状况（18岁及以上居民，非孕妇和乳母）

1. 一般情况

18岁及以上居民（不包括孕妇及乳母等特殊人群）共8 385人，其中城市3 200人（男性1 440人，女性1 760人），占38.2%，农村5 185人（男性2 350人，女性2 835人），占61.8%。

2. 营养缺乏（低体重）率

江苏城乡18岁及以上居民总体营养缺乏率为3.18%（见表7.1），与2007年相比降低1.2%。其中，男性营养缺乏率为2.48%，女性3.76%，女性高于男性；城市居民营养缺乏率为3.34%，农村为3.09%，城市高于农村；18~24岁、25~34岁、35~44岁、45~59岁和60岁及以上人群的营养缺乏率分别为11.11%、6.03%、2.12%、1.32%和3.81%。18~24岁人群的营养缺乏率最高，其次为25~34岁人群，45~59岁人群的营养缺乏率相对较低。

在10个调查点中，营养缺乏率较高的为常熟和海门，最低的为大丰。

低、中、高收入水平的18岁及以上居民的营养缺乏率分别为3.14%、2.85%和3.24%，营养缺乏状况相差不大。

表7.1　2014年江苏城乡18岁及以上居民的营养缺乏率（按 WS/T 428—2013）

人群分组		男		女		合计	
		受检人数	营养缺乏率/%	受检人数	营养缺乏率/%	受检人数	营养缺乏率/%
居住地性质	城市	1 440	2.64	1 760	3.92	3 200	3.34
	农村	2 350	2.38	2 835	3.67	5 185	3.09
年龄组	18~24岁	111	7.21	123	14.63	234	11.11
	25~34岁	387	3.88	459	7.84	846	6.03
	35~44岁	527	1.33	698	2.72	1 225	2.12
	45~59岁	1 165	1.20	1 555	1.41	2 720	1.32
	≥60岁	1 600	3.13	1 760	4.43	3 360	3.81

人群分组		男		女		合计	
		受检人数	营养缺乏率/%	受检人数	营养缺乏率/%	受检人数	营养缺乏率/%
调查点	大丰	405	1.73	486	2.06	891	1.91
	南京建邺	300	1.33	391	3.07	691	2.32
	徐州九里	209	0.96	251	3.19	460	2.17
	江阴	420	1.90	454	3.52	874	2.75
	太仓	536	3.92	605	5.12	1 141	4.56
	海门	281	4.27	425	5.41	706	4.96
	句容	480	2.08	515	1.94	995	2.01
	睢宁	243	0.82	329	2.74	572	1.92
	泗洪	390	0.77	507	2.96	897	2.01
	常熟	526	4.75	632	6.17	1 158	5.53
经济收入	低	1 223	2.53	1 546	3.62	2 769	3.14
	中	1 350	2.74	1 635	2.94	2 985	2.85
	高	707	1.84	804	4.48	1 511	3.24
	拒绝回答	510	2.55	610	5.41	1 120	4.11
全省		3 790	2.48	4 595	3.76	8 385	3.18

（二）儿童、青少年营养状况

1. 一般情况

共有 6~17 岁儿童、青少年 848 名（男性 437 名、女性 411 名）参加体检，其中城市 419 名、农村 429 名。

2. 6~17 岁儿童、青少年营养状况

采用营养不良、超重与肥胖筛查的卫生行业技术标准进行统计分析（见表 7.2），结果表明江苏城乡 6~17 岁儿童、青少年营养不良率较高，达 11.44%。江苏城乡 6~17 岁儿童、青少年超重率和肥胖率分别为 13.21% 和 14.86%。其中 9~11 岁年龄组超重率较高，达 16.67%；6~8 岁年龄组肥胖率最高，达到 22.34%；超重率农村（15.38%）远高于城市（10.98%），肥胖率城市（16.95%）高于农村（12.82%）。家庭经济收入低的 6~17 岁儿童、青少年超重率高（13.19%），家庭经济收入中等的肥胖率高（16.21%）。

与 2007 年相比，江苏城乡 6~17 岁儿童、青少年超重率和肥胖率明显上升；营养不良率高于 2007 年；与 2007 年一致的是都没有出现随着经济收入的提高，营养不良患病率下降或超重率和肥胖率上升。这可能与 6~17 岁年龄段的样本量较少有关。

表 7.2 2014 年江苏城乡 6~17 岁青少年营养状况（按 WS/T 456—2014 和 WS/T 586—2018）

人群分组		男				女				合计			
		受检人数	营养不良率/%	超重率/%	肥胖率/%	受检人数	营养不良率/%	超重率/%	肥胖率/%	受检人数	营养不良率/%	超重率/%	肥胖率/%
调查点	常熟	29	17.24	13.79	17.24	55	7.27	7.27	5.45	84	10.71	9.52	9.52
	大丰	126	14.29	13.49	18.25	120	15.83	9.17	9.17	246	15.04	11.38	13.82
	海门	8	0.00	12.50	0.00	8	37.50	12.50	25.00	16	18.75	12.50	12.50
	江阴	37	8.11	10.81	10.81	36	11.11	16.67	5.56	73	9.59	13.70	8.22
	句容	32	6.25	25.00	31.25	21	4.76	9.52	28.57	53	5.66	18.87	30.19
	南京	10	0.00	20.00	10.00	5	0.00	0.00	20.00	15	0.00	13.33	13.33
	泗洪	74	9.46	16.22	16.22	75	10.67	9.33	12.00	149	10.07	12.75	14.09
	睢宁	58	10.34	17.24	10.34	43	9.30	16.28	2.33	101	9.90	16.83	6.93
	太仓	22	9.09	22.73	13.64	15	13.33	20.00	0.00	37	10.81	21.62	8.11
	徐州	41	17.07	12.20	39.02	33	6.06	9.09	33.33	74	12.16	10.81	36.49
居住地性质	城市	206	14.56	13.59	21.84	213	11.74	8.45	12.21	419	13.13	10.98	16.95
	农村	231	8.66	17.32	15.15	198	11.11	13.13	10.10	429	9.79	15.38	12.82
年龄组	6~8岁	158	10.13	13.92	25.32	124	10.48	9.68	18.55	282	10.28	12.06	22.34
	9~11岁	116	12.93	20.69	16.38	124	15.32	12.90	12.10	240	14.17	16.67	14.17
	12~14岁	101	14.85	13.86	8.91	98	7.14	10.20	7.14	199	11.06	12.06	8.04
	15~17岁	62	6.45	12.90	19.35	65	12.31	9.23	1.54	127	9.45	11.02	10.24
家庭经济收入	低	193	12.44	16.06	18.65	186	12.90	10.22	10.22	379	12.66	13.19	14.51
	中	151	12.58	13.25	19.21	139	10.07	12.23	12.95	290	11.38	12.76	16.21
	高	42	11.90	14.29	11.90	44	13.64	11.36	9.09	86	12.79	12.79	10.47
	拒绝回答	51	3.92	21.57	19.61	42	7.14	7.14	11.90	93	5.38	15.05	16.13
全省		437	11.44	15.56	18.31	411	11.44	10.71	11.19	848	11.44	13.21	14.86

（三）超重率和肥胖率及其社会经济分布情况

1. 一般情况

全省可用于超重肥胖分析的 18 岁及以上居民（排除孕妇及乳母等特殊人群）共 8 385 人，其中城市 3 200 人（男性 1 440 人，女性 1 760 人），占 38.2%，农村 5 185 人（男性 2 350 人，女性 2 835 人），占 61.8%。

2. 超重率和肥胖率

江苏城乡 18 岁及以上居民总体超重率为 36.26%，总体肥胖率为 13.18%，两者之和为 49.44%，约占总人口的一半，比 2002 年和 2007 年分别提高了 10.44 和 4.49 个百分点（见图 7.1）。其中，男性的超重（肥胖）率为 38.63%（12.11%），女性为 34.30%（14.06%）；城市 18 岁及以上居民的超重（肥胖）率为 36.59%（13.72%），农村为 36.05%（12.84%），城市 18 岁及以上居民的超重率及肥胖率均高于农村，与 2007 年相比，城市和农村的超重和肥胖率均有所提高（见图 7.2，图 7.3），农村增幅显著高于城市；18~24 岁、25~34 岁、35~44 岁、45~59 岁和 60 岁及以上人群的超重（肥胖）率分别为 15.81%

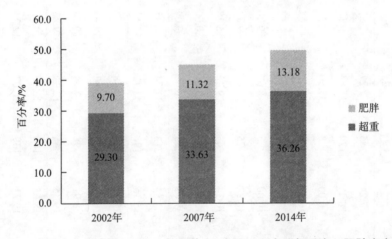

图 7.1　2002 年、2007 年、2014 年江苏 18 岁及以上人群超重率、肥胖率变化

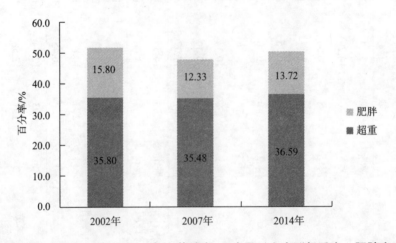

图 7.2　2002 年、2007 年、2014 年江苏城市 18 岁及以上人群超重率、肥胖率变化

（7.26%）、26.48%（9.22%）、34.86%（13.31%）、42.06%（15.55%）和35.95%（12.62%）。随着年龄的增大，人群超重（肥胖）率逐渐增加，60岁以后有下降趋势（见表7.3），与2002年、2007年趋势一致。在10个调查点中，超重、肥胖率合计最高的为泗洪和大丰，较低的为江阴和常熟。

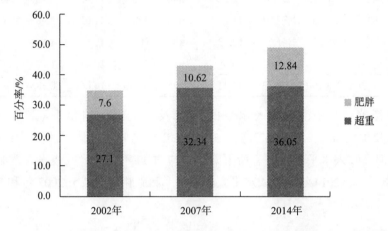

图7.3　2002年、2007年、2014年江苏农村18岁及以上人群超重率、肥胖率变化

表7.3　2014年江苏城乡18岁及以上居民的超重率及肥胖率（按WS/T 428—2013）

人群分组		男			女			合计		
		受检人数	超重率/%	肥胖率/%	受检人数	超重率/%	肥胖率/%	受检人数	超重率/%	肥胖率/%
地区	城市	1 440	40.56	11.74	1 760	33.35	15.34	3 200	36.59	13.72
	农村	2 350	37.45	12.34	2 835	34.89	13.26	5 185	36.05	12.84
年龄组	18~24岁	111	20.72	9.01	123	11.38	5.69	234	15.81	7.26
	25~34岁	387	32.30	11.11	459	21.57	7.63	846	26.48	9.22
	35~44岁	527	40.23	15.18	698	30.80	11.89	1 225	34.86	13.31
	45~59岁	1 165	46.52	13.30	1 555	38.71	17.23	2 720	42.06	15.55
	≥60岁	1 600	35.13	10.69	1 760	36.70	14.38	3 360	35.95	12.62
调查点	大丰	405	44.69	15.06	486	34.98	25.72	891	39.39	20.88
	南京建邺	300	40.00	15.33	391	31.20	15.86	691	35.02	15.63
	徐州九里	209	39.71	13.40	251	39.44	10.36	460	39.57	11.74
	江阴	420	36.67	8.57	454	31.06	5.95	874	33.75	7.21
	太仓	536	35.45	13.43	605	30.58	9.42	1 141	32.87	11.31
	海门	281	32.74	9.25	425	32.71	15.29	706	32.72	12.89
	句容	480	39.17	7.29	515	37.28	13.01	995	38.19	10.25
	睢宁	243	36.63	14.81	329	38.60	13.68	572	37.76	14.16
	泗洪	390	42.82	21.79	507	40.43	22.68	897	41.47	22.30
	常熟	526	38.02	6.46	632	31.01	9.02	1 158	34.20	7.86

续表

人群分组		男			女			合计		
		受检人数	超重率/%	肥胖率/%	受检人数	超重率/%	肥胖率/%	受检人数	超重率/%	肥胖率/%
经济收入	低	1 223	37.69	12.92	1 546	34.93	17.40	2 769	36.15	15.42
	中	1 350	37.93	11.63	1 635	35.54	11.62	2 985	36.62	11.62
	高	707	41.73	12.73	804	30.10	11.57	1 511	35.54	12.11
	拒绝回答	510	38.43	10.59	610	34.92	15.41	1 120	36.52	13.21
全省		3 790	38.63	12.11	4 595	34.30	14.06	8 385	36.26	13.18

2014年江苏低、中、高收入水平的18岁及以上居民的超重（肥胖）率分别为36.15%（15.42%）、36.62%（11.62%）、35.54%（12.11%）。从低收入水平到中收入水平超重率增加，但高收入水平超重率有所下降，这与2007年相同，低收入人群肥胖率最高；从图7.4可以看出，2014年各收入水平人群超重率和肥胖率均高于2002年和2007年。

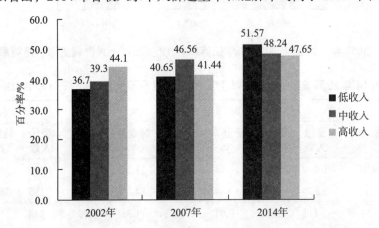

图7.4　2002年、2007年、2014年江苏不同收入水平18岁及以上人群超重率和肥胖率变化

3. 平均身高、体重和BMI水平（排除孕妇及乳母等特殊人群）

2014年江苏城乡18岁及以上人群（不包括孕妇及乳母）的平均身高、体重和BMI分别为（161.6±8.4）cm、（63.6±13.1）kg和（24.3±4.4）kg/m²（见表7.4）。其中，男性居民各指标分别为（167.8±6.4）cm、（68.6±14.3）kg和（24.3±4.8）kg/m²，女性居民各指标分别为（156.5±6.1）cm、（59.5±10.4）kg和（24.3±3.9）kg/m²；城市居民各指标分别为（162.1±8.4）cm、（64.2±15.5）kg和（24.4±5.4）kg/m²，农村居民各指标分别为（161.4±8.4）cm、（63.2±11.4）kg和（24.2±3.6）kg/m²，与2007年相比平均身高、平均体重和平均BMI均有升高，其中平均身高比2002年和2007年高1 cm，平均体重和平均BMI上升明显（见图7.5，图7.6）。城市居民平均身高、体重和BMI高于农村居民，但差距减小，18~24岁居民的BMI最低，45~59岁居民的BMI最高。

在江苏城乡10个调查点中，太仓居民的平均身高最低，徐州九里居民平均身高最高；大丰居民体重最重，泗洪居民BMI最高。

表 7.4 2014 年江苏城乡 18 岁及以上人群平均身高、体重和 BMI 水平（$\bar{x} \pm S$）

人群分组		男 身高/cm	男 体重/kg	男 BMI/(kg/m²)	女 身高/cm	女 体重/kg	女 BMI/(kg/m²)	合计 身高/cm	合计 体重/kg	合计 BMI/(kg/m²)
居住地性质	城市	168.3±6.5	69.3±18.6	24.5±6.6	157.0±6.0	60.0±10.7	24.3±4.1	162.1±8.4	64.2±15.5	24.4±5.4
	农村	167.6±6.3	68.2±10.8	24.2±3.3	156.3±6.1	59.1±10.2	24.2±3.8	161.4±8.4	63.2±11.4	24.2±3.6
年龄组	18~24 岁	173.2±5.1	68.2±12.1	22.7±3.7	161.2±5.4	56.6±10.5	21.7±3.9	167.0±7.9	62.1±12.7	22.2±3.8
	25~34 岁	172.3±5.5	70.7±11.0	23.8±3.3	160.0±4.8	58.2±10.0	22.7±3.8	165.6±8.0	63.9±12.2	23.2±3.6
	35~44 岁	170.5±5.9	72.1±11.0	24.8±3.8	158.4±5.3	59.9±9.5	23.9±3.6	163.6±8.1	65.1±11.8	24.3±3.7
	45~59 岁	167.7±5.8	69.7±10.2	24.8±3.3	157.2±5.5	61.5±9.5	24.9±3.4	161.2±7.7	65.0±10.6	24.8±3.4
	>60 岁	165.6±6.1	66.1±17.7	24.1±6.2	154.0±6.1	58.1±11.3	24.4±4.3	159.5±8.4	61.9±15.2	24.3±5.3
调查点	大丰	167.8±6.1	70.2±12.4	24.9±3.9	157.0±5.6	62.9±10.9	25.5±4.1	161.9±7.9	66.2±12.1	25.2±4.0
	南京建邺	168.9±6.3	72.3±34.3	25.4±12.6	157.7±6.0	61.0±11.8	24.5±4.8	162.6±8.3	65.9±24.9	24.9±9.1
	徐州九里	170.9±5.5	71.1±9.4	24.3±2.9	159.5±5.5	61.7±9.0	24.3±3.5	164.6±7.9	66.0±10.3	24.3±3.2
	江阴	169.5±5.9	68.8±10.3	23.9±3.3	157.8±5.3	57.9±10.6	23.2±4.1	163.4±8.1	63.1±11.8	23.6±3.7
	太仓	166.3±6.2	66.7±11.4	24.1±3.5	154.9±6.2	56.7±9.4	23.6±3.5	160.3±8.4	61.4±11.6	23.8±3.5
	海门	167.0±6.3	65.9±10.7	23.6±3.2	156.5±6.5	59.4±11.3	24.2±4.2	160.7±8.2	62.0±11.6	24.0±3.8
	句容	168.1±5.9	67.8±9.3	23.9±2.8	156.5±5.6	59.7±8.8	24.4±3.3	162.1±8.2	63.4±9.9	24.2±3.1
	睢宁	166.7±7.0	68.9±10.7	24.6±3.1	156.3±6.4	60.0±10.0	24.5±3.4	160.7±8.3	63.6±11.1	24.5±3.3
	泗洪	167.5±6.6	71.3±11.3	25.4±3.6	156.1±6.1	61.9±10.3	25.4±3.9	161.1±8.5	66.0±11.7	25.4±3.8
	常熟	167.2±6.9	66.1±10.2	23.6±3.4	155.5±6.1	56.6±9.6	23.4±3.7	160.8±8.7	60.9±10.9	23.5±3.6
经济收入	低	167.4±6.5	68.2±11.1	24.3±3.5	156.3±6.1	60.3±10.8	24.6±4.0	161.2±8.4	63.7±11.6	24.5±3.8
	中	168.2±6.3	68.4±10.6	24.1±3.2	157.0±5.9	59.4±10.0	24.1±3.8	162.1±8.3	63.5±11.2	24.1±3.6
	高	168.6±6.2	69.8±11.0	24.6±3.6	157.3±5.8	58.8±9.9	23.8±3.7	162.6±8.2	64.0±11.8	24.1±3.7
	拒绝回答	166.8±6.3	68.3±27.4	24.5±9.9	155.1±6.4	58.5±11.1	24.3±4.2	160.4±8.7	63.0±20.8	24.4±7.4
全省		167.8±6.4	68.6±14.3	24.3±4.8	156.5±6.1	59.5±10.4	24.3±3.9	161.6±8.4	63.6±13.1	24.3±4.4

从经济水平与各体格指标的关系来看，2014 年江苏居民身高随经济水平增加而增高，但低收入人群 BMI 最高（见表 7.4），这与 2007 年不同。

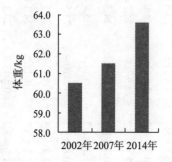

图 7.5　2002 年、2007 年、2014 年
江苏城乡 18 岁及以上人群平均体重变化

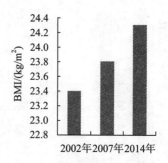

图 7.6　2002 年、2007 年、2014 年
江苏城乡 18 岁及以上人群平均 BMI 变化

用于分析 6~17 岁青少年的身高、体重、BMI 情况的样本共 848 人。其中男、女性分别为 437 人和 411 人，身高、体重、BMI 等基本情况见表 7.5。与 2007 年相比，大部分同龄人的平均身高、体重均提高，平均 BMI 值增大（见图 7.7 至图 7.12）。

表 7.5　2014 年江苏城乡 6~17 岁青少年的身高、体重、BMI 情况

年龄/岁	男				女			
	受检人数	身高 /cm	体重 /kg	BMI/（kg/m²）	受检人数	身高 /cm	体重 /kg	BMI/（kg/m²）
6	71	122.7 ± 7.1	25.8 ± 5.8	17.1 ± 3.9	47	121.8 ± 8.1	26.5 ± 7.8	17.9 ± 5.5
7	41	127.8 ± 6.5	28.9 ± 7.4	17.7 ± 4.3	52	125.2 ± 8.1	25.5 ± 5.6	16.3 ± 3.5
8	55	132.1 ± 7.8	32.3 ± 11.6	18.5 ± 6.5	36	132.4 ± 8.1	28.7 ± 7.3	16.3 ± 3.7
9	39	138.6 ± 7.8	34.4 ± 8.4	17.8 ± 3.4	45	136.1 ± 10.1	33.4 ± 7.8	18.1 ± 4.1
10	39	142.3 ± 10.3	39.6 ± 10.8	19.5 ± 4.6	40	144.4 ± 11.9	39.2 ± 11.3	18.6 ± 3.7
11	45	150.5 ± 10.0	43.6 ± 10.2	19.1 ± 3.6	40	149.5 ± 7.5	41.1 ± 10.6	18.3 ± 3.9
12	30	154.4 ± 10.3	44.6 ± 11.3	18.6 ± 4.1	33	154.2 ± 6.0	46.4 ± 11.3	19.5 ± 4.4
13	27	162.0 ± 11.9	54.7 ± 13	20.8 ± 3.8	27	157.5 ± 6.8	47.2 ± 8.7	19.0 ± 2.7
14	43	169.9 ± 6.4	58.3 ± 10.8	20.1 ± 3.1	41	160.8 ± 5.5	50.3 ± 7.7	19.4 ± 2.4
15	16	168.7 ± 5.0	57.2 ± 7.4	20.2 ± 2.7	25	157.6 ± 10.7	50.7 ± 7.3	20.6 ± 3.6
16	17	169.4 ± 6.9	61.8 ± 11.6	21.5 ± 3.6	16	159.3 ± 6.8	50.2 ± 6.1	19.7 ± 1.7
17	14	173.3 ± 5.2	65.0 ± 12.3	21.7 ± 4.4	9	160.9 ± 5.1	51.5 ± 5.3	19.9 ± 2.0

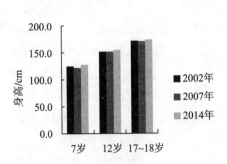

图 7.7　2002 年、2007 年、2014 年
江苏男生身高变化

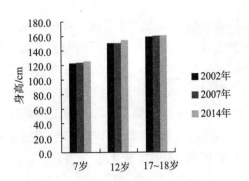

图 7.8　2002 年、2007 年、2014 年
江苏女生身高变化

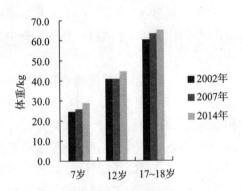

图 7.9　2002 年、2007 年、2014 年
江苏男生体重变化

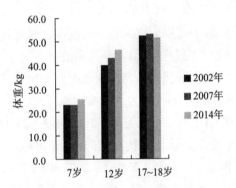

图 7.10　2002 年、2007 年、2014 年
江苏女生体重变化

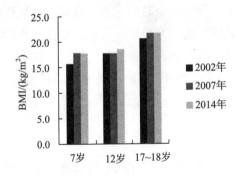

图 7.11　2002 年、2007 年、2014 年
江苏男生 BMI 变化

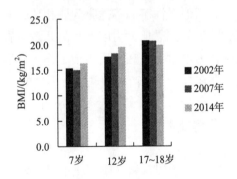

图 7.12　2002 年、2007 年、2014 年
江苏女生 BMI 变化

三、评估与讨论

随着经济的发展和人们生活水平的提高，江苏居民营养缺乏率进一步下降，特别是成年居民改善明显，在全国已处于较低水平，但 6~17 岁儿童、青少年的营养缺乏率依

然较高，且首次出现城市高于农村的现象，需要关注。18~24 岁年龄段成年居民，尤其是女性营养缺乏率较高，可能与节食造成的不良减肥行为有关，也需要予以关注。体重不足是免疫力降低、死亡率增加的危险因素之一。改善学龄期儿童、青少年的营养状况，将会对增进群体健康产生显著的效应。

本轮江苏居民膳食营养与健康调查数据显示，成人超重和肥胖率达 49.44%（超重率为 36.26%，肥胖率为 13.18%），超重和肥胖人口约占总人口的一半，比 2002 年和 2007 年分别提高了 10.44 和 4.49 个百分点。按 2014 年江苏省常住人口 7 960 万推算，全省有 3 935 万人有超重或肥胖问题。与 2007 年相比，城市和农村居民的超重率和肥胖率均有所提高，农村增幅显著高于城市；随着年龄的增大，人群超重（肥胖）率逐渐增加，60 岁以后有下降趋势，与 2002 年、2007 年趋势一致。江苏城乡 6~17 岁儿童、青少年超重率和肥胖率分别为 13.21% 和 14.86%。其中 9~11 岁年龄组超重率较高；6~8 岁年龄组肥胖率最高，达到 22.34%；超重率农村远高于城市，肥胖率城市高于农村。儿童、青少年超重肥胖问题需要引起全社会的重点关注。

《中国居民营养与健康状况监测报告（2010—2013）》显示我国居民超重和肥胖率达到 42%，江苏省作为经济发达地区，居民超重和肥胖率高于全国水平，而江苏省 2002 年人均 GDP 约 2 000 美元，2007 年人均 GDP 4 430 美元，2014 年达到 11 700 美元，与世界上处于快速营养转型期的国家的特点一致。2002 年到 2007 年江苏省居民超重和肥胖率平均每年升高 1.2%，而 2007 年到 2012 年平均每年升高 0.9%，可以预计随着江苏城乡经济水平的进一步提高，肥胖问题仍然会进一步加重，因此迫切需要进行干预。但也可以看到高收入人群的超重肥胖率较中等收入人群低，反映出高收入人群已认识到超重、肥胖的危害性，开始改善饮食和注重活动了。

与其他慢性疾病等健康问题相比，肥胖远未引起公众及政府的真正重视，全民性的综合防治工作需加大力度。学龄儿童、青少年肥胖率的上升更值得关注，目前应将学生肥胖作为学生常见病开展防治工作，开展学生营养的干预和改善工作。同时，在年轻女性中存在过分追求苗条的现象，不良的减肥方法也需要纠正。因此，改善营养任重道远。

参考文献

［1］朱珍妮，臧嘉捷，汪正园，等 . 上海市 2012—2014 年居民膳食营养状况及季节特征研究［J］. 中华流行病学杂志，2018，39（7）：880–885.

［2］赵丽云，马冠生，朴建华，等 . 2010—2012 中国居民营养与健康状况监测总体方案［J］. 中华预防医学杂志，2016，50（3）：204–207.

［3］王陇德 . 中国居民营养与健康状况调查报告之一 2002 综合报告［M］. 北京：人民卫生出版社，2005：18–24.

［4］常继乐，王宇 . 中国居民营养与健康状况监测 2010—2013 年综合报告［M］. 北京：北京大学医学出版社，2016：54–96.

［5］袁宝君，史祖民．江苏居民营养与健康状况［M］．南京：南京大学出版社，2007：109-131.

［6］戴月，甄世祺，袁宝君．江苏居民营养与健康状况追踪研究［M］．南京：南京大学出版社，2014：127-142.

［7］中华人民共和国国家卫生和计划生育委员会．成人体重判定：WS/T 428—2013［S］．北京：中国标准出版社，2013.

［8］中华人民共和国国家卫生和计划生育委员会．学龄儿童青少年营养不良筛查：WS/T 456—2014［S］．北京：中国标准出版社，2014.

［9］中华人民共和国国家卫生和计划生育委员会．学龄儿童青少年超重与肥胖筛查：WS/T 586—2018［S］．北京：中国标准出版社，2018.

［10］胡春容，邹华，周晔，等．江干区18岁以上居民食物营养素摄入以及营养现况调查［J］．浙江预防医学，2012，24（12）：51-52.

［11］张银娥，靳雅男，马芳，等．宁夏监测点居民营养与健康状况调查分析［J］．宁夏医学杂志，2016，38（5）：465-468.

［12］袁宝君，戴月，罗亚洲，等．江苏地区居民膳食结构与营养状况变迁研究［J］．江苏预防医学，2012，23（3）：27-30.

第八章 膳食营养与高血压

一、概述

高血压（hypertensive disease）是一种以动脉血压持续升高为主要表现的慢性非传染性疾病，常引起心、脑、肾等重要器官的病变并出现相应的后果。它是全球疾病负担比例最大的疾病，同时也是中国重要的公共卫生问题。近年来，随着我国工业化、城镇化的快速发展以及人口老龄化的加剧，以高血压为代表的慢性病患病人数持续增加，高血压成为严重威胁人民健康的主要疾病。目前我国高血压患者人数超过 2.7 亿，2013 年我国卫生总费用为 31 869 亿元，其中高血压造成的直接经济负担达 2 103 亿元，占中国卫生总费用的 6.60%。我国人群高血压的患病率仍呈升高趋势。在流行方面有两个比较显著的特点：从南方到北方，高血压患病率递增；不同民族之间高血压患病率存在差异。高血压患者的知晓率、治疗率和控制率（粗率）近年来有明显提高，但总体仍处于较低的水平，分别达 51.6%、45.8% 和 16.8%。对于我国人群，高钠、低钾膳食，超重和肥胖是重要的高血压危险因素。

血压水平与心血管风险呈连续、独立、直接的正相关关系，脑卒中仍是目前我国高血压人群最主要的并发症，冠心病患病率也有明显上升，其他并发症包括心力衰竭、左心室肥厚、心房颤动、终末期肾病。因此改善生活方式，包括平衡膳食、增加体力活动、限制盐的摄入、戒烟限酒、多吃蔬菜水果、减少膳食中饱和脂肪酸的摄入等对防治高血压具有十分重要的意义。

高血压的定义与诊断标准：高血压是指动脉收缩压或舒张压持续升高的一组临床症候群。2014 年调查参考中国高血压联盟《中国高血压防治指南（2018 年修订版）》标准，即未使用降压药情况下，非同日 3 次测量血压，收缩压 ≥ 140 mmHg 和（或）舒张压 ≥ 90 mmHg。病人既往有高血压史，目前正在使用降压药物，血压 ≤ 140/90 mmHg，也可诊断为高血压。

测量血压，采用标准汞柱式血压计，按本书第二章中介绍的方法测定。

二、调查结果

2014 年共调查江苏城乡 18 岁及以上 8 468 人的血压情况，其中城市 1 974 人（男性

911 人，女性 1 063 人），占 23.31%；农村 6 494 人（男性 2 949 人，女性 3 545 人），占 76.69%。苏南 3 984 人（男性 1 850 人，女性 2 134 人），占 47.05%；苏北 4 484 人（男性 2 010 人，女性 2 474 人），占 52.95%（见表 8.1）。

（一）高血压患病率

2014 年江苏城乡 18 岁及以上人群高血压的患病率为 41.75%，其中男性 45.28%，女性 38.78%，男性高于女性（x^2=36.544，$P<0.005$）。城市男性 46.65%，女性 39.04%；农村男性 44.86%，女性 38.70%，城乡间差异无显著性（x^2=0.691，$P>0.05$）。苏南男性 49.95%，女性 40.02%；苏北男性 41.00%，女性 37.71%，苏南高于苏北（x^2=25.717，$P<0.005$）。18~24 岁、25~34 岁、35~44 岁、45~59 岁和 60 岁及以上人群的高血压患病率分别为 5.58%、6.41%、17.90%、41.06% 和 61.69%。随着年龄的增大，高血压患病率逐渐增加（x^2=1 397.840，$P<0.005$）（见图 8.1）。

2014 年江苏城乡 10 个调查点中，海门人群高血压患病率最高，达 56.92%，而大丰高血压的患病率最低，为 25.93%（见图 8.2）。

按全家人均年收入将江苏城乡居民分为低（15 000 元以下）、中［15 000~30 000（不含 30 000）元］、高收入（30 000 元及以上）及拒绝回答 4 种不同的经济收入类型，高血压患病率分别为 43.29%、40.33%、41.12% 和 41.21%。不同家庭经济收入水平的居民高血压患病率间差异无显著性（x^2=6.236，$P>0.05$）（见表 8.1）。

表 8.1　2014 年江苏城乡 18 岁及以上居民高血压患病率

人群分组		男		女		合计	
		受检人数	患病率 /%	受检人数	患病率 /%	受检人数	患病率 /%
居住地性质	城市	911	46.65	1 063	39.04	1 974	42.55
	农村	2 949	44.86	3 545	38.70	6 494	41.50
地区	苏南	1 850	49.95	2 134	40.02	3 984	44.63
	苏北	2 010	41.00	2 474	37.71	4 484	39.18
年龄组	18~24 岁	111	9.01	122	2.46	233	5.58
	25~34 岁	383	11.23	444	2.25	827	6.41
	35~44 岁	525	25.33	693	12.27	1 218	17.90
	45~59 岁	1 203	44.97	1 549	38.02	2 752	41.06
	≥60 岁	1 638	62.33	1 800	61.11	3 438	61.69
调查点	南京	341	63.93	423	51.06	764	56.81
	太仓	559	51.16	624	44.71	1 183	47.76
	常熟	541	43.44	648	32.25	1 189	37.34
	江阴	409	45.23	439	34.17	848	39.50
	句容	480	46.88	516	48.45	996	47.69
	海门	283	63.96	425	52.24	708	56.92

续表

人群分组		男		女		合计	
		受检人数	患病率/%	受检人数	患病率/%	受检人数	患病率/%
调查点	大丰	405	25.19	486	26.54	891	25.93
	泗洪	398	37.94	507	32.35	905	34.81
	睢宁	246	45.93	331	34.44	577	39.34
	徐州	198	26.26	209	25.84	407	26.04
经济收入	低	1 580	45.32	1 957	41.65	3 537	43.29
	中	1 382	44.14	1 648	37.14	3 030	40.33
	高	731	48.29	823	34.75	1 554	41.12
	拒绝回答	167	41.32	180	41.11	347	41.21
全省		3 860	45.28	4 608	38.78	8 468	41.75

＊按经济收入分组时，部分收入值缺失而使受检人数略少于其他分组（以下同）

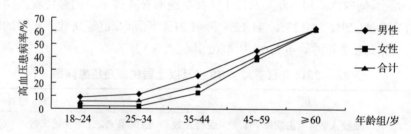

图 8.1　2014 年江苏 18 岁及以上人群高血压患病率年龄分布

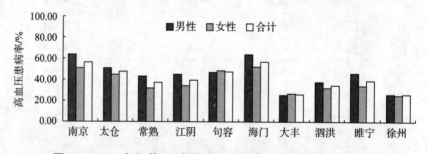

图 8.2　2014 年江苏 18 岁及以上人群高血压患病率地区分布

（二）平均收缩压、舒张压及脉压差水平

江苏城乡 18 岁及以上人群平均收缩压、舒张压分别为（129.1 ± 18.4）mmHg 和（80.9 ± 9.7）mmHg。其中男性居民平均收缩压、舒张压分别为（130.7 ± 17.4）mmHg 和（82.5 ± 9.6）mmHg，女性为（127.7 ± 19.1）mmHg 和（79.5 ± 9.6）mmHg；城市居民平均收缩压、舒张压分别为（130.3 ± 18.7）mmHg 和（80.6 ± 9.1）mmHg，农村为（128.7 ± 18.3）mmHg 和（81.0 ± 9.9）mmHg（详见表 8.2）。

表 8.2　2014 年江苏 18 岁及以上居民平均收缩压、舒张压（$\bar{x} \pm S$）

单位：mmHg

人群分组		男		女		合计	
		收缩压	舒张压	收缩压	舒张压	收缩压	舒张压
居住地性质	城市	132.5 ± 17.7	82.5 ± 9.2	128.5 ± 19.3	79.0 ± 8.7	130.3 ± 18.7	80.6 ± 9.1
	农村	130.2 ± 17.2	82.5 ± 9.8	127.5 ± 19.0	79.7 ± 9.9	128.7 ± 18.3	81.0 ± 9.9
地区	苏南	130.6 ± 16.4	82.0 ± 9.3	127.5 ± 18.5	78.7 ± 9.2	128.9 ± 17.6	80.2 ± 9.4
	苏北	130.9 ± 18.2	82.9 ± 9.9	127.9 ± 19.5	80.3 ± 9.9	129.3 ± 19.0	81.5 ± 10.0
年龄组	18~24 岁	117.6 ± 9.9	77.2 ± 7.9	109.3 ± 10.9	72.4 ± 7.6	113.2 ± 11.2	74.7 ± 8.1
	25~34 岁	120.4 ± 11.1	79.2 ± 7.6	112.7 ± 11.0	73.9 ± 7.4	116.3 ± 11.7	76.3 ± 8.0
	35~44 岁	124.5 ± 12.4	82.3 ± 9.0	117.4 ± 13.8	76.9 ± 8.9	120.4 ± 13.7	79.3 ± 9.4
	45~59 岁	129.7 ± 16.7	83.8 ± 10.1	127.5 ± 16.8	81.0 ± 9.6	128.5 ± 16.8	82.2 ± 9.9
	≥60 岁	136.9 ± 18.3	82.7 ± 9.7	137.2 ± 19.2	81.3 ± 9.5	137.1 ± 18.8	8.02 ± 9.6
调查点	南京	137.1 ± 14.5	83.0 ± 8.8	133.0 ± 19.2	79.4 ± 8.9	134.8 ± 18.7	81.0 ± 9.4
	太仓	132.3 ± 15.9	82.0 ± 9.5	129.8 ± 17.7	79.2 ± 9.0	131.0 ± 17.0	80.5 ± 9.3
	常熟	125.0 ± 15.6	80.7 ± 9.3	122.4 ± 18.8	77.3 ± 9.1	123.6 ± 17.4	78.9 ± 9.3
	江阴	130.5 ± 14.5	82.8 ± 8.8	126.6 ± 16.6	79.4 ± 9.8	128.5 ± 15.7	8.01 ± 9.5
	句容	134.8 ± 17.3	82.9 ± 9.6	134.6 ± 19.2	81.1 ± 9.7	134.7 ± 18.3	82.0 ± 9.7
	海门	138.4 ± 20.1	85.3 ± 10.5	133.8 ± 19.7	82.9 ± 9.7	135.6 ± 20.0	83.9 ± 10.1
	大丰	124.1 ± 13.3	79.6 ± 7.8	119.7 ± 14.6	76.5 ± 8.3	121.7 ± 14.2	77.9 ± 8.2
	泗洪	128.8 ± 17.6	84.0 ± 9.6	126.8 ± 19.7	81.0 ± 10.0	127.6 ± 18.8	82.3 ± 9.9
	睢宁	136.3 ± 22.4	85.6 ± 13.2	129.9 ± 21.6	80.8 ± 11.9	132.6 ± 22.2	82.9 ± 12.7
	徐州	120.9 ± 8.8	80.8 ± 6.2	116.6 ± 11.7	78.3 ± 6.5	118.7 ± 10.6	79.5 ± 6.5
经济收入	低	131.6 ± 18.2	82.7 ± 9.9	129.1 ± 19.9	80.2 ± 9.9	130.2 ± 19.2	81.3 ± 10.0
	中	129.7 ± 16.8	82.3 ± 9.9	127.0 ± 18.2	79.6 ± 9.4	128.2 ± 17.6	80.8 ± 9.7
	高	130.4 ± 16.0	82.3 ± 8.7	125.1 ± 18.4	78.1 ± 9.4	127.6 ± 17.5	80.1 ± 9.3
	拒绝回答	133.2 ± 18.4	81.8 ± 9.0	131.4 ± 19.4	79.0 ± 8.5	132.3 ± 18.9	80.3 ± 8.8
全省		130.7 ± 17.4	82.5 ± 9.6	127.7 ± 19.1	79.5 ± 9.6	129.1 ± 18.4	80.9 ± 9.7

　　江苏城乡 18 岁及以上人群平均脉压差为（48.2 ± 14.0）mmHg。其中，男性、女性平均脉压差基本相同，分别为（48.3 ± 13.3）mmHg、（48.2 ± 14.6）mmHg；城市居民平均脉压差为（49.7 ± 15.5）mmHg，农村为（47.8 ± 13.5）mmHg，农村低于城市；苏南居民平均脉压差为（48.2 ± 14.0）mmHg，苏北为（47.8 ± 14.2）mmHg，苏南高于苏北（见表 8.3）；平均脉压差的水平随着年龄的增加而增高（详见表 8.3，图 8.3）。

表 8.3 2014 年江苏 18 岁及以上居民平均脉压差（$\bar{x} \pm S$）

单位：mmHg

人群分组		男	女	合计
居住地性质	城市	50.0 ± 14.6	49.5 ± 16.3	49.7 ± 15.5
	农村	47.8 ± 12.9	47.8 ± 14.0	47.8 ± 13.5
地区	苏南	48.6 ± 13.0	48.2 ± 14.6	48.2 ± 14.0
	苏北	48.0 ± 13.6	47.7 ± 14.7	47.8 ± 14.2
年龄组	18~24 岁	40.4 ± 9.2	36.9 ± 8.1	38.6 ± 8.7
	25~34 岁	41.2 ± 7.6	38.8 ± 8.3	39.9 ± 8.1
	35~44 岁	42.2 ± 8.8	40.4 ± 9.3	41.2 ± 9.1
	45~59 岁	45.9 ± 11.5	46.5 ± 12.0	46.3 ± 11.8
	≥60 岁	54.2 ± 14.5	55.9 ± 16.0	55.1 ± 15.3
调查点	南京	54.1 ± 13.9	53.5 ± 15.0	53.8 ± 14.5
	太仓	50.4 ± 12.2	50.6 ± 14	50.5 ± 13.2
	常熟	44.3 ± 11.9	45.1 ± 14.1	44.7 ± 13.2
	江阴	47.7 ± 12.6	47.2 ± 13.5	47.5 ± 13.0
	句容	51.9 ± 14.0	53.5 ± 15.8	52.7 ± 15.0
	海门	53.0 ± 15.6	50.8 ± 15.8	51.7 ± 15.7
	大丰	44.5 ± 9.9	43.2 ± 10.0	43.8 ± 9.9
	泗洪	44.8 ± 12.4	45.7 ± 14.0	45.3 ± 13.3
	睢宁	50.7 ± 15.1	49.1 ± 15.1	49.8 ± 15.1
	徐州	40.1 ± 8.9	38.4 ± 10.7	39.2 ± 9.9
经济收入	低	48.8 ± 13.8	48.9 ± 15.0	48.9 ± 14.4
	中	48.0 ± 13.3	47.0 ± 14.1	47.5 ± 13.7
	高	51.4 ± 14.2	52.4 ± 17.2	52.0 ± 15.8
	拒绝回答	47.4 ± 12.6	47.4 ± 13.9	47.4 ± 13.3
全省		48.3 ± 13.3	48.2 ± 14.6	48.2 ± 14.0

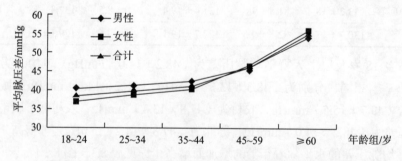

图 8.3 2014 年江苏 18 岁及以上人群平均脉压差年龄分布

（三）高血压知晓率、治疗率及控制率

1. 高血压知晓率

高血压知晓率为本次调查诊断为高血压的对象中，在本次调查测血压之前即知道自己患有高血压者所占的比例。

2014 年调查结果表明，江苏城乡 18 岁及以上人群高血压知晓率为 66.25%。其中男性为 64.24%、女性为 68.21%，女性高于男性（x^2=6.229，$P<0.05$）。城市 18 岁及以上人群高血压知晓率为 70.24%，农村为 65.01%，城市高于农村（x^2=7.831，$P<0.005$）。苏南 18 岁及以上人群高血压知晓率为 70.08%，苏北为 62.38%，苏南高于苏北（x^2=23.432，$P<0.005$）；高血压知晓率随着经济收入不同而存在显著性差异（x^2=221.755，$P<0.005$）（详见表 8.4，图 8.4）。

表 8.4　2014 年江苏 18 岁及以上居民的高血压知晓率

单位：%

人群分组		男	女	合计
居住地性质	城市	68.24	72.29	70.24
	农村	62.96	66.98	65.01
地区	苏南	68.29	72.01	70.08
	苏北	59.71	64.74	62.38
年龄组	18~24 岁	10.00	0.00	7.69
	25~34 岁	23.26	60.00	30.19
	35~44 岁	39.10	45.88	41.74
	45~59 岁	63.77	65.37	64.60
	≥60 岁	70.03	71.73	70.91
调查点	南京	71.10	71.76	71.43
	太仓	70.98	78.14	74.51
	常熟	67.66	69.86	68.69
	江阴	61.62	64.00	62.69
	句容	64.44	71.20	68.00
	海门	51.93	58.11	55.33
	大丰	79.41	87.60	83.98
	泗洪	58.28	60.37	59.37
	睢宁	36.28	30.70	33.48
	徐州	82.69	92.59	87.74
经济收入	低	62.71	67.73	65.38
	中	64.10	67.65	65.88
	高	38.20	33.01	35.60
	拒绝回答	72.46	68.92	70.63
全省		64.24	68.21	66.25

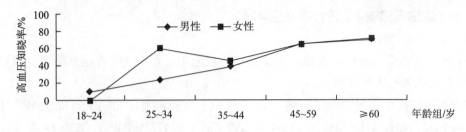

图 8.4　2014 年江苏城乡 18 岁以上不同年龄、性别居民高血压知晓率

2. 高血压治疗率与控制率

（1）高血压治疗率。高血压治疗率即被认为是高血压的调查对象中近 2 周服用降压药物者所占的比例。

2014 年调查结果表明，江苏城乡 18 岁及以上人群高血压治疗率为 90.00%。其中，男性为 87.97%、女性为 91.71%，女性高于男性（x^2=8.550，P<0.005）。城市 18 岁及以上人群高血压治疗率为 90.51%，农村为 89.84%，城市与农村间高血压治疗率差异无显著性（x^2=0.219，P>0.05）。苏南 18 岁及以上人群高血压治疗率为 93.34%，苏北为 86.22%，苏南高于苏北（x^2=32.833，P<0.005）；低、中、高经济收入人群高血压治疗率分别为 88.41%、91.43%、90.41%，中等经济收入人群高血压治疗率最高，差异有显著性（x^2=46.983，P<0.005）（详见表 8.5）。

（2）高血压控制率。高血压控制率即本次调查诊断为高血压的调查对象中，目前通过治疗血压低于 140/90 mmHg 者所占的比例。

2014 年调查结果表明，江苏城乡 18 岁及以上人群高血压控制率为 30.87%。其中，男性为 30.90%、女性为 30.84%，男性高于女性（x^2=4.734，P<0.05）。城市 18 岁及以上人群高血压控制率为 25.25%，农村为 32.76%，农村高于城市（x^2=5.032，P<0.05）；苏南 18 岁及以上人群高血压控制率为 33.31%，苏北为 28.10%，苏南高于苏北（x^2=18.341，P<0.005）；高血压控制率在不同经济收入水平的人群间差异无显著性（x^2=4.744，P>0.05）（详见表 8.5，图 8.5）。

表 8.5　2014 年江苏 18 岁及以上居民的高血压治疗率及控制率

单位：%

人群分组		男		女		合计	
		治疗率	控制率	治疗率	控制率	治疗率	控制率
居住地性质	城市	88.97	23.10	92.00	27.33	90.51	25.25
	农村	87.88	33.61	91.62	31.99	89.84	32.76
地区	苏南	92.23	35.18	94.47	31.38	93.34	33.31
	苏北	82.93	25.41	88.91	30.30	86.22	28.10

续表

人群分组		男		女		合计	
		治疗率	控制率	治疗率	控制率	治疗率	控制率
年龄组	18~24 岁	0.00	0.00	—	—	0.00	0.00
	25~34 岁	50.00	30.00	83.33	66.67	62.50	43.75
	35~44 岁	57.69	11.54	82.05	30.77	68.13	19.78
	45~59 岁	86.96	34.49	88.05	34.81	87.53	34.66
	≥60 岁	91.61	30.63	94.04	28.64	92.89	29.59
调查点	南京	93.55	14.22	93.55	15.28	93.55	14.75
	太仓	94.09	39.90	97.25	33.94	95.72	36.82
	常熟	93.08	47.80	92.47	42.47	92.79	45.25
	江阴	85.96	29.82	92.71	25.00	89.05	27.62
	句容	88.28	27.59	88.20	30.34	88.24	29.10
	海门	89.36	23.40	93.80	24.81	91.93	24.22
	大丰	88.89	44.44	93.81	55.75	91.75	51.03
	泗洪	75.00	21.59	83.84	23.23	79.68	22.46
	睢宁	70.73	19.51	80.00	14.29	75.00	17.11
	徐州	67.44	0.00	84.00	11.11	76.34	5.66
经济收入	低	84.63	26.28	91.49	31.16	88.41	28.97
	中	90.28	34.02	92.51	30.19	91.43	32.05
	高	90.13	35.62	90.59	30.20	90.41	33.10
	拒绝回答	94.00	26.00	92.16	35.29	93.07	30.69
全省		87.97	30.90	91.71	30.84	90.00	30.87

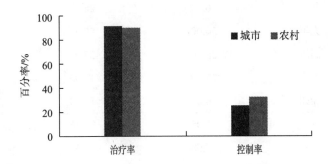

图 8.5 2014 年江苏城乡 18 岁以上居民高血压治疗率、控制率

3. 高血压治疗者的血压控制率

高血压治疗者的血压控制率即近两周内服用降压药的高血压患者中，通过治疗血压被控制在 140/90 mmHg 以下者所占的比例，它可直接反映高血压药物治疗的效果。

2014年调查结果表明，江苏城乡18岁及以上人群高血压治疗者的血压控制率为34.26%。其中，男性为35.05%、女性为33.63%，性别间差异无显著性（$x^2=0.436$，$P>0.05$）。城市18岁及以上人群高血压治疗者血压控制率为27.90%，农村为36.47%，农村高于城市（$x^2=12.980$，$P<0.005$）。苏南18岁及以上人群高血压治疗者血压控制率为35.68%，苏北为32.59%，苏南与苏北间差异无显著性（$x^2=2.210$，$P>0.05$）；不同经济收入水平人群的高血压控制率的差异无显著性（$x^2=1.360$，$P>0.05$）（详见表8.6）。

表8.6 2014年江苏18岁及以上高血压治疗者的血压控制率

单位：%

人群分组		男性	女性	合计
居住地性质	城市	25.97	29.71	27.90
	农村	38.25	34.92	36.47
地区	苏南	38.14	33.22	35.68
	苏北	30.64	34.08	32.59
年龄组	18~24岁	—	—	—
	25~34岁	60.00	80.00	70.00
	35~44岁	20.00	37.50	29.03
	45~59岁	39.67	39.53	39.59
	≥60岁	33.44	30.46	31.85
调查点	南京	21.38	22.76	22.07
	太仓	42.41	34.91	38.46
	常熟	51.35	45.93	48.76
	江阴	34.69	26.97	31.02
	句容	31.25	34.39	32.98
	海门	26.19	26.45	26.34
	大丰	50.00	59.43	55.62
	泗洪	28.79	27.71	28.19
	睢宁	27.59	17.86	22.81
	徐州	0.00	14.29	8.45
经济收入	低	31.05	34.06	32.77
	中	37.68	32.64	35.05
	高	39.52	33.33	35.80
	拒绝回答	27.66	38.30	32.98
全省		35.05	33.63	34.26

（四）高血压与有关疾患的关系

随着 BMI 的增加，高血压患病率逐渐增高，差异有显著性（x^2=284.174，$P<0.005$）；糖尿病病人高血压患病率显著高于正常人（x^2=219.119，$P<0.005$）；血脂异常病人高血压患病率显著高于正常人（x^2=193.251，$P<0.005$）（见表 8.7）。

表 8.7　2014 年江苏居民有关疾患与高血压患病率的关系

人群分组		受检人数	高血压患病率 /%	x^2	P
BMI	$<18.5\ \mathrm{kg/m^2}$	263	26.62		
	18.5~24（不含 24）$\mathrm{kg/m^2}$	3 911	31.53	284.174	<0.005
	$\geqslant24\ \mathrm{kg/m^2}$	4 065	49.35		
糖尿病	正常	5 379	44.82		
	糖尿病	557	77.74	219.119	<0.005
血脂异常	正常	4 951	45.36		
	血脂异常	548	76.64	193.251	<0.005

（五）多因素 logistic 回归分析

选择调查中可能与高血压有关的因素，性别（分男、女）、地区（分苏南、苏北）、居住地性质（分城市、农村）、年龄（分 18~24 岁、25~34 岁、35~44 岁、45~59 岁和 $\geqslant$ 60 岁五组）、文化程度（分为小学以下、初中、高中 / 大专及以上三组）、BMI［分为 $<$ 18.5、18.5~24（不含 24）和 $\geqslant$ 24 三组］、2014 年人均年收入 {分为低收入（$<$ 15 000 元）、中等收入［15 000~30 000 元（不含 30 000 元）］、高收入（$\geqslant$ 30 000 元）三个组} 进行 logistic 回归分析，结果显示性别、地区、居住地性质、年龄、BMI 与高血压发病相关（见表 8.8）。其中年龄、BMI 与高血压发病呈正相关。

表 8.8　2014 年江苏 18 岁及以上人群高血压影响因素的多因素 logistic 回归分析结果

人群分组		OR	95%CI	P
性别	男	1.31	1.18~1.45	<0.001
	女	1.00		
居住地性质	城市	1.07	0.94~1.21	0.293
	农村	1.00		
地区	苏南	1.00		
	苏北	0.83	0.74~0.92	0.001
年龄	18~24 岁	0.10	0.06~0.19	<0.001
	25~34 岁	0.11	0.08~0.15	<0.001
	35~44 岁	0.33	0.28~0.39	<0.001
	45~59 岁	1.00		
	$\geqslant$60 岁	2.51	2.24~2.82	<0.001

人群分组		OR	95%CI	P
BMI	<18.5 kg/m²	0.35	0.25~0.48	<0.001
	18.5~23.9 kg/m²	0.45	0.41~0.50	<0.001
	≥24 kg/m²	1.00		
经济收入	低	1.05	0.93~1.18	0.442
	中	1.00		
	高	1.06	0.90~1.20	0.590
	拒绝回答	0.96	0.78~1.31	0.958
文化程度	小学以下	1.00		
	初中	0.90	0.80~1.02	0.102
	高中/大专及以上	0.98	0.83~1.15	0.770

（六）不同收缩压水平人群的食物中营养素摄入指标的分布特点

从表 8.9 可看出不同收缩压水平的男性食物中能量、蛋白质、钾摄入量的差异存在显著性（$P<0.05$），收缩压低于 130 mmHg 的男性人群能量、蛋白质、脂肪、钾的摄入量显著高于其他组，钠摄入量高于 130~140（不含 140）mmHg 组和 140~160（不含 160）mmHg 组。不同收缩压水平女性食物中能量、蛋白质、脂肪、钠、钾摄入量均存在显著性差异。

表 8.9 2014 年江苏不同收缩压水平人群的食物中能量及营养素摄入量分布特点
（$\bar{x} \pm S$）（n=8 298）

性别	能量及营养素摄入量	收缩压/mmHg				P
		<130	130~<140	140~<160	≥160	
女	能量/（kcal/d）	2 399.21±1 281.21	2 113.83±827.74	2 043.22±959.49	2 067.53±826.11	<0.05
	蛋白质/（g/d）	68.08±42.22	59.51±30.43	55.64±30.69	57.96±27.97	<0.05
	脂肪/（g/d）	72.99±47.23	70.83±40.24	66.58±49.43	67.73±41.10	<0.05
	钾/（mg/d）	1 549.13±1 174.35	1 382.25±1 035.38	1 228.26±932.06	1 306.60±904.38	<0.05
	钠/（mg/d）	4 070.17±2 775.98	4 459.89±5 028.35	3 965.32±2 825.52	4 428.50±3 081.36	<0.05
男	能量/（kcal/d）	2 550.96±1 309.13	2 280.44±1 042.88	2 161.56±1 045.35	2 063.62±791.09	<0.05
	蛋白质/（g/d）	72.66±45.41	64.56±36.90	59.30±35.03	57.59±31.09	<0.05
	脂肪/（g/d）	77.26±46.69	76.04±42.87	71.10±48.61	75.80±47.49	0.070
	钾/（mg/d）	1 669.04±1 305.15	1 513.42±1 298.10	1 314.57±1 030.87	1 361.88±1 067.10	<0.05
	钠/（mg/d）	4 115.56±4 826.60	4 093.44±2 783.83	4 089.16±2 982.68	4 117.50±2 146.88	0.999

（七）有关血液指标与高血压关系的 logistic 回归分析结果

从表 8.10 可看出模型 1（未调整有关因素）、模型 2（调整能量、蛋白质和脂肪摄入量）、模型 3（调整能量、蛋白质、脂肪摄入量及年龄）、模型 4（调整能量、蛋白质、脂肪摄入量、年龄及 BMI）、模型 5（调整居住地性质、经济收入、职业和文化程度）、模型 6（调整居住地性质、地区、经济收入、职业和文化程度）中高血压与血红蛋白值、空腹血糖值均有正相关性（OR>1，$P<0.05$），血红蛋白值和空腹血糖值的升高会增加患高血压病的风险。

表 8.10　有关血液指标与高血压关系的 logistic 回归分析结果（n=8 298）

模型编号	血红蛋白			空腹血糖		
	OR	95%CI	P	OR	95%CI	P
模型 1	1.007	1.003～1.010	<0.001	1.234	1.187～1.283	<0.001
模型 2	1.007	1.003～1.010	<0.001	1.231	1.183～1.280	<0.001
模型 3	1.009	1.005～1.013	<0.001	1.161	1.116～1.208	<0.001
模型 4	1.007	1.003～1.011	<0.001	1.129	1.085～1.176	<0.001
模型 5	1.010	1.007～1.014	<0.001	1.193	1.147～1.241	<0.001
模型 6	1.011	1.007～1.015	<0.001	1.192	1.146～1.241	<0.001

模型 1：未调整有关因素。

模型 2：调整能量、蛋白质和脂肪摄入量。

模型 3：调整能量、蛋白质、脂肪摄入量及年龄。

模型 4：调整能量、蛋白质和脂肪摄入量、年龄及 BMI。

模型 5：调整居住地性质、经济收入、职业和文化程度。

模型 6：调整居住地性质、地区（苏南苏北）、经济收入、职业和文化程度

三、评估与讨论

（一）江苏省居民高血压患病率呈上升趋势

2014 年共调查了江苏省城乡 18 岁及以上 8 468 人的血压情况，高血压的患病率为 41.75%。据 2002 年全国居民营养与健康状况调查、2002 年全国调查江苏地区、2007 年追踪调查及 2014 年调查，江苏省 18 岁以上成年人群的高血压患病率持续上升，男性高于女性，城乡间差异已经无显著性。其他研究同样显示，男性高血压发病率高于女性，因此应将男性病人作为重点干预对象。但以往的研究显示，城市居民高血压患病率高于农村，而这次调查农村与城市间居民高血压患病率已经无显著差异，这提示当前随着社会经济的发展，农村生活水平不断提高，已经接近城市。通过 2002 年、2007 年和 2014 年调查，发现江苏省的高血压患病率呈升高趋势，居民膳食不合理，防病知识缺乏，导致高血压患病人数增加，所以应该加强全民高血压的防治工作（见图 8.6，图 8.7）。

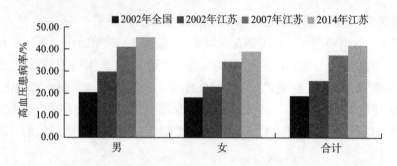

图8.6 历年全国、江苏18岁及以上成年人群高血压患病率性别间比较

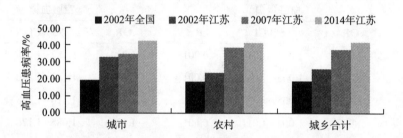

图8.7 历年全国、江苏18岁及以上成年人群高血压患病率城乡间比较

（二）江苏居民高血压患病率随年龄增加而增高

在年龄（分18～29岁、30～44岁、45～59岁、≥60岁四组）分布上，2002年全国各年龄段高血压患病率分别为2.9%、9.5%、27.2%、45.3%，江苏各年龄段高血压患病率分别为3.4%、13.3%、33.5%、54.4%。2014年江苏省各年龄段的高血压患病率分别为5.45%、15.33%、41.06%、61.69%。分别比2002年江苏省各年龄段增加2.05、2.03、7.56、7.29个百分点（见图8.8）。

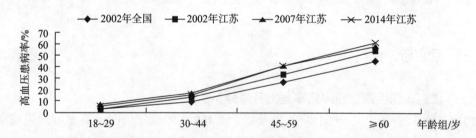

图8.8 历年全国、江苏18岁及以上成年人群高血压患病率年龄段比较

据2002年全国居民营养和健康状况调查，我国18岁及以上成年人群的平均收缩压为120 mmHg，男性121 mmHg，女性119 mmHg；城市居民118 mmHg，农村居民120 mmHg。舒张压为76 mmHg，男性78 mmHg，女性75 mmHg；城市居民76 mmHg，农村居民76 mmHg。江苏省18岁及以上成年人群的平均收缩压为124 mmHg，男性126 mmHg，女性122 mmHg；城市居民126 mmHg，农村居民122 mmHg。舒张压为78 mmHg，男性80 mmHg，女性76 mmHg；城市居民82 mmHg，农村居民78 mmHg。

2014 年调查江苏 18 岁及以上成年人群的平均收缩压与舒张压分别为 129.1 mmHg 和 80.9 mmHg，比 2002 年全国平均水平分别高 9.1 mmHg 和 4.9 mmHg，比 2002 年江苏省平均水平分别高 5.1 mmHg 和 2.9 mmHg；其中男性居民平均收缩压与舒张压分别为 130.7 mmHg 和 82.5 mmHg，女性为 127.7 mmHg 和 79.5 mmHg；城市居民平均收缩压与舒张压分别为 130.3 mmHg 和 80.6 mmHg，农村为 128.7 mmHg 和 81.0 mmHg。

（三）居民高血压知晓率、治疗率、控制率不断上升

2014 年调查结果表明，江苏省高血压知晓率为 66.25%，治疗率为 90.00%，控制率为 30.87%，明显高于 2002 年全国居民营养和健康状况调查高血压知晓率（30.2%）、治疗率（24.7%）、控制率（6.1%）；高于 2002 年全国调查江苏点的高血压知晓率（33.3%）、治疗率（25.4%）、控制率（8.0%）；高于《中国居民营养与慢性病状况报告（2015）》报道的 2012 年我国人群高血压知晓率、治疗率和控制率（分别为 46%、41% 和 14%）；也高于 2013 年江苏 15 岁以上人群高血压知晓率、治疗率和控制率（分别为 49.3%、43.6% 和 14.2%）；已经接近美国 1999—2000 年高血压病的知晓率、治疗率、控制率（分别为 70%、59%、34%）的水平。

（四）高钠、低钾膳食，超重、肥胖是江苏省人群重要的高血压危险因素

2014 年调查发现随着 BMI 的增加，高血压患病率逐渐增高。研究显示体重与血压水平具有正相关关系，超重或肥胖的人群控制体重后血压呈现下降的趋势，即体重平均每下降 1.0 kg，收缩压下降约 1.05 mmHg（95%CI: −1.43～0.66 mmHg），舒张压下降约 0.92 mmHg（95%CI: −1.28～−0.55 mmHg）。与体重水平正常的人群相比，超重或肥胖的人群高血压的发病率和患病率明显升高，发病或患病风险明显增大，是无超重和肥胖人群的 3 倍以上。进一步分析不同超重或肥胖类型对人群高血压患病率和人群患病风险的影响，结果显示：具有向心性肥胖（伴有或不伴有全身性肥胖）的人群，高血压的患病率明显高于仅超重或全身性肥胖的人群；超重与向心性肥胖、向心性肥胖与全身性肥胖间均具有一定的协同作用，全身性肥胖伴向心性肥胖的人群，其高血压的患病风险约是体重和腰围均正常的人群的 6 倍以上。提示应限制体重，将 BMI 控制在 25 以下，有利于抑制高血压的发生和发展。

另外本调查还发现糖尿病病人高血压患病率显著高于正常人，血脂异常病人高血压患病率显著高于正常人。

多因素条件 logistic 回归分析显示年龄、BMI 与高血压呈正相关，随着年龄和 BMI 的增高，患高血压的风险增大。

从表 8.9 可看出，不同收缩压水平女性的食物中能量、蛋白质、脂肪、钠、钾摄入存在显著性差异，不同收缩压水平男性的食物中能量、蛋白质、钾摄入存在显著性差异。其他研究显示，膳食钠摄入量与血压水平呈正相关，与高血压的患病率和发病率存在一定的联系，所以北方人群血压水平高于南方。人群平均每人每天摄入食盐增加 2 g，则收缩压和舒张压分别升高 2.0 mmHg 及 1.2 mmHg。

将有关因素建立回归模型分析，可看出血红蛋白值、空腹血糖值与高血压在模型 1、

2、3、4、5、6 中均呈正相关，血液中血红蛋白和空腹血糖水平的升高会增加患高血压的风险。

（五）改善和控制高血压的建议

高血压是多个环境因素和遗传因素共同决定的疾病，单一某因素对高血压水平和高血压患病率的影响可能并不十分明显。不同因素彼此交错，互相影响，形成复杂的病因网络，针对单一危险因素采取的干预措施可能收效甚微。生活方式干预在任何时候对任何高血压患者（包括正常高值者和需要药物治疗的高血压患者）都是合理、有效的治疗，其目的是降低血压、控制其他危险因素和临床情况。因此我们建议：

1. 减钠加钾

钠盐可显著升高血压以及增加高血压的发病风险，适度减少钠盐摄入可有效降低血压。钠盐摄入过多和（或）钾摄入不足，以及钾钠摄入比值较低是我国居民高血压发病的重要危险因素。

我国居民的膳食中 75.8% 的钠来自家庭烹饪用盐，其次为高盐调味品。随着饮食模式的改变，加工食品中的钠盐也将成为重要的钠盐摄入来源。为了预防高血压和降低高血压患者的血压，钠的摄入量减少至 2 400 mg/d（6 g/d NaCl）。所有高血压患者均应采取各种措施，限制钠盐摄入量。主要措施包括：① 减少烹调用盐及含钠高的调味品（包括味精、酱油）；② 避免或减少含钠盐量较高的加工食品，如咸菜、火腿、各类炒货和腌制品；③ 建议在烹调时尽可能使用定量盐勺，以起到警示的作用。

增加膳食中钾摄入量可降低血压。主要措施为：① 增加富钾食物（新藓蔬菜、水果和豆类）的摄入量；② 肾功能良好者可选择低钠富钾替代盐（低钠盐）。

2. 合理膳食

合理膳食模式可降低人群高血压、心血管疾病的发病风险。建议高血压患者和有进展为高血压风险的正常血压者，饮食以水果、蔬菜、低脂奶制品、富含食用纤维的全谷物、动物来源的蛋白质为主，减少饱和脂肪和胆固醇摄入。DASH（dietary approaches to stop hypertension）饮食富含新鲜蔬菜、水果、低脂（或脱脂）乳制品、禽肉、鱼、大豆和坚果，少糖、含糖饮料和红肉，其饱和脂肪和胆固醇水平低，富含钾、镁、钙等微量元素、优质蛋白质和纤维素。高血压患者 DASH 饮食可分别降低 SBP 11.4 mmHg，DBP 5.5 mmHg，一般人群可降低 SBP 6.74 mmHg，DBP 3.54 mmHg，高血压患者控制热量摄入，血压降幅更大。依从 DASH 饮食能够有效降低冠心病和脑卒中风险。

3. 减轻体重

推荐将体重维持在健康范围内（BMI=18.5~23.9 kg/m²，男性腰围 < 90 cm，女性腰围 < 85 cm）。建议所有超重和肥胖患者减重。控制体重，包括控制能量摄入、增加体力活动和行为干预。在膳食平衡基础上减少每日总热量摄入，控制高热量食物（高脂肪食物、含糖饮料和酒类等）的摄入，适当控制碳水化合物的摄入；提倡进行规律的中等强度的有氧运动，减少久坐时间。此外，行为疗法，如建立节食意识、制订用餐计划、记录摄入食物种类和重量、计算热量等，对减轻体重有一定帮助。综合生活方式干预减重

效果不理想者，推荐使用药物治疗或手术治疗。特殊人群，如哺乳期妇女和老年人，应视具体情况采用个体化减重措施。减重计划应长期坚持，减重速度因人而异，不可急于求成。建议将目标定为一年内体重减少初始体重的 5%~10%。

4. 戒烟限酒

吸烟是一种不健康行为，是心血管病和癌症的主要危险因素之一。被动吸烟显著增加心血管疾病风险。戒烟虽不能降低血压，但可降低心血管疾病风险。

过量饮酒显著增加高血压的发病风险，且其风险随着饮酒量的增加而增加，限制饮酒可使血压降低。建议高血压患者不饮酒。如饮酒，则应少量并选择低度酒，避免饮用高度烈性酒。每日酒精摄入量男性不超过 25 g，女性不超过 15 g；每周酒精摄入量男性不超过 140 g，女性不超过 80 g。

5. 增加运动

运动可以改善血压水平。有氧运动平均降低 SBP 3.84 mmHg，DBP 2.58 mmHg。队列研究发现，高血压患者定期锻炼可降低心血管死亡和全因死亡风险。因此，建议非高血压人群（为降低高血压发生风险）或高血压患者（为了降低血压）除日常生活的活动外，每周 4~7 d，每天累计进行 30~60 min 的中等强度运动（如步行、慢跑、骑自行车、游泳等）。运动形式可采取有氧、阻抗和伸展等。以有氧运动为主，无氧运动作为补充。运动强度须因人而异，常用运动时最大心率来评估运动强度，中等强度运动为能达到最大心率［最大心率（次/min）= 200 – 年龄（岁）］的 60%~70% 的运动。

此外还应减轻精神压力，保持心理平衡。

参考文献

［1］POULTER N R，PRADHAKARAN D, CAULFIELD M. Hypertension［J］. Lancet, 2015, 386（9995）：801–812.

［2］中国国家卫生计生委疾病预防控制局. 中国居民营养与慢性病状况报告（2015年）［M］. 北京：人民卫生出版社，2015.

［3］徐文华，刘晋，陆艳，等. 江苏省高血压知晓率、治疗率和控制率现状调查［J］. 实用心电学杂志，2018，27（5）：310–316.

［4］《中国高血压防治》修订委员会. 中国高血压防治指南（2018年修订版）［J］. 心脑血管病防治，2019，19（1）：1–44.

［5］国家基层高血压防治管理指南（2017）［Z］. 北京：国家心血管病中心，2017.

第九章　膳食营养与糖尿病

一、概述

糖尿病是严重危害人类健康的慢性疾病，是各种不同原因所造成的胰岛素分泌绝对或相对不足以及靶细胞对胰岛素敏感性降低而引起的糖、蛋白质、脂肪和继发的水、电解质代谢紊乱，不仅给患者及其家庭带来健康和经济负担，也给社会带来巨大的医疗和经济负担。2017 年全球约 4.25 亿成人患糖尿病，我国成人糖尿病患病率约 11%，患者数量达到 1.14 亿，居世界第一。糖尿病的防治成为一大公共卫生问题。糖尿病的发生与膳食营养和生活方式密切相关，影响因素较多也较复杂。在膳食营养方面对糖尿病进行研究有着重要意义，相关信息将有助于制定预防策略。本章对江苏城乡糖尿病的患病情况进行描述，并就膳食营养与糖尿病的关系加以探讨。

2014 年对江苏省南京市、江阴市、太仓市、海门市、句容市、睢宁县、泗洪县、常熟市、盐城市大丰区、徐州市 10 个调查点社区 18 岁及以上人群共 11 833 人进行调查，测定了 18 岁及以上成人 8 204 人的血糖值。2014 年调查只采集居民空腹静脉血进行血清葡萄糖的测定，而未进行口服葡萄糖耐量试验（OGTT）。

WHO 采纳的美国糖尿病学会提出的判断糖尿病和空腹血糖损害的标准是：空腹血糖（FBG）≥ 7.0 mmol/L、口服葡萄糖（OGTT）2 小时血糖 ≥ 11.1 mmol/L 及经县级以上医院确诊为糖尿病并接受过药物治疗的判断为糖尿病。

二、调查结果

（一）基本情况

2014 年共测定了 10 个调查点 18 岁及以上人群 8 204 人的血糖值，其中男性 3 693 人，女性 4 511 人。苏南 4 861 人，苏北 3 343 人；城市 3 001 人，农村 5 203 人；18~24 岁组 216 人，25~34 岁组 797 人，35~44 岁组 1 185 人，45~59 岁组 2 677，60 岁及以上组 3 329 人。

（二）平均血糖水平

江苏省 18 岁及以上人群空腹血糖平均水平为（5.5 ± 1.5）mmol/L，其中男性为（5.5 ± 1.5）mmol/L，女性为（5.5 ± 1.6）mmol/L，农村高于城市，苏南高于苏北，睢宁高于其他地区，高于 6.0 mmol/L，随着年龄的增长，空腹血糖水平呈上升趋势（见表 9.1）。

表 9.1　2014 年江苏 18 岁及以上人群的平均血糖水平

单位：mmol/L

人群分组		男		女		合计	
		受检人数	$\bar{x} \pm S$	受检人数	$\bar{x} \pm S$	受检人数	$\bar{x} \pm S$
调查点	南京	283	5.8 ± 2.0	385	5.7 ± 2.2	668	5.8 ± 2.1
	江阴	430	5.4 ± 1.3	453	5.4 ± 1.4	883	5.4 ± 1.4
	太仓	542	5.6 ± 1.1	615	5.6 ± 1.0	1 157	5.6 ± 1.1
	海门	280	5.7 ± 1.6	421	5.6 ± 1.3	701	5.6 ± 1.4
	句容	476	5.5 ± 1.4	512	5.7 ± 2.3	988	5.6 ± 1.9
	睢宁	244	6.2 ± 1.2	337	6.1 ± 1.2	581	6.2 ± 1.2
	泗洪	387	5.3 ± 1.7	506	5.2 ± 1.3	893	5.2 ± 1.5
	常熟	532	5.6 ± 1.4	633	5.5 ± 1.1	1 165	5.6 ± 1.2
	大丰	405	5.2 ± 1.7	485	5.2 ± 1.7	890	5.2 ± 1.7
	徐州	114	5.5 ± 1.8	164	5.2 ± 1.4	278	5.3 ± 1.5
居住地性质	城市	1 334	5.5 ± 1.6	1 667	5.4 ± 1.6	3 001	5.5 ± 1.6
	农村	2 359	5.6 ± 1.4	2 844	5.6 ± 1.5	5 203	5.6 ± 1.5
地区	苏南	2 263	5.6 ± 1.4	2 598	5.6 ± 1.6	4 861	5.6 ± 1.5
	苏北	1 430	5.5 ± 1.7	1 913	5.4 ± 1.4	3 343	5.5 ± 1.5
年龄组	18~24 岁	95	5.0 ± 0.8	121	5.0 ± 0.7	216	5.0 ± 0.7
	25~34 岁	352	5.1 ± 1.0	445	5.1 ± 0.9	797	5.1 ± 0.9
	35~44 岁	509	5.3 ± 1.2	676	5.2 ± 1.9	1 185	5.3 ± 1.6
	45~59 岁	1 157	5.7 ± 1.8	1 520	5.5 ± 1.4	2 677	5.6 ± 1.6
	≥60 岁	1 580	5.7 ± 1.5	1 749	5.8 ± 1.7	3 329	5.7 ± 1.6
收入	<5 000 元	345	5.6 ± 1.7	430	5.6 ± 1.7	775	5.6 ± 1.7
	5 000~10 000（不含 10 000）元	504	5.7 ± 1.7	642	5.7 ± 2.2	1 146	5.7 ± 2.1
	10 000~20 000（不含 20 000）元	1 183	5.5 ± 1.4	1 470	5.5 ± 1.3	2 653	5.5 ± 1.4
	≥20 000 元	1 499	5.6 ± 1.4	1 790	5.5 ± 1.4	3 289	5.5 ± 1.4
全省		3 693	5.5 ± 1.5	4 511	5.5 ± 1.6	8 204	5.5 ± 1.5

（三）18 岁及以上人群糖尿病患病率

江苏省 18 岁及以上人群糖尿病患病率是 11.0%，男性高于女性（$P>0.05$），城市高于农村（$P>0.05$），但无显著性差异；苏南显著高于苏北（$P<0.05$）。随着年龄的增长，糖尿病患病率有增高的趋势。从 10 个调查点来看，南京 18 岁及以上成人糖尿病患病率最高，为 19.0%，泗洪最低，为 8.1%（见表 9.2，图 9.1 至图 9.4）。

表 9.2 2014 年江苏 18 岁及以上人群糖尿病患病率

单位：%

人群分组		男	女	合计
调查点	南京	22.3	16.6	19.0
	江阴	7.7	8.6	8.2
	太仓	12.9	12.7	12.8
	海门	11.4	13.3	12.6
	句容	9.5	13.1	11.3
	睢宁	12.7	11.6	12.0
	泗洪	9.6	6.9	8.1
	常熟	10.0	8.2	9.0
	大丰	8.4	8.9	8.7
	徐州	13.2	9.1	10.8
居住地性质	城市	12.4	10.4	11.3
	农村	10.5	11.0	10.8
地区	苏南	11.7	11.5	11.6
	苏北	10.4	9.8	10.1
年龄组	18~24 岁	3.2	0.0	1.4
	25~34 岁	2.6	1.8	2.1
	35~44 岁	3.9	3.7	3.8
	45~59 岁	13.8	9.7	11.5
	≥60 岁	14.0	17.6	15.9
收入	<5 000 元	12.8	12.1	12.4
	5 000~10 000（不含 10 000）元	11.1	11.2	11.2
	10 000~20 000（不含 20 000）元	9.9	10.6	10.3
	≥20 000 元	12.3	10.4	11.2
全省		11.2	10.8	11.0

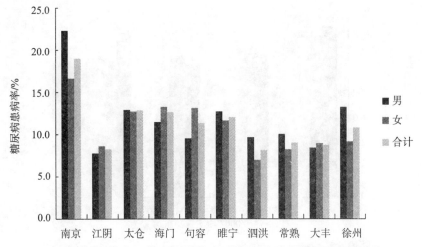

图9.1　2014年江苏不同地区18岁及以上人群糖尿病患病率

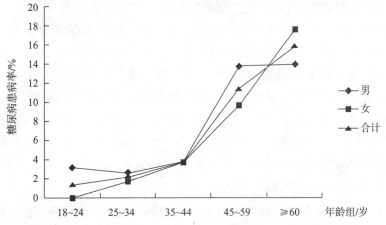

图9.2　2014年江苏18岁及以上人群糖尿病患病率年龄分布

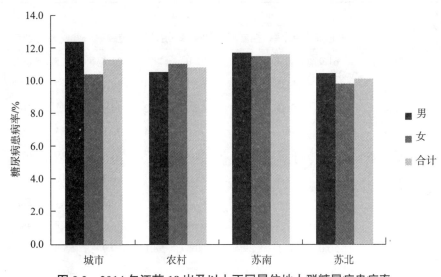

图9.3　2014年江苏18岁及以上不同居住地人群糖尿病患病率

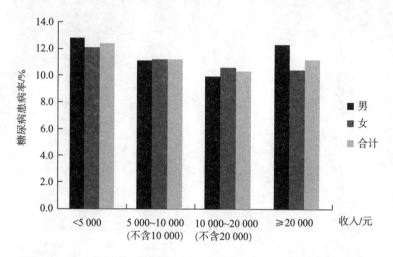

图9.4 2014年江苏18岁及以上不同经济收入人群糖尿病患病率

（四）糖尿病知晓率、治疗率和控制率

糖尿病知晓率是指本次调查中糖尿病患者知道自己患有糖尿病的比例；治疗率是指本次调查中糖尿病患者采取治疗和控制措施（包括生活方式改变和/或药物）的比例。

江苏省18岁及以上人群糖尿病知晓率、治疗率、控制率分别为58.3%、54.9%、29.2%。糖尿病知晓率、治疗率、控制率随着年龄增加总体呈上升趋势。知晓率睢宁最低，为30.0%，句容最高，为69.9%，城市高于农村，苏南高于苏北，女性高于男性；治疗率句容最高（67.9%），睢宁最低（27.1%），城市高于农村，苏南高于苏北，女性高于男性。控制率太仓最高（47.3%），睢宁最低（8.6%），农村高于城市，苏南高于苏北，女性高于男性（见表9.3，图9.5，图9.6）。

表9.3 2014年江苏18岁及以上成人糖尿病知晓率、治疗率、控制率

单位：%

人群分组		男			女			合计		
		知晓率	治疗率	控制率	知晓率	治疗率	控制率	知晓率	治疗率	控制率
调查点	南京	61.9	60.3	23.8	73.0	71.9	31.3	67.5	66.1	27.6
	江阴	57.9	51.5	36.4	61.5	56.4	28.2	59.7	54.2	31.9
	太仓	58.6	54.3	50.0	50.0	46.2	44.9	54.1	50.0	47.3
	海门	59.4	56.3	25.0	75.0	71.4	37.5	69.0	65.9	33.0
	句容	71.1	66.7	28.9	68.7	68.7	28.4	69.9	67.9	28.6
	睢宁	19.4	19.4	6.5	38.5	33.3	10.3	30.0	27.1	8.6
	泗洪	59.5	56.8	18.9	62.9	60.0	34.3	61.1	58.3	26.4
	常熟	44.2	37.7	24.5	65.4	61.5	23.1	54.8	49.5	23.8
	大丰	50.0	47.1	29.4	60.5	58.1	20.9	55.8	53.2	24.7
	徐州	26.7	26.7	6.7	53.3	40.0	26.7	40.0	33.3	16.7

续表

人群分组		男			女			合计		
		知晓率	治疗率	控制率	知晓率	治疗率	控制率	知晓率	治疗率	控制率
居住地性质	城市	50.6	47.3	23.6	65.9	62.6	25.9	58.5	55.2	24.8
	农村	56.0	52.4	31.0	59.9	56.7	32.5	58.2	54.8	31.9
地区	苏南	58.6	54.2	33.3	63.2	60.7	32.3	61.0	57.6	32.8
	苏北	45.6	43.6	18.8	60.1	55.9	26.6	53.7	50.4	23.1
年龄组	18~24 岁	0.0	0.0	0.0	0.0	0.0	0.0	0.0	0.0	0.0
	25~34 岁	22.2	22.2	11.1	12.5	12.5	12.5	17.6	17.6	11.8
	35~44 岁	25.0	20.0	5.0	20.0	16.0	8.0	22.2	17.8	6.7
	45~59 岁	46.5	45.0	21.9	57.1	52.4	29.3	51.6	48.5	25.4
	≥60 岁	63.8	58.8	35.7	69.1	66.6	32.8	66.9	63.6	34.0
收入	<5 000 元	52.3	52.3	15.9	63.5	61.5	21.2	58.3	57.3	18.8
	5 000~10 000（不含 10 000）元	57.1	57.1	23.2	68.1	65.3	31.9	63.3	61.7	28.1
	10 000~20 000（不含 20 000）元	52.6	43.6	31.6	59.6	54.5	31.4	56.6	49.8	31.5
	≥20 000 元	53.3	51.6	29.3	62.2	59.7	31.2	57.7	55.7	30.3
全省		53.9	50.4	28.1	62.0	58.8	30.1	58.3	54.9	29.2

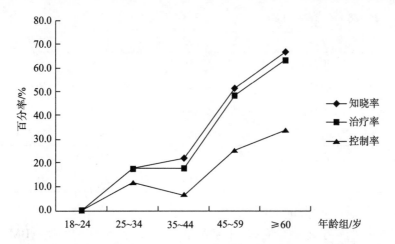

图 9.5　2014 年江苏 18 岁及以上不同年龄人群糖尿病知晓率、治疗率和控制率

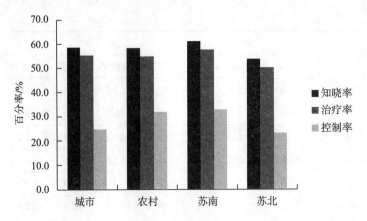

图 9.6　2014 年江苏 18 岁及以上不同居住地人群糖尿病知晓率、治疗率和控制率

（五）有关疾患与糖尿病患病率的关系

随着 BMI 的增加，糖尿病患病率逐渐增高，且有显著性差异（$P < 0.05$）；高血压患者的糖尿病患病率显著高于正常人（$P < 0.05$）。血脂异常人群的糖尿病患病率显著高于正常人群（$P < 0.05$）。贫血人群糖尿病患病率显著低于正常人群（$P < 0.05$）（见表 9.4）。

表 9.4　2014 年江苏居民有关疾患与糖尿病患病率的关系

人群分组		糖尿病患者数量 / 人	患病率 /%	x^2	P
BMI	<18.5 kg/m²	12	4.6		
	18.5~24（不含 24）kg/m²	304	7.9		
	24~28（不含 28）kg/m²	378	12.9		
	≥28	192	17.9	110.720	< 0.05
高血压	正常	280	5.8		
	高血压	597	18.7	329.057	< 0.05
血脂异常	正常	435	8.7		
	高血压	465	14.7	71.533	< 0.05
贫血	正常	783	11.7		
	贫血	113	7.6	21.294	< 0.05

（六）多因素条件 logistic 回归结果

选择调查中可能与糖尿病有关的因素（年龄、地区、居住地性质、BMI、人均年收入）进行回归分析，结果显示，苏南人群患糖尿病的风险是苏北的 1.169 倍，超重者患糖尿病的风险是体重正常者的 1.713 倍，肥胖者患糖尿病的风险是体重正常者的 2.530 倍。60 岁及以上年龄组患糖尿病的风险是 18~24 岁年龄组的 10.601 倍（见表 9.5）。

表 9.5　2014 年江苏 18 岁及以上人群糖尿病影响因素的多因素条件 logistic 回归分析结果

分组		OR	95%CI	*P*
居住地性质	农村	1.000		
	城市	1.047	0.907~1.208	0.529
地区	苏北	1.000		
	苏南	1.169	1.014~1.349	< 0.05
年龄组	18~24 岁	1.000		
	25~34 岁	1.296	0.373~4.500	0.684
	35~44 岁	2.192	0.672~7.154	0.194
	45~59 岁	6.690	2.119~21.120	< 0.05
	≥60 岁	10.601	3.367~33.375	< 0.05
BMI	18.5~24（不含 24）kg/m²	1.000		
	24~28（不含 28）kg/m²	1.713	1.460~2.009	< 0.05
	≥28 kg/m²	2.530	2.081~3.075	< 0.05
收入	<5 000 元	1.000		
	5 000~10 000 元（不含 10 000 元）	0.952	0.713~1.272	0.741
	10 000~20 000 元（不含 20 000 元）	0.948	0.729~1.232	0.689
	≥20 000 元	1.050	0.801~1.375	0.725

（七）膳食因素与糖尿病关系分析

不同血糖水平人群能量、蛋白质、脂肪摄入量有显著性差异（$P < 0.05$）。血糖水平在 6.1~7.0 mmol/L 的人群能量、蛋白质的摄入量高于其他组，而血糖水平低于 5.6 mmol/L 的人群脂肪的摄入量高于其他组。而钾、钙、镁、锌、磷、硒的摄入量均是在血糖水平 6.1~7.0 mmol/L 的人群中最高。血红蛋白值随着血糖水平的升高而升高，随着血糖水平的升高，贫血患病率降低（见表 9.6）。

表 9.6　2014 年江苏不同血糖水平人群膳食营养相关指标

项目	血糖水平 /（mmol/L）				*P*
	< 5.6	**5.6~< 6.1**	**6.1~7.0**	**> 7.0**	
能量摄入量（$\bar{x}$）/（kcal/d）	2 293.67	2 194.13	2 320.03	2 223.84	< 0.050
蛋白质摄入量（$\bar{x}$）/（g/d）	64.67	60.67	65.02	61.77	< 0.050
脂肪摄入量（$\bar{x}$）/（g/d）	73.96	69.92	71.13	69.73	< 0.050

项目	血糖水平 / (mmol/L)				P
	< 5.6	5.6 ~ < 6.1	6.1 ~ 7.0	> 7.0	
碳水化合物摄入量（$\bar{x}$）/（g/d）	376.18	364.04	379.10	371.08	0.336
铁摄入量（$\bar{x}$）/（mg/d）	22.31	21.02	22.23	21.40	0.170
钾摄入量（$\bar{x}$）/（mg/d）	1 475.31	1 357.71	1 505.09	1 377.14	< 0.050
钠摄入量（$\bar{x}$）/（mg/d）	4 166.81	4 030.36	4 247.21	4 373.38	0.385
钙摄入量（$\bar{x}$）/（mg/d）	262.23	238.93	266.75	246.38	< 0.050
镁摄入量（$\bar{x}$）/（mg/d）	280.49	264.92	286.25	274.65	< 0.050
锌摄入量（$\bar{x}$）/（mg/d）	11.53	10.98	11.74	11.25	< 0.050
磷摄入量（$\bar{x}$）/（mg/d）	998.82	950.05	1 019.42	972.41	< 0.050
硒摄入量（$\bar{x}$）/（μg/d）	40.56	38.46	41.20	37.48	0.061
酒精摄入量（$\bar{x}$）/（g/d）	22.39	27.33	40.32	22.91	0.123
Hb/（g/dl）	135.69	138.66	139.01	142.87	< 0.050
贫血患病率 /%	20.90	13.60	13.30	10.10	< 0.050

三、评估与讨论

（一）江苏居民糖尿病患病率与全国平均水平及 2002 年的比较

2007 年江苏 18 岁及以上居民糖尿病患病率为 5.1%，男性为 5.2%，女性为 5.1%。成人平均空腹血糖水平为 4.9 mmol/L，男性为 4.9 mmol/L，女性为 4.8 mmol/L。2012 年中国 18 岁及以上居民糖尿病患病率为 9.7%，男性为 10.2%，女性为 9.0%；18 岁及以上居民的平均空腹血糖为 5.6 mmol/L，男性为 5.6 mmol/L，女性为 5.5 mmol/L。

2014 年调查结果表明，江苏 18 岁及以上成年居民糖尿病患病率是 11.0%，男性高于女性，城市高于农村，但无显著性差异；苏南显著高于苏北（$P < 0.05$）。随着年龄的升高，糖尿病患病率有增高的趋势。江苏省 18 岁及以上成年居民空腹血糖平均水平为 5.5 mmol/L，其中男性为 5.5 mmol/L，女性为 5.5 mmol/L，农村高于城市，苏北高于苏南，随着年龄的增长，空腹血糖水平呈上升趋势（见图 9.7，图 9.8）。

由此可见，近年来江苏成年居民糖尿病患病率呈持续升高趋势，且高于全国平均水平，2014 年江苏成年居民空腹血糖水平也显著高于 2007 年。

（二）江苏地区糖尿病现状分析及改善建议

2014 年调查结果表明，江苏 18 岁及以上人群糖尿病患病率随着年龄的增长有增高的趋势，45 岁及以上人群糖尿病患病率明显高于其他人群。虽然总体来看江苏省糖尿病

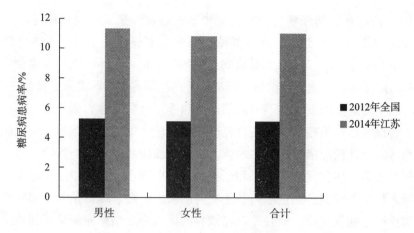

图 9.7　2007 年、2014 年江苏 18 岁及以上人群糖尿病患病率与全国人群比较

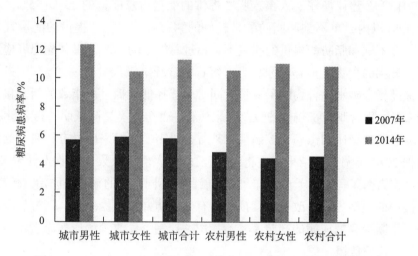

图 9.8　2007 年、2014 年江苏 18 岁及以上人群糖尿病患病率比较

患病率城市略高于农村，但是农村女性的糖尿病患病率已经超过城市女性，可见农村的糖尿病发病情况日益严峻，值得重点关注。

2014 年江苏 18 岁及以上人群糖尿病知晓率、治疗率、控制率分别为 58.3%、54.9%、29.2%，高于 2012 年中国 18 岁及以上居民糖尿病知晓率、治疗率（分别为 36.1%、33.4%），江苏省成年居民糖尿病知晓率也高于 2007 年（37.7%）。但是，江苏省成年居民糖尿病的控制率仍处于较低水平。

2014 年调查发现，江苏成年居民糖尿病知晓率、治疗率、控制率随着年龄增加总体呈上升趋势。糖尿病知晓率、治疗率均是城市高于农村，苏南高于苏北，女性高于男性；然而，糖尿病控制率为农村高于城市。人均年收入小于 5 000 元的人群糖尿病控制率最低，仅为 18.8%，提示应该将低收入的糖尿病患者作为重点关注人群，并研究制定切实有效的干预措施。

　　随着 BMI 的增加，糖尿病患病率逐渐增高；高血压患者以及血脂异常人群的糖尿病患病率显著高于正常人群。贫血人群糖尿病患病率显著低于正常人群。多因素条件 logistic 回归分析显示年龄、BMI 与糖尿病患病风险呈正相关，苏南人群患糖尿病风险高于苏北人群。血红蛋白值随着血糖值的升高而升高，随着血糖的升高，贫血患病率降低。

　　糖尿病的主要危险因素包括不健康的饮食和能量过剩、体力活动不足等，对 2 型糖尿病科学、合理的治疗策略应该包括营养改善、合理运动、血糖监测、糖尿病教育和应用降糖药物等综合性治疗措施。其中，营养改善对糖尿病的预防与治疗发挥至关重要的作用。有研究表明，包含蔬菜、水果和全谷物的健康膳食模式可以降低糖尿病的患病风险。而以摄入精加工谷类、大量红肉、加工肉制品、甜点、炸薯条为主要特征的西方膳食模式增加患糖尿病的风险。而且，含糖饮料的摄入与 2 型糖尿病呈正相关。长期摄入高脂肪膳食可损害糖耐量，促进肥胖、高血脂的发生。所以，《中国糖尿病医学营养治疗指南（2013）》建议糖尿病人摄入脂肪提供的能量占总能量的 25%~35%，肥胖超重者控制在 30% 以内，单不饱和脂肪酸是较好的膳食脂肪来源，提供的能量宜多于总能量的 12%，多不饱和脂肪酸提供的能量不宜超过总能量的 10%。糖尿病患者应适量多摄入富含膳食纤维的食物，推荐糖尿病患者每日膳食纤维摄入量 25~30 g。应指导糖尿病患者适当提高复合碳水化合物的摄入量，同时多选择低血糖生成指数的粗杂粮，减少植物油的摄入量，用含脂肪量较低的豆制品来代替一部分肉类，降低脂肪摄入量。

　　从江苏居民的糖尿病患病及控制情况来看，仍需要积极采取具有针对性的预防控制措施。根据 2014 年调查的结果，应将 45 岁及以上人群以及人均年收入低于 5 000 元的低收入人群作为糖尿病重点干预人群，并开展针对不同人群的糖尿病防治宣传教育工作，倡导树立健康的生活方式，改善膳食模式，有效预防并控制糖尿病。做好糖尿病的早诊早治工作，不断提高糖尿病的知晓率、治疗率、控制率，改善糖尿病患者预后，不断降低糖尿病所致疾病负担。

参考文献

　　[1] 中华医学会糖尿病学分会. 中国 2 型糖尿病防治指南（2017 年版）[J]. 中国实用内科杂志，2018（4）：292-344.

　　[2] MAGHSOUDI Z, GHIASVAND R, SALEHI-ABARGOUEI A. Empirically derived dietary patterns and incident type 2 diabetes mellitus: a systematic review and meta-analysis on prospective observational studies[J]. Public Health Nutr, 2016, 19（S2）：230-241.

　　[3] VAN DAM R M, RIMM E B, WILLETT W C, et al. Dietary patterns and risk for type 2 diabetes mellitus in U.S. men[J]. Ann Intern Med, 2002, 136（3）：201-209.

　　[4] 刘素，赵丽云，于冬梅，等. 含糖饮料消费及与 2 型糖尿病的关系 [J]. 卫生研究，2016，45（2）：297-301.

　　[5] 陈伟. 糖尿病医学营养治疗 [J]. 中国实用内科杂志，2011，31（3）：181-183.

第十章　膳食营养与贫血

一、概述

贫血是指血液中红细胞的数量或红细胞中血红蛋白的含量不足的疾病，是一个全球性的公共卫生问题，在发展中国家情况尤为令人担忧，也是我国常见的营养缺乏病之一。贫血的病因有多种，主要与红细胞生成减少、红细胞破坏过多、失血过多等因素有关。早期临床表现为头晕、乏力、困倦，最常见的体征是面色苍白，症状的轻重取决于贫血的速度、贫血的程度以及机体的代偿能力。约有 50% 的贫血是铁缺乏所致，缺铁性贫血患者在中国人群中普遍存在，其中婴幼儿、生育期女性是缺铁性贫血的高危人群，贫血严重影响其生长发育和身体健康。若患者长时间处于贫血状态，其神经系统、内分泌系统、循环系统、呼吸系统等将被严重损害，出现呼吸困难、肾衰竭等并发症。

据 2001 年世界卫生组织报道，全世界贫血人数超过 20 亿，占世界人口的 30%。中国贫血患病率高于西方发达国家。在贫血人群中，女性明显多于男性，老人和儿童多于中青年。2002 年全国居民营养与健康状况调查结果显示，我国居民的贫血患病率为20.1%，男性为 15.8%，女性为 23.3%。与其他国家相比，我国居民贫血患病率明显低于周边的印度、柬埔寨和中亚发展中国家等，但仍高于美国等发达国家。而通过 2002年江苏省居民营养与健康状况调查发现，全省居民的贫血患病率为 26.5%，显著高于全国平均水平。其中，男性贫血患病率为 21.8%，女性为 30.4%；城市为 21.9%，农村为28.5%；女性高于男性，农村高于城市，且随着年龄的增长，患病率有逐渐增加的趋势。贫血不仅影响居民的身体健康，同时也是患多种慢性病的危险因素。从 2007 年到 2014年，江苏经济飞速发展，居民生活水平和膳食结构均发生了巨大变化，动物性食物和油脂的消费有所上升，居民同时面临着超重、肥胖和营养素缺乏并存的挑战。因此，在此背景下，江苏省于 2014 年对 2007 年居民营养监测数据进行了追踪调查。

2014 年调查用氰化高铁法测定人群血红蛋白含量以计算贫血患病率，按照世界卫生组织推荐的诊断贫血的标准评价（见表 10.1）。

表 10.1 WHO 推荐贫血诊断标准

人群	界值/（g/L）
0.5~4.9 岁儿童	110
5~11 岁儿童	115
12~14 岁儿童	120
≥15 岁非孕妇女性	120
孕妇	110
≥15 岁男性	130

二、调查结果

（一）贫血患病率及其分布

江苏 10 个样本地区共测定了 8 970 人的血红蛋白水平，其中城市 3 333 人（男性 1 504 人，女性 1 829 人），占 37.2%；农村 5 637 人（男性 2 593 人，女性 3 044 人），占 62.8%。

江苏省居民贫血的总体患病率为 17.5%，其中男性为 15.6%，女性为 19.1%；城市为 20.2%，农村为 16.0%；苏南为 17.4%，苏北为 17.8%。女性居民贫血患病率高于男性，城市居民贫血患病率高于农村，苏北居民贫血患病率高于苏南。14 岁及以下、15~17 岁、18~24 岁、25~34 岁、35~44 岁、45~59 岁和 60 岁及以上人群的贫血患病率分别为 9.6%、18.8%、12.0%、18.8%、19.8%、16.9%、18.9%。35~44 岁年龄组居民贫血患病率最高，达 19.8%。

江苏 10 个调查地区居民的贫血率有较大差别，大丰居民患病率最高，为 39.0%，其次是江阴和太仓，分别为 22.9% 和 22.1%，句容、常熟分别为 18.7% 和 14.6%，其余五个地区居民贫血患病率均低于 10%。

按全家人均年收入将江苏城乡居民分为低、中、高收入 3 组，其中 361 名居民并未回答家庭年人均收入，因此此处并未将其纳入分析。低收入为家庭人均经济收入低于 15 000 元；中等收入为家庭人均经济收入为 15 000 元 ~30 000 元（不含 30 000 元）；高收入为家庭人均经济收入为 30 000 元及以上。不同经济收入居民的贫血患病率分别为 17.2%、18.0%、16.3%（见表 10.2）。

表 10.2 2014 年江苏城乡居民的贫血患病率

人群分组		男		女		合计	
		受检人数	患病率/%	受检人数	患病率/%	受检人数	患病率/%
居住地性质	城市	1 504	12.6	1 829	26.5	3 333	20.2
	农村	2 593	17.4	3 044	14.7	5 637	16.0

续表

人群分组		男		女		合计	
		受检人数	患病率 /%	受检人数	患病率 /%	受检人数	患病率 /%
地区	苏南	2 382	18.5	2 704	16.4	5 086	17.4
	苏北	1 715	11.7	2 169	22.5	3 884	17.8
年龄组	14 岁及以下	358	8.1	316	11.4	674	9.6
	15~17 岁	56	16.1	61	21.3	117	18.8
	18~24 岁	95	12.6	121	11.6	216	12.0
	25~34 岁	352	17.0	444	20.3	796	18.8
	35~44 岁	508	9.4	674	27.6	1 182	19.8
	45~59 岁	1 153	14.5	1 521	18.7	2 674	16.9
	60 岁及以上	1 575	20.1	1 736	17.8	3 311	18.9
调查点	南京	282	3.5	372	4.3	654	4.0
	徐州	126	4.8	168	8.9	294	7.1
	江阴	464	22.8	485	22.9	949	22.9
	太仓	565	31.0	631	14.1	1 196	22.1
	海门	287	8.0	428	11.2	715	9.9
	句容	510	21.6	534	15.9	1 044	18.7
	睢宁	306	4.2	383	14.1	689	9.7
	泗洪	461	5.4	583	10.5	1 044	8.2
	常熟	561	7.0	682	20.8	1 243	14.6
	大丰	535	25.0	607	51.2	1 142	39.0
经济收入	低	1 725	15.1	2 124	18.9	3 849	17.2
	中	1 470	15.4	1 729	20.2	3 199	18.0
	高	725	15.0	836	17.3	1 561	16.3
	拒绝回答	177	24.9	184	19.0	361	21.9
全省		4 097	15.6	4 873	19.1	8 970	17.5

（二）血红蛋白水平及其分布

江苏省城乡居民平均血红蛋白水平为（136.3±19.6）g/L。其中男性居民平均血红蛋白水平为（143.5±16.6）g/L，女性为（130.2±19.9）g/L；城市居民平均血红蛋白水平为（135.3±24.5）g/L，农村为（136.9±16.0）g/L；苏南居民平均血红蛋白水平为（136.5±16.3）g/L，苏北为（136.0±23.3）g/L。男性高于女性，农村高于城市，苏南高于苏北。男性与女性、城市与农村居民平均血红蛋白水平差异均有统计学意义，苏南与苏北居民平均血红蛋白水平差异无统计学意义。

　　不同年龄组人群中，14 岁及以下、15～17 岁、18～24 岁、25～34 岁、35～44 岁、45～59 岁和 60 岁及以上 7 个年龄组人群的平均血红蛋白水平分别为（129.7±11.9）g/L、（133.6±16.1）g/L、（139.2±16.4）g/L、（137.0±18.0）g/L、（136.2±18.6）g/L、（137.6±25.2）g/L、（136.3±16.2）g/L。14 岁及以下年龄组平均血红蛋白水平最低，18～24 岁年龄组平均血红蛋白水平最高。

　　在江苏 10 个调查点中，南京居民平均血红蛋白水平最高，达（144.8±15.7）g/L，大丰居民平均血红蛋白水平最低，为（125.8±31.8）g/L。从经济收入水平与血红蛋白关系来看，高收入居民平均血红蛋白水平最高，为（137.8±16.4）g/L，低收入居民次之，为（136.3±22.9）g/L，中收入居民血红蛋白水平最低，为（135.8±16.9）g/L（见表 10.3）。

表 10.3　2014 年江苏城乡居民平均血红蛋白水平（$\bar{x}\pm S$）

单位：g/L

人群分组		男	女	合计
居住地性质	城市	144.5 ± 16.6	127.6 ± 27.2	135.3 ± 24.5
	农村	142.9 ± 16.6	131.7 ± 13.5	136.9 ± 16.0
地区	苏南	142.9 ± 16.4	130.9 ± 14.0	136.5 ± 16.3
	苏北	144.4 ± 17.0	129.3 ± 25.3	136.0 ± 23.3
年龄组	14 岁及以下	130.3 ± 11.9	128.9 ± 11.8	129.7 ± 11.9
	15～17 岁	141.3 ± 15.7	126.5 ± 13.0	133.6 ± 16.1
	18～24 岁	149.0 ± 15.5	131.5 ± 12.6	139.2 ± 16.4
	25～34 岁	147.0 ± 17.3	129.0 ± 14.2	137.0 ± 18.0
	35～44 岁	148.3 ± 14.9	127.1 ± 15.7	136.2 ± 18.6
	45～59 岁	145.9 ± 15.9	131.3 ± 28.8	137.6 ± 25.2
	60 岁及以上	142.1 ± 16.9	131.0 ± 13.6	136.3 ± 16.2
调查点	南京	154.4 ± 14.6	137.6 ± 12.3	144.8 ± 15.7
	徐州	149.6 ± 16.5	135.4 ± 15.6	141.5 ± 17.4
	江阴	141.5 ± 14.7	126.7 ± 12.4	133.9 ± 15.4
	太仓	136.4 ± 14.5	134.5 ± 14.4	135.4 ± 14.5
	海门	150.9 ± 16.7	135.3 ± 13.3	141.5 ± 16.6
	句容	137.8 ± 16.4	129.8 ± 12.6	133.7 ± 15.1
	睢宁	148.1 ± 16.4	132.6 ± 14.8	139.5 ± 17.3
	泗洪	149.5 ± 15.9	131.6 ± 11.8	139.5 ± 16.4
	常熟	149.3 ± 15.1	127.7 ± 14.5	137.5 ± 18.3
	大丰	133.2 ± 12.3	119.3 ± 41.0	125.8 ± 31.8

续表

人群分组		男	女	合计
经济收入	低	143.5 ± 16.9	130.4 ± 25.2	136.3 ± 22.9
	中	143.4 ± 16.4	129.4 ± 14.5	135.8 ± 16.9
	高	145.1 ± 16.0	131.5 ± 14.0	137.8 ± 16.4
	拒绝回答	137.6 ± 16.7	129.2 ± 15.0	133.3 ± 16.4
全省		143.5 ± 16.6	130.2 ± 19.9	136.3 ± 19.6

（三）膳食模式、营养素摄入与贫血的关系

1. 食物模式与贫血

（1）膳食模式的建立

2014 年膳食调查的原始食物种类有 33 种，由于个别食物的摄入量太小，数据的离散度太大，因此将摄入量太小的食物按种类进行合并，最终得到 19 种食物，包括猪肉、蔬菜、肉类、鱼虾类、米类、面类、大豆及其制品、薯类、水果、坚果、酒、腌菜、蛋类及其制品、奶类及其制品、糕点小吃、速食食品、其他谷类、杂豆类、饮料。将这 19 个变量进行因子分析后得到膳食模式。因子经过方差最大化旋转，因子的选择取决于因子的特征根、因子的可解释性。因子的选入标准为特征根大于 1，因子的命名依据其食物模式中所含食物的特点。因子分析后得到 6 种模式（特征根大于 1），模式的最终选择原则还包括模式的可解释程度。所谓的模式的可解释程度是指膳食模式中的食物特征符合人们的日常饮食习惯的程度。分别计算每个被调查者每个食物模式的得分，计算依据因子负荷和标准化后的每天各种食物的摄入量。因子负荷代表的是食物变量占食物模式总方差的权重，负荷越大，权重越大（见表 10.4）。

表 10.4　2014 年江苏居民膳食模式的特征根以及方差贡献

膳食模式	特征根	方差贡献	累计方差贡献
模式 1	2.283	0.120	0.120
模式 2	1.485	0.078	0.198
模式 3	1.332	0.070	0.268
模式 4	1.324	0.070	0.338
模式 5	1.203	0.063	0.401
模式 6	1.138	0.060	0.461

最终选择 4 种模式（模式 1、模式 2、模式 3、模式 4），模式的命名以其所含食物特征为标准，分别为动物模式、面食模式、坚果模式、咸菜蛋类模式，4 种膳食模式的总方差贡献为 0.338。其余几种模式因为特征食物的组合无法用人们日常的饮食习惯加以解释，因此被排除。

表 10.5 列出了 4 种膳食模式的主要食物特征以及相应的因子负荷（因子负荷绝对值

大于 0.20 进入膳食模式），例如动物模式以猪肉、肉类以及鱼虾类为主要特征，并且此类食物所占的因子负荷较大；面食模式则是以面类、薯类为主要特征的一种模式；坚果模式以坚果、酒为主要特征；咸菜蛋类模式中腌菜、蛋类及其制品的因子负荷较大。

表 10.5　4 种膳食模式的食物特征以及不同食物的因子负荷

动物模式		面食模式		坚果模式		咸菜蛋类模式	
食物	因子负荷	食物	因子负荷	食物	因子负荷	食物	因子负荷
猪肉	0.778	面类	0.732	坚果	0.778	腌菜	0.707
蔬菜	0.744	薯类	0.434	酒	0.687	蛋类及其制品	0.655
肉类	0.633	水果	0.392	水果	0.311	水果	0.336
鱼虾类	0.495	饮料	0.256	米类	0.236	鱼虾类	0.243
米类	0.482	杂豆类	0.242			速食食品	0.204
杂豆类	0.404	大豆及其制品	−0.470				
		米类	−0.474				

注：食物因子负荷为正数则表明摄入量高于总人群的平均水平，为负数则表明摄入量低于总人群平均水平

（2）不同食物模式第一和第四等份样本分布特点

将人群在不同膳食模式中的得分四等分，由低到高分别记作 Q1~Q4。表 10.6 显示的是 4 种膳食模式第一（最低）与第四（最高）等份人群的样本分布特点，分布因素包括平均年龄、性别、居住地性质、经济收入、教育程度、地区以及不同种类食物的平均摄入量等。分析结果发现，与第一等份相比，面食模式和坚果模式的第四等份人群平均年龄较低，动物模式与咸菜蛋类模式的第四等份人群的平均年龄较高。坚果模式第一等份人群中平均血红蛋白值最低，但该模式第四等份人群中平均血红蛋白值最高。男性坚果模式的比例高于女性（$P < 0.05$）。经济状况好的人群中面食模式第四等份及动物模式第四等份比例较高。高中以上文化程度的人群中，属于面食模式第四等份的比例最高。苏北地区的人群中，属于面食模式第一等份的比例最高。

食物摄入量中，坚果模式第四等份米类的平均摄入量为（72±65）g/d，其他组第四等份均超过 100 g/d。坚果模式的第四等份面类的平均摄入量为（212±145）g/d，其他组第四等份均不超过 100 g/d。动物模式的第四等份蔬菜的平均摄入量为（371±224）g/d，其他组第四等份均不超过 300 g/d。

（3）不同膳食模式人群贫血患病率情况

表 10.7 显示的是单因素分析时，4 种膳食模式下不同性别不同等份人群的贫血患病率分布情况，P 值为趋势性检验的系数。由表可见，男性中，动物模式与贫血呈正相关，面食模式与贫血呈负相关，但均无统计学意义。女性中，坚果模式与贫血呈负相关，有统计学差异（$P < 0.01$）。

表 10.6 4种食物模式第一和第四等份的样本分布特点 (*n*=4 293)

项目		动物模式 Q1	动物模式 Q4	面食模式 Q1	面食模式 Q4	坚果模式 Q1	坚果模式 Q4	咸菜蛋类模式 Q1	咸菜蛋类模式 Q4
年龄/岁		48.0±21.8	50.5±16.5	53.1±15.9	44.3±21.2	54.6±16.9	45.5±18.5	44.6±21.4	53.1±16.5
血红蛋白/(g/L)		134.0±14.9	137.0±16.6	136.0±16.9	137.0±16.7	133.0±15.9	140.0±16.6	136.0±17.2	138.1±16.0
性别分布/%	男	20.1	29.3	28.1	23.5	25.5	26.4	24.2	28.8
	女	29.4	21.2	22.3	26.3	24.5	23.8	25.7	21.6
居住地分布/%	城市	30.7	20.0	19.4	32.5	23.2	21.5	32.6	22.9
	农村	20.9	28.6	29.0	19.6	26.3	27.5	19.6	26.5
经济收入分布/%	高	14.3	28.7	14.8	35.3	26.0	14.0	39.4	19.5
	中	22.2	26.2	23.6	25.0	25.3	15.6	24.0	24.1
	低	33.7	20.3	30.7	20.6	23.2	39.6	19.1	29.2
	拒绝回答	8.8	47.1	23.5	24.7	37.1	7.6	31.2	14.7
教育程度分布/%	小学及以下	28.3	22.2	27.7	21.4	28.5	23.1	22.3	26.2
	初中	23.3	26.0	25.9	24.2	25.3	27.6	22.6	27.1
	高中	22.4	29.4	20.3	27.8	19.0	24.4	29.1	21.1
	大专及以上	18.8	28.6	14.9	43.8	15.2	25.6	43.2	17.0
地区分布/%	苏南	18.9	30.1	17.9	27.6	24.8	9.4	30.8	19.3
	苏北	33.9	17.7	35.3	21.3	25.3	47.7	16.6	33.4
食物摄入量 (x̄±*S*)/(g/d)	米类	73±50	196±155	186±155	101±78	220±144	72±65	89±73	172±154
	面类	90±98	76±119	111±156	80±90	20±35	212±145	69±80	92±134
	杂粮（其他谷类杂豆）	23±50	60±83	61±72	41±75	28±61	67±81	51±81	34±48
	蔬菜	102±55	371±224	250±200	206±169	233±177	210±175	222±189	221±180
	水果	28±55	30±92	2±10	85±106	17±61	47±91	12±33	57±96
	牛奶	7±27	23±95	0.3±4	59±144	28±100	7±44	45±105	5±25
	动物性食品	78±53	319±308	163±188	232±260	196±209	164±278	247±266	166±204

表 10.7　4 种膳食模式贫血患病率比较（ *n*=3 523 ）

人群分组		贫血患病率 /%				*P*
		Q1（低）	Q2	Q3	Q4（高）	
男性	动物模式	16.0	23.2	28.0	32.8	0.757
	面食模式	31.6	26.4	25.2	16.8	0.263
	坚果模式	39.2	24.4	24.8	11.6	0.000
	咸菜蛋类模式	20.8	24.8	27.2	27.2	0.489
女性	动物模式	23.2	24.3	30.8	21.8	0.029
	面食模式	29.1	24.3	25.1	21.5	0.151
	坚果模式	33.3	28.0	22.3	16.4	0.004
	咸菜蛋类模式	22.9	24.0	30.8	22.3	0.235

（4）膳食模式与贫血的多因素 logistic 回归

表 10.8 显示的是调整性别、年龄、居住地性质、经济收入、教育程度、地区类型、总能量摄入后，多元 logistic 回归结果显示动物模式、面食模式、坚果模式与贫血相关。动物模式是贫血的危险因素，与第一等份相比，动物模型第三等份人群患贫血的风险增加，OR=1.38（95%CI=1.06~1.80，*P* < 0.05）。

面食模式是贫血的保护因素，与第一等份相比，面食模式第四等份人群患贫血的风险为 0.76（95%CI=0.57~1.00，*P* < 0.05）。坚果模式是贫血的保护因素，与第一等份相比，坚果模式第四等份人群患贫血的风险降低，OR 为 0.39（95%CI=0.29~0.52，*P* < 0.001）。在女性中，动物模式是贫血的危险因素，第三等份人群与第一等份相比，患贫血风险增大，OR 为 1.65（95%CI=1.18~2.32，*P* < 0.01）。

表 10.8　4 种膳食模式与贫血的多因素 logistic 回归（ *n*=3 523 ）

人群分组		男性			女性			合计		
		OR	95%CI	*P*	OR	95%CI	*P*	OR	95%CI	*P*
动物模式	Q1	1.00			1.00			1.00		
	Q2	0.95	0.61~1.50	0.824	1.21	0.86~1.70	0.276	1.12	0.86~1.47	0.412
	Q3	1.01	0.65~1.57	0.979	1.65	1.18~2.32	0.004	1.38	1.06~1.80	0.017
	Q4	1.04	0.68~1.61	0.850	1.27	0.88~1.84	0.206	1.20	0.91~1.58	0.194
面食模式	Q1	1.00			1.00			1.00		
	Q2	0.91	0.62~1.34	0.645	0.87	0.62~1.22	0.412	0.89	0.69~1.14	0.347
	Q3	0.96	0.65~1.41	0.821	0.84	0.59~1.18	0.309	0.88	0.68~1.14	0.330
	Q4	0.77	0.50~1.18	0.229	0.77	0.53~1.12	0.177	0.76	0.57~1.00	0.049

续表

人群分组		男性			女性			合计		
		OR	95%CI	*P*	OR	95%CI	*P*	OR	95%CI	*P*
坚果模式	Q1	1.00			1.00			1.00		
	Q2	0.66	0.46~0.96	0.031	0.90	0.65~1.24	0.510	0.79	0.62~1.00	0.052
	Q3	0.71	0.49~1.03	0.070	0.70	0.50~1.00	0.047	0.69	0.54~0.89	0.004
	Q4	0.34	0.21~0.55	0.000	0.44	0.30~0.65	0.000	0.39	0.29~0.52	0.000
咸菜蛋类模式	Q1	1.00			1.00			1.00		
	Q2	1.09	0.71~1.68	0.684	0.92	0.64~1.31	0.635	0.99	0.76~1.30	0.954
	Q3	1.07	0.70~1.64	0.748	1.18	0.83~1.67	0.365	1.16	0.89~1.52	0.273
	Q4	0.95	0.63~1.45	0.818	1.04	0.72~152	0.822	1.01	0.76~1.32	0.971

注：调整性别、年龄、居住地性质、经济收入、教育程度、地区类型、总能量摄入；*P* 为趋势性检验值

2. 营养素摄入与贫血的关系

（1）单因素分析

将能量、碳水化合物、蛋白质等膳食营养素摄入变量按四分位数分为 4 等份，对膳食因素与贫血关系进行单因素分析，结果显示碳水化合物、铁、镁的摄入与贫血相关。

（2）多因素 logistic 回归

调整性别、年龄、地区类型、经济收入、教育程度以及总能量摄入后，多元 logistic 回归结果显示碳水化合物、铁的摄入量与总人群贫血的发生有关。碳水化合物摄入量 Q4 人群相对于 Q1 人群的 OR 为 2.99，95%CI 为 1.73~5.16，趋势性检验 *P* 为 0.009；铁摄入量 Q4 人群相对于 Q1 人群的 OR 为 1.72，95%CI 为 1.18~2.51，趋势性检验 *P* 为 0.006。镁的摄入与贫血关系较为复杂，一定量的镁摄入可以降低贫血的发病风险（OR=0.89，95%CI=0.67~1.18），但 Q4 人群摄入过量的镁有增加贫血发病风险的趋势（OR=1.54，95%CI=1.01~2.36），但无统计学意义（*P*=0.079）。在女性中，碳水化合物、铁、镁摄入与贫血的发生有关，Q4 人群相对于 Q1 人群的 OR（95%CI）分别为 4.17（2.13~8.15）、2.30（1.39~3.80）、1.84（1.08~3.13），趋势性检验 *P* 分别为 0.000、0.001、0.010（见表 10.9）。

表 10.9　2014 年江苏不同营养素摄入量人群的贫血患病风险比较

性别	营养素	Q1	Q2		Q3		Q4		*P*
		OR	OR	95%CI	OR	95%CI	OR	95%CI	
男	碳水化合物	1.00	1.10	0.71~1.70	0.66	0.33~1.31	2.75	1.01~7.49	0.644
	铁	1.00	0.90	0.60~1.33	1.05	0.65~1.69	1.71	0.92~3.20	0.196
	镁	1.00	1.02	0.68~1.53	0.96	0.56~1.64	1.85	0.87~3.91	0.365

续表

性别	营养素	Q1	Q2		Q3		Q4		P
		OR	OR	95%CI	OR	95%CI	OR	95%CI	
女	碳水化合物	1.00	0.87	0.56~1.33	1.29	0.79~2.12	4.17	2.13~8.15	0.000
	铁	1.00	1.55	1.04~2.33	1.90	1.24~2.91	2.30	1.39~3.80	0.001
	镁	1.00	0.89	0.60~1.34	1.28	0.83~1.98	1.84	1.08~3.13	0.010
男女合计	碳水化合物	1.00	0.90	0.67~1.21	0.91	0.62~1.34	2.99	1.73~5.16	0.009
	铁	1.00	1.13	0.86~1.49	1.29	0.95~1.75	1.72	1.18~2.51	0.006
	镁	1.00	0.89	0.67~1.18	1.02	0.74~1.41	1.54	1.01~2.36	0.079

注：调整性别、年龄、地区类型、经济收入、教育程度以及总能量摄入；P 为趋势性检验值

三、评估与讨论

（一）江苏省居民贫血现状

世界卫生组织针对人群贫血水平，提出了建议的人群贫血状况公共卫生分级标准：当人群中贫血患病率高于 40% 为严重公共卫生问题；贫血患病率在 20.0% 及以上、40.0% 以下，为中等程度公共卫生问题；贫血患病率在 5.0% 及以上、20.0% 以下为轻微公共卫生问题；贫血患病率低于 5.0%，则该地区贫血状况还不构成典型的公共卫生问题。调查发现，2014 年江苏省居民总体的贫血患病率达到 17.5%，已构成轻微的公共卫生问题。

2014 年调查显示，江苏省居民整体的贫血患病率为 17.5%，较 2007 年贫血患病率 26.5% 有大幅降低。通过不同地区贫血患病率的比较发现，2014 年调查的城市、农村居民的贫血患病率均有所降低。其中江阴、太仓、睢宁地区居民贫血患病率略有升高，大丰地区居民的贫血患病率比 2007 年升高了接近一倍，其他地区居民贫血患病率均在下降，2007 年贫血情况严重的句容、徐州、海门地区贫血患病率显著下降。可见，江苏居民贫血状况有所好转。

（二）食物与贫血

1. 膳食模式与贫血

研究发现江苏省居民膳食模式主要有四种类型，即动物模式、面食模式、坚果模式、咸菜蛋类模式，其中坚果模式与贫血呈负相关。

坚果模式是中国居民膳食模式中的一种，以摄入坚果类食物为主要特点。2014 年调查研究发现，这种模式与贫血呈显著的负相关。坚果模式第一等份男性的贫血患病率最高，为 39.2%，第四等份最低，为 11.6%；第一等份女性的贫血患病率最高，为 33.3%，第四等份最低，为 16.4%。坚果模式是贫血的保护因素，坚果是营养成分较高的食物，

含有蛋白质、不饱和脂肪酸、纤维、维生素、矿物质以及抗氧化物等成分，对人体生长发育、增强体质、预防疾病有极好的功效。这可能是坚果模式第四等份人群发病风险明显低于第一等份的原因。

研究中还发现，经济状况、文化程度和地区类型都与膳食模式有关。可能经济状况好、文化程度高的人群，更关注自身健康，且食物种类更为丰富；也可能经济状况好、文化程度高的人群发生炎症和感染的概率低。另外，苏南地区的人群发生贫血的风险略低于苏北地区人群，可能与坚果模式有关，摄入较多坚果可降低贫血的患病率。

2. 膳食营养素与贫血

（1）铁

过去很长一段时期内，人们认为铁缺乏的原因除慢性失血、吸收障碍和需要量增加等病理生理因素外，从营养学角度讲是由于膳食铁摄入不足造成的。2014年调查结果发现，在男性中，第二与第一等份相比较，铁摄入量可以降低贫血发生风险，但第三、四等份的铁摄入量则有增加贫血发生的趋势。可见，铁摄入量的多少与贫血发生风险有关：一定的铁摄入量可以降低贫血的发病风险，但是过量的铁摄入有增加贫血发病风险的趋势。这也与前述的动物模式是贫血的危害因素这一结论相一致。在日常饮食中，含铁量最高的食物是动物肝脏和其他内脏，其次是瘦肉与蛋黄。动物模式膳食中铁元素摄入量丰富，以致患贫血的风险增加。

（2）镁

2014年调查研究发现，镁的摄入量与贫血的发生有关，第二与第一等份相比较，镁摄入量可以降低贫血发生风险，但第三、四等份的镁摄入量与第一等份相比则有增加贫血发生的趋势。可见，镁摄入量的多少与贫血发生风险有关。2007年营养调查发现，随着膳食镁摄入量的增加，人群的贫血患病率降低。Van等在越南农村患缺铁性贫血的学龄前儿童中发现51.9%的儿童镁缺乏，并且认为镁缺乏是导致贫血的独立危险因素。

（三）非膳食因素与贫血

1. 性别、年龄、地区

研究发现，男性、苏南地区、高年龄人群是贫血发生的危险因素，而女性贫血的发生与居住地性质有关，与地区和年龄无关。此结果与贫血在全国人群中的分布特点一致。

女性贫血患病率高于男性。女性的生理特点导致其对铁的消耗量在经期和孕期高于男性。Habib等发现怀孕次数多于4次的未孕妇女发生贫血的风险是其他妇女的1.3倍，主要是多次怀孕、流产和分娩中的失血造成妇女体内铁丢失过多，从而导致缺铁性贫血的发生。女性例假、怀孕时自身及胎儿对生血物质的双重需求、分娩出血都是贫血率高于男性的直接原因。老年群体多存在营养状态不佳、器官功能减弱、免疫功能较差的状况，且存在不同类型基础病变，故贫血通常发生较隐匿、缓慢，易被其他系统病变症状掩盖，进而造成误诊或漏诊。因此，随着人口老龄化形势加剧，老年贫血发病率会持续增高，应引起充分重视。

2. 经济收入、文化程度

研究发现，中、低经济收入是贫血的危险因素。从贫血的全球流行趋势来看，南非、东南亚等经济落后地区人群的贫血状况严重，贫血患病率均在 40% 以上，而美国等经济发达国家和地区人群贫血状况轻微，贫血流行率不超过 10%。贫困是导致人群贫血最重要的社会原因之一。在发展中国家，较低的经济收入往往与不合理的膳食、不健康的生活方式、较差的医疗卫生条件、不卫生的生活环境有关。研究发现，贫困人群膳食往往以低能量和低营养素密度摄入、高植酸和纤维摄入为特点，这种膳食模式中，铁、维生素和锌利用率很低。George 等也发现，在低收入的孕妇和乳母中，膳食中脂肪、肉类、蔬菜水果的摄入量均较低，不能达到每日膳食中营养素供给量（RDA）。Bodnar 研究发现，在美国等发达国家和地区的低收入产后妇女中，贫血流行率仍然很高。

不同教育程度人群贫血患病率不同，高学历是贫血的保护因素。受教育程度高的居民往往社会经济地位高，对自我保健知识更加了解，接受医疗保健态度和对医疗保健的经济承受能力都好于受教育程度低的居民。大多数研究认为文化程度和职业是育龄妇女发生贫血的影响因素，文化程度越高，越不容易发生贫血，贫血患病率低于文化程度低的居民。此外，文化程度不仅影响自身健康，还可能对其后代贫血发生率产生影响。在一项孕妇贫血状况的调查中发现，低文化程度孕妇的贫血患病率高。Park 等也认为母亲文化程度高是婴幼儿贫血的保护因素。另外，在中国南方 10 个县级学龄前儿童贫血状况研究中发现，母亲文化程度高是儿童贫血的保护因素。

（四）建议

2014 年调查发现，江苏省居民的贫血状况得到一定程度的改善，但还应继续加强贫血的防治工作。铁强化食品改善贫血的作用已在许多国家乃至全球范围内被证明，但 2014 年调查也发现过量的铁摄入有增加贫血发病风险的趋势，要合理适量补铁。目前研究的结果显示，膳食营养与贫血密切相关，但也不能忽视炎症和感染、环境污染所起的作用。因此，在改善江苏省居民膳食铁营养状况的同时，应加强对其他传染病、慢性病等炎性疾病的控制，并减少环境中铅的污染。加强预防贫血的科普宣传，提高认识。对高危人群，如妇女和儿童，应注重改善其膳食结构，改变其生活习惯。对易发病个体，应提高预防意识。对蔬菜摄入、加工方法应进行宣传指导，对素食者的膳食应有微量元素及维生素含量的规定，对发病率高的地区应进行改变生活习惯的宣传教育。

政府和卫生部门可将贫血的影响因素作为对本地区贫血高危人群进行重点干预的依据，提出有效改善贫血状况的措施，从而实现国务院《中国食物与营养发展纲要（2014—2020 年）》中提出的营养性疾病控制目标：到 2020 年，全人群贫血率控制在 10% 以下，其中，孕产妇贫血率控制在 17% 以下，老年人贫血率控制在 15% 以下，5 岁以下儿童贫血率控制在 12% 以下。

参考文献

［1］刘叶荣.贫血患者营养状况调查及改善［J］.卫生职业教育，2017，35（14）：114-116.

［2］杨斌，潘先海，李永忠，等.海南省居民贫血现状及其影响因素研究［J］.中国热带医学，2009，9（6）：1017-1019.

［3］苑姝，石学香，朱敏，等.青岛市城乡居民贫血状况调查［J］.齐鲁医学杂志，2008，23（5）：406-407.

［4］马云.营养性贫血与饮食结构的关系［J］.世界最新医学信息文摘，2018，18（75）：67.

［5］寿飞.广州市城市低收入中老年人膳食模式与慢性病关系研究［D］.广州：广东药科大学，2018.

［6］齐心月，申思，朱佳妮，等.成都市城郊农村居民贫血与膳食因素的关系初探［J］.卫生研究，2016，45（5）：733-738.

［7］刘爽，李骏，龚晨睿，等.湖北省成年居民膳食结构与膳食模式的变迁研究（1997—2011年）［J］.华中科技大学学报（医学版），2018，47（3）：309-313.

［8］王艳，朱谦让，戴月，等.江苏省居民膳食模式与贫血关系的研究［J］.现代医学，2017，45（12）：1819-1825.

第十一章　膳食营养与血脂异常

一、概述

血脂异常通常指血浆中胆固醇和 / 或 TG 升高，俗称血脂异常。实际上血脂异常也泛指包括低高密度脂蛋白胆固醇血症在内的各种血脂异常。血脂异常主要表现为血清总胆固醇（TC）水平增高，低密度脂蛋白胆固醇（LDL-C）水平增高，甘油三酯（TG）水平增高以及高密度脂蛋白胆固醇（HDL-C）水平降低。

心血管病已成为我国城市和乡村人群的第一位死亡原因。我国居民心血管病的特点是脑卒中高发而冠心病发病率较低，但近 20 多年冠心病发病率和死亡率逐步上升。在经济发展较快的大城市如北京，监测结果显示，从 1984 年到 1999 年出血性脑卒中发病率呈明显下降趋势，而缺血性脑卒中发病率却明显上升，预示以动脉粥样硬化为基础的缺血性心血管病（包括冠心病和缺血性脑卒中）发病率正在升高。我国的队列研究表明，血清总胆固醇或低密度脂蛋白胆固醇水平升高是冠心病和缺血性脑卒中的独立危险因素之一。为此，血脂异常的防治必须及早给予重视。

血值测定是对所有膳食调查对象抽取空腹静脉血测定血脂，包括血浆总胆固醇、甘油三酯、高密度脂蛋白。血脂测定方法参照卫生部保健食品功能评价方法，使用全自动化分析仪，采用酶法进行测定。检测试剂均由北京中生公司提供。

成年血脂异常的判断以《中华心血管病杂志》血脂异常防治对策专题组推荐的标准为依据。总胆固醇（TC）5.20~5.71 mmol/L（201~219 mg/dl）为边缘升高；总胆固醇 ≥ 5.72 mmol/L（220 mg/dl）为高胆固醇血症；甘油三酯（TG）≥ 1.7 mmol/L（150 mg/dl）为高甘油三脂血症；血清高密度脂蛋白胆固醇（HDL-C）≤ 0.91 mmol/L（35 mg/dl）为低密度脂蛋白血症。有高胆固醇血症、高甘油三脂血症、低密度脂蛋白血症三种中的一种即判断为血脂异常。

二、调查结果

2014 年调查共测定 18 岁及以上居民 9 180 人，其中：城市居民 3 620 人（男性 1 671 人，女性 1 949 人），占 39.4%；农村居民 5 560 人（男性 2 552 人，女性 3 008 人），占 60.6%。

（一）人群的血脂水平

1. 血浆总胆固醇：江苏城乡 18 岁及以上居民血浆总胆固醇平均水平为（4.65 ±
1.00）mmol/L，男性为（4.64 ± 0.97）mmol/L，女性为（4.66 ± 1.02）mmol/L。农村 18 岁
及以上居民血浆总胆固醇平均水平稍高于城市，太仓、睢宁、徐州居民血浆总胆固醇水
平高于其他地区，平均值均高于 4.65 mmol/L。随着年龄的增长和经济收入的提高，居民
血浆总胆固醇水平呈上升趋势。

2. 血浆甘油三酯：江苏城乡 18 岁及以上居民血浆甘油三酯平均水平为（1.65 ±
1.48）mmol/L，男性为（1.72 ± 1.74）mmol/L、女性为（1.59 ± 1.21）mmol/L。城市 18 岁
及以上居民血浆甘油三酯平均水平高于农村，南京居民血浆甘油三酯水平最高，太仓、
常熟、大丰居民血浆甘油三酯水平较其他地区高，均值均高于 1.65 mmol/L。随着年龄的
增长，居民血浆甘油三酯水平呈上升趋势。

3. 血浆高密度脂蛋白胆固醇：江苏城乡 18 岁及以上成年人血浆高密度脂蛋白胆
固醇平均水平为（1.36 ± 0.34）mmol/L，男性为（1.33 ± 0.34）mmol/L，女性为（1.38 ±
0.34）mmol/L。城市 18 岁及以上居民血浆甘油三酯平均水平高于农村，常熟居民最高
（见表 11.1）。

（二）血脂异常患病率

1. 江苏城乡 18 岁及以上居民血脂异常总患病率为 32.2%，男性为 34.1%，女性为
30.5%。农村 18 岁及以上居民血脂异常率高于城市，南京、江阴、太仓、徐州、睢宁居
民血脂异常率较高，均高于平均水平。随着年龄的增长和经济收入的提高，居民血脂异
常率呈上升趋势（见图 11.1 至图 11.3）。

2. 高胆固醇血症患病率：江苏城乡 18 岁及以上居民高胆固醇血症患病率为 5.7%，
男性为 5.2%，女性为 6.2%。农村 18 岁及以上居民高胆固醇血症患病率高于城市，睢宁
居民高胆固醇血症患病率最高，达 16.2%，海门、句容、常熟、大丰较其他地区低。随
着年龄的增长，居民高胆固醇血症患病率呈上升趋势。

3. 高甘油三酯血症患病率：江苏城乡 18 岁及以上居民高甘油三酯血症患病率为
15.2%，男性为 15.7%，女性为 14.8%。城市 18 岁及以上居民高甘油三酯血症患病率高
于农村，南京居民高甘油三酯血症患病率最高，为 26.9%，句容最低，为 7.1%。随着年
龄的增长和经济收入的提高，居民高甘油三酯血症患病率呈明显上升趋势。

4. 低高密度脂蛋白血症患病率：江苏城乡 18 岁及以上居民低高密度脂蛋白血症患
病率为 15.7%，男性为 18.0%，女性为 13.7%。农村 18 岁及以上居民低高密度脂蛋白血
症患病率高于城市，江阴居民低高密度脂蛋白血症患病率最高，为 23.9%，常熟最低，
为 1.9%。不同经济收入人群的低高密度脂蛋白血症患病率相差不大（见表 11.2）。

表 11.1　2014 年江苏 18 岁及以上人群平均血脂水平

人群分组		男				女				合计			
		受检人数	高密度脂蛋白胆固醇（mmol/L）	甘油三酯胆固醇（mmol/L）	总胆固醇（mmol/L）	受检人数	高密度脂蛋白胆固醇（mmol/L）	甘油三酯胆固醇（mmol/L）	总胆固醇（mmol/L）	受检人数	高密度脂蛋白胆固醇（mmol/L）	甘油三酯胆固醇（mmol/L）	总胆固醇（mmol/L）
调查点	南京	414	1.29±0.27	2.21±1.7	4.39±1.36	494	1.36±0.30	2.24±1.47	4.37±1.58	908	1.33±0.29	2.22±1.58	4.38±1.48
	江阴	478	1.26±0.30	1.66±1.35	4.66±0.98	504	1.30±0.37	1.47±1.09	4.64±0.97	982	1.28±0.34	1.56±1.22	4.65±0.97
	太仓	636	1.32±0.28	1.73±1.87	4.72±0.89	687	1.32±0.31	1.81±1.61	4.78±0.91	1 323	1.32±0.30	1.77±1.74	4.75±0.90
	海门	286	1.31±0.38	1.37±0.85	4.34±0.83	424	1.35±0.30	1.49±1.02	4.49±0.81	710	1.33±0.34	1.45±0.95	4.43±0.82
	句容	480	1.33±0.41	1.44±1.32	4.51±0.92	517	1.29±0.33	1.42±1.06	4.59±0.90	997	1.31±0.37	1.43±1.19	4.55±0.91
	睢宁	261	1.30±0.27	1.34±0.93	5.34±0.89	356	1.37±0.31	1.31±0.99	5.26±1.05	617	1.34±0.30	1.32±0.97	5.29±0.99
	泗洪	411	1.26±0.33	1.69±1.52	4.56±0.84	520	1.37±0.34	1.45±1.05	4.63±0.97	931	1.32±0.34	1.56±1.29	4.60±0.91
	常熟	661	1.54±0.32	1.83±1.98	4.63±0.77	738	1.62±0.33	1.52±0.96	4.66±0.84	1 399	1.58±0.33	1.67±1.53	4.65±0.81
	大丰	405	1.28±0.37	1.96±2.88	4.63±1.09	486	1.31±0.33	1.53±1.20	4.50±0.84	891	1.30±0.35	1.72±2.14	4.56±0.96
	徐州	191	1.27±0.25	1.71±0.84	4.99±0.77	231	1.36±0.38	1.49±0.85	5.00±0.93	422	1.32±0.33	1.59±0.85	4.99±0.86
居住地性质	城市	1 671	1.39±0.34	1.94±2.09	4.61±1.04	1 949	1.45±0.36	1.70±1.20	4.59±1.10	3 620	1.42±0.35	1.81±1.68	4.60±1.07
	农村	2 552	1.30±0.33	1.58±1.45	4.66±0.93	3 008	1.33±0.33	1.52±1.21	4.71±0.96	5 560	1.32±0.33	1.55±1.32	4.69±0.95
年龄组	18~29 岁	376	1.29±0.25	1.53±0.94	4.44±0.85	445	1.39±0.32	1.23±0.63	4.33±0.93	821	1.35±0.29	1.37±0.80	4.38±0.89
	30~44 岁	812	1.31±0.33	1.85±1.71	4.68±0.89	1 020	1.37±0.34	1.34±0.94	4.40±0.82	1 832	1.34±0.33	1.57±1.36	4.52±0.87
	45~59 岁	1 324	1.32±0.34	1.97±2.42	4.71±1.02	1 644	1.37±0.33	1.70±1.34	4.71±1.05	2 968	1.35±0.33	1.82±1.90	4.71±1.04
	60 岁及以上	1 711	1.36±0.36	1.51±1.13	4.62±0.99	1 848	1.39±0.37	1.72±1.28	4.85±1.06	3 559	1.37±0.36	1.62±1.21	4.74±1.04
经济收入	低	1 652	1.32±0.34	1.60±1.66	4.67±0.91	2 044	1.36±0.32	1.55±1.27	4.74±0.98	3 696	1.34±0.33	1.57±1.46	4.71±0.95
	中	1 731	1.34±0.35	1.75±1.93	4.61±1.00	1 976	1.38±0.36	1.60±1.16	4.63±1.03	3 707	1.36±0.36	1.67±1.57	4.62±1.02
	高	840	1.36±0.31	1.89±1.46	4.67±1.04	937	1.41±0.36	1.67±1.18	4.58±1.07	1 777	1.38±0.33	1.78±1.32	4.62±1.06
全省		4 223	1.33±0.34	1.72±1.74	4.64±0.97	4 957	1.38±0.34	1.59±1.21	4.66±1.02	9 180	1.36±0.34	1.65±1.48	4.65±1.00

表 11.2　2014 年江苏 18 岁及以上人群血脂异常患病率

单位：%

人群分组		男				女				合计			
		高胆固醇血症	高甘油三脂血症	低高密度脂蛋白血症	血脂异常	高胆固醇血症	高甘油三脂血症	低高密度脂蛋白血症	血脂异常	高胆固醇血症	高甘油三脂血症	低高密度脂蛋白血症	血脂异常
调查点	南京	5.6	24.9	15.9	43.5	7.3	28.5	10.7	44.3	6.5	26.9	13.1	43.9
	江阴	6.5	14.2	24.7	42.5	7.1	11.1	23.2	38.9	6.8	12.6	23.9	40.6
	太仓	5.5	17.1	17.1	34.4	4.9	21.8	16.9	34.1	5.2	19.6	17.0	34.2
	海门	0.7	9.8	24.5	34.3	3.3	10.1	12.0	26.9	2.3	10.0	17.0	29.9
	句容	3.5	6.0	20.4	28.1	4.1	8.1	21.1	30.9	3.8	7.1	20.8	29.6
	睢宁	16.1	9.2	15.7	37.2	16.3	9.8	8.4	30.9	16.2	9.6	11.5	33.5
	泗洪	3.2	18.5	24.8	35.0	7.3	13.5	14.2	28.1	5.5	15.7	18.9	31.1
	常熟	2.6	18.3	2.0	22.5	4.7	13.1	1.9	18.7	3.7	15.6	1.9	20.5
	大丰	5.7	19.5	26.4	36.3	2.5	15.2	16.9	24.9	3.9	17.2	21.2	30.1
	徐州	7.9	13.6	18.8	36.6	10.8	12.1	14.7	32.0	9.5	12.8	16.6	34.1
居住地性质	城市	4.7	19.7	13.3	32.7	5.5	17.4	9.4	28.3	5.1	18.5	11.2	30.3
	农村	5.5	13.1	21.1	35.1	6.7	13.2	16.5	31.9	6.1	13.1	18.6	33.4
年龄组	18~29 岁	3.7	11.7	18.1	29.0	2.5	4.9	13.5	18.7	3.0	8.0	15.6	23.4
	30~44 岁	5.4	18.5	19.0	36.5	1.9	8.8	13.9	20.3	3.4	13.1	16.2	27.5
	45~59 岁	5.8	18.7	18.5	36.9	7.5	17.4	13.4	32.7	6.7	18.0	15.7	34.5
	>60 岁	4.9	12.9	17.1	32.1	8.4	18.3	13.9	37.1	6.7	15.7	15.5	34.7
经济收入	低	5.3	12.7	19.3	32.4	7.3	13.2	14.0	29.2	6.4	13.0	16.4	30.6
	中	4.6	15.9	18.7	33.6	5.4	15.4	14.1	31.1	5.0	15.7	16.3	32.3
	高	6.2	21.1	13.9	38.6	5.7	17.2	12.3	32.2	5.9	19.0	13.1	35.2
全省		5.2	15.7	18.0	34.1	6.2	14.8	13.7	30.5	5.7	15.2	15.7	32.2

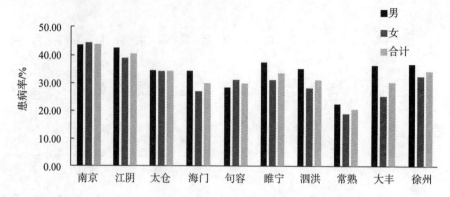

图 11.1　2014 年江苏不同地区 18 岁及以上居民血脂异常患病率

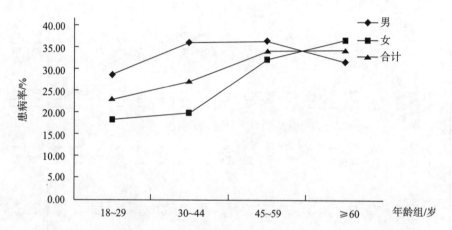

图 11.2　2014 年江苏 18 岁及以上居民不同年龄段血脂异常患病率

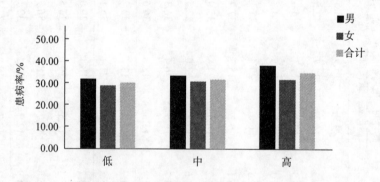

图 11.3　2014 年江苏 18 岁及以上不同收入居民血脂异常患病率

（三）血脂异常知晓率、治疗率和控制率

血脂异常知晓率是指本次调查中血脂异常患者知道自己血脂异常的比例；治疗率是指本次调查中血脂异常患者接受过药物治疗的比例；控制率是指本次调查中血脂异常患者各项血脂指标正常的比例。

2014 年调查共检出 18 岁及以上血脂异常患者 2 954 人，其中男性 1 442 人，女性 1 512 人；城市 1 098 人，农村 1 856 人；18 岁及以上有 192 人，30~44 岁有 503 人，45~59 岁有 1 025 人，60 岁及以上有 1 234 人。

江苏城乡 18 岁及以上居民血脂异常知晓率、治疗率和控制率分别为 19.90%、12.30% 和 6.40%。城市和农村的差别不大，南京知晓率、治疗率和控制率都是最高，为 12.70%、9.00% 和 4.00%；常熟知晓率、治疗率最低，为 4.10% 和 1.40%，大丰控制率最低，为 0.90%。男性 45~59 岁年龄组血脂异常的知晓率、控制率较其他年龄组高，而男性治疗率则是 60 岁及以上年龄组最高；女性 60 岁及以上年龄组知晓率、治疗率和控制率较其他年龄组高。男性血脂异常知晓率、治疗率和控制率都较女性高（见表 11.3）。

表 11.3 2014 年江苏居民血脂异常知晓率、治疗率、控制率

单位：%

人群分组		男			女			合计		
		知晓率	治疗率	控制率	知晓率	治疗率	控制率	知晓率	治疗率	控制率
调查点	南京	12.30	8.90	3.90	13.00	9.10	4.00	12.70	9.00	4.00
	江阴	10.00	6.50	2.70	4.80	3.20	1.20	7.30	4.80	1.90
	太仓	5.70	2.00	1.60	5.40	3.30	2.20	5.50	2.70	1.90
	海门	7.00	4.20	1.70	9.20	5.70	3.50	8.30	5.10	2.80
	句容	5.40	4.20	2.50	5.80	4.60	2.50	5.60	4.40	2.50
	睢宁	6.50	4.20	2.30	4.80	2.20	2.00	5.50	3.10	2.10
	泗洪	5.60	3.90	1.50	3.50	1.50	0.80	4.40	2.60	1.10
	常熟	5.60	3.00	1.70	2.80	1.60	1.10	4.10	2.30	1.40
	大丰	4.90	3.50	0.70	4.10	1.90	1.00	4.50	2.60	0.90
	徐州	9.90	4.70	4.20	8.70	4.30	2.60	9.20	4.50	3.30
居住地性质	城市	7.60	4.80	2.30	6.40	3.90	2.00	7.00	4.30	2.10
	农村	6.70	4.00	2.00	5.50	3.70	2.00	6.00	3.70	2.00
年龄组	18~29 岁	1.60	0.80	0.80	0.00	0.00	0.00	0.70	0.40	0.40
	30~44 岁	6.80	3.40	1.70	1.80	0.70	0.60	4.00	1.90	1.10
	45~59 岁	7.90	4.90	2.50	6.10	3.60	2.20	6.90	4.20	2.30
	≥60 岁	7.70	5.10	2.30	9.30	6.10	3.10	8.50	5.60	2.70
经济收入	低	5.90	3.90	2.10	5.60	3.60	1.90	5.80	3.70	2.00
	中	6.60	4.30	1.90	6.00	3.70	2.00	6.30	4.00	2.00
	高	10.10	5.20	2.60	6.00	3.40	2.10	7.90	4.30	2.40
全省		7.00	4.30	2.10	5.90	3.60	2.00	19.90	12.30	6.40

（四）血脂异常患病率与其他疾病的关系

随着人群 BMI 的增加，血脂异常患病率逐渐增高，且有显著性差异（$P < 0.001$）。糖尿病病人血脂异常患病率显著高于正常人（$P < 0.001$）；高血压病人血脂异常患病率显著高于正常人（$P < 0.001$）（见表 11.4）。

表 11.4　2014 年江苏居民有关疾患与血脂异常患病率的关系

人群分组		受检人数	患病率 /%	x^2	P
BMI	<18.5 kg/m²	270	18.50		
	18.5~23.9 kg/m²	3 878	27.50		
	24~27.9 kg/m²	3 004	39.50		
	≥28 kg/m²	1 095	51.50	286.800	< 0.001
糖尿病	正常	8 607	30.80		
	糖尿病	573	52.40	114.009	< 0.001
高血压	正常	5 383	29.10		
	高血压	3 797	36.60	58.207	< 0.001
中风	正常	8 957	31.80		
	中风	223	48.90	29.208	< 0.001

（五）膳食因素与血脂异常的关系

1. 不同血清甘油三酯及胆固醇水平人群的食物中营养素摄入指标分布特点

由表 11.5 可以看出随着血清胆固醇水平的升高，食物中蛋白质、膳食纤维、钾、铁、钙的摄入量有所减少。

表 11.5　2014 年江苏不同血清甘油三酯及胆固醇水平人群食物中能量及营养素摄入量
（$\bar{x} \pm S$）（n=8 562）

能量及营养素摄入量	血清甘油三酯水平 /（mg/dl）			血清胆固醇水平 /（mg/dl）		
	< 86	86~< 150	≥150	< 201	201~< 220	≥220
能量 /（kcal/d）	2 201.47 ± 1 071.26	2 291.38 ± 1 665.67	2 107.5 ± 1 147.12	2 270.95 ± 1 429.1	2 051.7 ± 1 134.62	2 031.08 ± 1 090.42
蛋白质 /（g/d）	51.57 ± 28.36	54.59 ± 45.25	48.99 ± 29.93	53.77 ± 38.66	47.42 ± 29.11	46.95 ± 28.09
碳水化合物 /（g/d）	443.88 ± 216.58	462.8 ± 347.68	425.03 ± 241.98	459.01 ± 297.82	407.76 ± 226.74	411.67 ± 229.43
脂肪 /（g/d）	110.22 ± 169.56	141.82 ± 270.64	105.45 ± 173.72	127.85 ± 229.63	106.54 ± 175.64	99.69 ± 172.62
膳食纤维 /（g/d）	6.91 ± 5.6	7.54 ± 8.51	6.49 ± 5.58	7.34 ± 7.38	6.44 ± 5.82	5.93 ± 4.64
钾 /（mg/d）	780.6 ± 461.33	835.58 ± 754.22	741.51 ± 499.49	819.05 ± 641.15	723.55 ± 500.64	703.73 ± 450.97

续表

能量及营养素摄入量	血清甘油三酯水平 / (mg/dl)			血清胆固醇水平 / (mg/dl)		
	< 86	86 ~ < 150	≥150	< 201	201 ~ < 220	≥220
钠 / (mg/d)	2 982.23 ± 4 091.16	3 015.3 ± 5 567.26	2 916.4 ± 2 987.68	2 945.89 ± 3 063.49	3 435.47 ± 9 821.54	2 701.69 ± 2 389.06
钙 / (mg/d)	119.38 ± 76.09	128.87 ± 118.84	112.71 ± 79.03	125.03 ± 101.64	112.21 ± 79.9	109.17 ± 75.61
铁 / (mg/d)	17.57 ± 10.12	18.51 ± 15.04	16.75 ± 10.21	18.18 ± 13.04	16.55 ± 10.16	16.24 ± 9.84

2. 不同食物模式第一和第四等份样本血脂水平分布

将 2014 年调查的原始 100 多种食物进行合并后得到 19 类食物,采用因子分析法建立膳食模式,选取其中有意义的 4 种,分别为动物模式、面食模式、咸菜蛋类模式、奶类模式。将人群在不同膳食模式中的得分分为四等份,由低到高分别记作 Q1~Q4。表11.6 显示的是 4 种膳食模式第一(最低)与第四(最高)等份人群的各项指标分布特点。结果表明,总胆固醇含量在面食模式中第四等份人群中最高;甘油三酯含量在动物模式第四等份、奶类模式第四等份人群中最高,在奶类模式第一等份人群中最低;高密度脂蛋白含量在各模式以及各等份人群之间差异不显著。

表 11.6 4 种膳食模式第一和第四等份的样本分布特点(n=3 630)

项目		动物模式		面食模式		咸菜蛋类模式		奶类模式	
		Q1	Q4	Q1	Q4	Q1	Q4	Q1	Q4
年龄 / 岁		57.3 ± 15.2	53.2 ± 14.2	57.4 ± 13.5	50.9 ± 15.0	55.7 ± 15.4	53.5 ± 15.4	56.5 ± 13.2	52.3 ± 16.1
总胆固醇 / (g/L)		4.8	4.6	4.6	4.9	4.7	4.7	4.7	4.6
甘油三酯 / (g/L)		1.7	1.8	1.7	1.5	1.6	1.7	1.4	1.8
高密度脂蛋白 / (g/L)		1.4	1.3	1.3	1.4	1.4	1.4	1.3	1.4
性别分布 /%	男	19.0	30.5	27.5	24.2	25.3	24.0	28.3	23.4
	女	28.6	21.1	23.5	24.6	24.6	25.2	22.7	26.1
居住地分布 /%	城市	29.6	21.1	26.2	17.5	24.8	20.3	17.4	36.6
	农村	21.2	27.7	24.8	28.4	25.0	27.2	29.7	18.2
经济收入分布 /%	低	30.8	19.8	26.4	36.6	28.3	22.0	34.2	15.7
	中	21.1	29.1	24.9	16.5	21.9	25.1	21.7	27.4
	高	16.8	28.9	23.6	14.9	24.3	29.9	12.6	40.2
教育程度分布 /%	小学以下	28.0	22.4	29.4	22.6	27.3	20.8	30.4	20.4
	初中	24.6	24.2	23.3	27.6	23.5	28.2	23.7	24.7
	高中	19.8	32.1	18.7	24.7	23.6	25.8	16.0	30.5
	大专及以上	16.5	33.5	16.0	27.3	20.1	35.1	11.9	49.5

项目		动物模式		面食模式		咸菜蛋类模式		奶类模式	
		Q1	Q4	Q1	Q4	Q1	Q4	Q1	Q4
地区分布 /%	苏南	20.3	30.4	22.4	11.4	23.4	23.5	14.8	32.6
	苏北	30.2	17.8	29.5	43.6	27.1	26.4	40.5	13.6
食物摄入量 $(\bar{x} \pm S)$ / (g/d)	大米	88 ± 57	203 ± 161	87 ± 63	80 ± 63	130 ± 115	152 ± 128	196 ± 162	100 ± 69
	小麦面粉	88 ± 115	66 ± 98	86 ± 81	213 ± 147	104 ± 124	66 ± 106	126 ± 168	59 ± 72
	蔬菜	112 ± 58	384 ± 235	142 ± 128	226 ± 184	235 ± 190	252 ± 190	247 ± 185	226 ± 174
	水果	21 ± 47	26 ± 82	46 ± 108	56 ± 96	6 ± 20	56 ± 98	16 ± 49	42 ± 82
	牛奶	5 ± 22	21 ± 82	54 ± 133	7 ± 35	25 ± 87	8 ± 33	0.2 ± 4	48 ± 96

3. 不同食物模式人群血脂异常患病率情况

表 11.7 显示的是单因素分析时，4 种膳食模式下不同性别不同等份人群的血脂异常患病率分布情况，P 值为趋势性检验的系数。由表可见，男性中，面食模式和奶类模式四分位数之间差异有显著性（$P < 0.05$），其中面食模式的第三等份人群有最高的血脂异常患病率，奶类模式的第一等份人群有最低的血脂异常患病率。女性的 4 种膳食模式间血脂异常患病率并无显著性差异（$P > 0.05$）。

表 11.7　4 种膳食模式血脂异常患病率比较（n=3 630）

人群分组		血脂异常患病率 /%				P
		Q1（低）	Q2	Q3	Q4（高）	
男性	动物模式	34.9	36.7	34.2	40.4	0.180
	面食模式	29.9	40.4	41.3	36.6	0.041
	咸菜蛋类模式	36.4	37.2	37.3	36.2	0.983
	奶类模式	32.9	37.0	37.7	40.3	0.037
女性	动物模式	32.1	29.4	29.7	37.0	0.190
	面食模式	32.5	30.7	34.2	29.9	0.683
	咸菜蛋类模式	35.2	28.9	32.9	30.3	0.276
	奶类模式	28.3	33.8	31.9	33.0	0.237

4. 膳食模式与血脂异常的多因素 logistic 回归

表 11.8 显示的是经过调整性别、年龄、城乡、经济收入、教育程度、总能量摄入以及 BMI 后，多元 logistic 回归结果显示从人群整体来看，年龄的增加、初高中文化水平、处于超重或者肥胖状态、奶类模式的第四等份（95%CI=1.04~1.70，$P < 0.05$），人群血脂异常患病率风险增加。从不同性别来看，男性面食模式的第二、第三等份可能会增加血脂异常的发病风险，其 OR 值分别为 1.655（95%CI=1.18~2.33，$P < 0.05$）、1.612（95%CI=1.16~2.25，$P < 0.05$）。对女性而言，咸菜蛋类模式的第二等份是血脂异常的保

护因素, 其 OR 值为 0.706 (95%CI=0.53~0.95, $P < 0.05$)。

表 11.8 4 种膳食模式与血脂异常的多因素 logistic 回归 ($n=3\ 630$)

人群分组		男性			女性			总体		
		OR	95%CI	P	OR	95%CI	P	OR	95%CI	P
年龄组	18~29 岁	1.000			1.000			1.000		
	30~44 岁	1.345	0.81~2.23	0.251	1.004	0.58~1.76	0.988	1.140	0.79~1.65	0.484
	45~59 岁	1.543	0.95~2.51	0.08	1.836	1.07~3.15	0.028	1.677	1.18~2.39	0.004
	≥60 岁	1.338	0.82~2.20	0.25	2.403	1.38~4.20	0.002	1.802	1.25~2.59	0.002
居住地性质	城市	1.000			1.000			1.000		
	农村	1.009	0.79~1.29	0.945	1.058	0.84~1.33	0.627	0.907	0.75~1.10	0.324
经济收入	低收入	1.000			1.000			1.000		
	中等收入	1.052	0.80~1.39	0.723	0.956	0.75~1.23	0.721	0.991	0.83~1.19	0.921
	高收入	1.099	0.77~1.57	0.605	1.157	0.84~1.60	0.379	1.120	0.88~1.42	0.348
教育程度	小学及以下	1.000			1.000			1.000		
	初中	1.697	1.27~2.27	< 0.001	1.344	1.04~1.74	0.025	1.450	1.20~1.75	<0.001
	高中	2.043	1.44~2.91	< 0.001	1.469	1.01~2.14	0.045	1.705	1.33~2.19	<0.001
	大学及以上	1.835	1.10~3.06	0.02	0.936	0.49~1.80	0.842	1.406	0.96~2.07	0.083
地区	苏南	1.000			1.000			1.000		
	苏北	1.180	0.88~1.59	0.276	0.727	0.56~0.95	0.018	1.110	0.99~1.25	0.080
BMI水平	正常	1.000			1.000			1.000		
	轻体质	1.148	0.55~2.40	0.713	1.270	0.67~2.42	0.466	1.190	0.74~1.93	0.478
	超重	2.919	1.39~6.11	0.005	2.098	1.10~4.02	0.025	2.490	1.54~4.04	<0.001
	肥胖	4.129	1.88~9.09	< 0.001	3.336	1.69~6.58	0.001	3.646	2.19~6.07	<0.001
动物模式	Q1	1.000			1.000			1.000		
	Q2	1.051	0.74~1.49	0.780	0.897	0.68~1.19	0.454	0.945	0.76~1.17	0.609
	Q3	0.874	0.62~1.24	0.454	0.874	0.65~1.17	0.368	0.868	0.70~1.08	0.210
	Q4	1.190	0.84~1.70	0.334	1.218	0.89~1.66	0.212	1.220	0.97~1.53	0.088
面食模式	Q1	1.000			1.000			1.000		
	Q2	1.655	1.18~2.33	0.004	0.795	0.58~1.09	0.153	1.097	0.87~1.38	0.428
	Q3	1.612	1.16~2.25	0.005	1.006	0.74~1.37	0.968	1.229	0.98~1.54	0.072
	Q4	1.148	0.82~1.61	0.423	1.039	0.76~1.42	0.811	1.088	0.87~1.37	0.467

人群分组		男性			女性			总体		
		OR	95%CI	*P*	OR	95%CI	*P*	OR	95%CI	*P*
咸菜蛋类模式	Q1	1.000			1.000			1.000		
	Q2	1.077	0.79~1.48	0.643	0.706	0.53~0.95	0.020	0.856	0.69~1.06	0.151
	Q3	1.056	0.77~1.45	0.738	0.876	0.66~1.17	0.369	0.939	0.76~1.16	0.558
	Q4	0.885	0.64~1.23	0.461	0.781	0.58~1.05	0.102	0.837	0.67~1.04	0.110
奶类模式	Q1	1.000			1.000			1.000		
	Q2	1.107	0.80~1.53	0.539	1.352	0.99~1.84	0.055	1.243	0.99~1.55	0.053
	Q3	1.105	0.77~1.58	0.584	1.297	0.92~1.83	0.137	1.225	0.96~1.56	0.104
	Q4	1.277	0.89~1.83	0.185	1.367	0.97~1.94	0.079	1.330	1.04~1.70	0.024

三、评估与讨论

（一）江苏省居民血脂异常现状

2007 年中国居民营养与健康状况调查显示，江苏省 18 岁及以上居民血脂异常患病率为 27.9%，比全国水平高 2.5%。其中男性为 23.3%，女性为 19.1%，均高于全国平均水平；城市居民为 31.1%，农村居民为 17.7%。2014 年调查在 2007 年调查的人群基础上进行追踪调查，结果显示江苏省 18 岁及以上居民血脂异常总患病率为 32.2%，男性为 34.1%、女性为 30.5%，城市为 30.3%、农村为 33.4%。从 2007 年到 2014 年 7 年内，江苏省居民血脂异常患病率迅速上升，其中男性血脂异常患病率上升 10.8 个百分点、女性上升 11.4 个百分点，城市居民血脂异常患病率下降 0.8 个百分点、农村居民上升 15.7 个百分点。2014 年调查选取的 10 个调查点中，居民血脂异常患病率最高的为南京，最低的为常熟，与 2007 年相比，常熟居民血脂异常患病率明显下降。居民血脂异常患病率在几年内明显上升了 4.3 个百分点。由此可见，江苏省居民血脂异常形势严峻，居民血脂异常防治任务艰巨。

从具体的血脂异常类型来看，2014 年调查显示 18 岁及以上成年人高胆固醇血症患病率为 5.7%，高甘油三酯血症患病率为 15.2%，低高密度脂蛋白血症患病率为 15.7%。结果表明，低高密度脂蛋白血症的患病率显著上升，江苏省居民血脂代谢异常类型以高甘油三酯血症、低高密度脂蛋白血症为主，与全国 2010 年营养调查结论一致，但是有别于 2007 年江苏省以高胆固醇血症为主的血脂异常。研究表明了江苏省居民血脂异常类型发生了改变。

2014 年江苏省 18 岁及以上居民血脂异常的知晓率、治疗率和控制率分别为 19.90%、12.30% 和 6.40%，与 2007 年相比，知晓率有所上升。血脂异常的知晓率随着经济收入提高而上升，这可能与随着经济收入的增加，居民自我保健意识也相应提高有关。

（二）膳食因素与血脂异常

2014年调查研究结果显示江苏省居民膳食结构中钾、膳食纤维等摄入量不足；而脂肪摄入量超过参考摄入量，膳食结构不合理；随着血清胆固醇水平的增加，食物中蛋白质、膳食纤维、钾、铁、钙的摄入量有所减少。应通过合理调整膳食营养素的摄入来改善血脂紊乱。

从膳食模式的角度来看，2014年调查研究表明江苏省居民膳食模式主要有四种类型，即动物模式、面食模式、咸菜蛋类模式、奶类模式。其中奶类模式与居民血脂异常呈正相关，面食模式与男性居民血脂异常呈正相关，咸菜蛋类模式与女性居民血脂异常呈负相关。

奶类模式中糕点小吃和饮料的摄入量也很多，奶类的摄入确实可以起到补钙的作用，但该膳食模式中糕点小吃和饮料的摄入过多。2014年调查研究显示男性居民在第一等份的血脂异常率为32.9%，而第四等份则为40.3%，说明奶类模式对男性血脂异常的发生起到了促进作用，但非条件logistic回归显示奶类模式对男性血脂异常患病率的促进作用不显著。女性居民血脂异常患病率虽然也呈现上升趋势，但差异无显著性。糕点小吃等食物中富含大量的饱和脂肪酸，甚至反式脂肪酸含量也超标，这可能是增加血脂异常的危险因素之一，同时饮料中糖含量多。研究表明，正常人吃高糖膳食3周，血清中甘油三酯含量由原来的80 mg/dl升高到173 mg/dl，增加一倍多。国内调查也发现类似情况。由摄入过多糖类而引起的高脂血症，医学上称为"糖致高脂血症"。

2014年调查研究还发现面食模式在第二、三等份上增加了男性居民血脂异常的发病风险。这可能与该膳食模式下脂肪和糖类的摄入量过多有关。

咸菜蛋类模式在第二等份起到保护女性免于血脂异常的作用。该膳食模式中虽然含有腌菜，但是蛋类及其制品、水果和鱼虾的摄入量也很多，同时腌菜的食用具有一定的季节性。水果中富含多种维生素，相关研究也显示水果的摄入与血脂异常患病率呈负相关；鱼虾等水产品其本身含有大量 ω-3 多不饱和脂肪酸等不饱和脂肪酸，能有效降低血清脂质水平。

（三）非膳食因素与血脂异常

2014年调查发现，随着年龄的增加，男性和女性的血脂异常患病率均上升明显，与以往的研究一致。城市和农村、苏南和苏北居民血脂异常患病率之间无显著差异，结果表明血脂异常在江苏地区已经成为一个普遍的公共卫生问题。但与2007年调查结果不同的是，农村血脂异常的患病率已经超过了城市地区，差异有统计学意义（$P < 0.05$），提醒我们要加强对农村地区成人居民血脂异常的控制。

不同收入水平的人群尚未显示出收入与血脂异常的相关性，但从血脂异常的知晓率、治疗率和控制率来看，经济生活水平高的人群，其知晓、治疗和控制血脂异常的程度较高，这可能与居民接受医疗保健态度和对医疗保健的经济承受能力有关。

不同教育程度人群贫血患病率不同，男性初中以上学历都是血脂异常的危险因素，女性初高中学历是血脂异常的危险因素，女性大专及以上学历则未显示与血脂异常的相关性。学历越高，对于保健的意识越强，接受营养教育的程度越高，但是仍出现上述现象，变相说明了江苏省应该进一步加大对血脂异常的营养教育等，以降低血脂异常患病率。

（四）建议

1. 严格控制饮食，遵循低热量、低胆固醇、低糖、低脂肪、高纤维膳食的原则。避免暴饮暴食，合理膳食是维持脂质代谢平衡的重要措施。

2. 长期将血脂控制在合适的水平，能够有效预防动脉粥样硬化，减少心脑血管疾病的发生。合理均衡膳食是对血脂异常进行防治的首要步骤。合理均衡膳食对血脂水平的影响已经被大量的实验研究、流行病调查和临床膳食实验所证实。因此高脂血症人群应适度运动，均衡营养，加强自我保健，维持理想体重。

3. 高脂血症人群的膳食指导

（1）减少脂肪的摄入：要尽量减少脂肪的摄入量，尤其是减少肥肉、奶油和猪油等食物的摄入量。每日摄入油量控制在 25~30 g。

（2）供给足够的蛋白质：蛋白质是生命的物质基础。蛋白质主要功能包括：构成身体组织、器官，这是蛋白质的最主要功能；调节生理功能；供给能量，这种功能可由碳水化合物、脂肪代替，因此是蛋白质的次要功能。每日优质蛋白质摄入比例要维持在50% 以上。

（3）适当减少碳水化合物的摄入量：糖可在肝脏中转化为甘油三酯，使血浆中甘油三酯的浓度增高。应多吃粗杂粮，如糙米、杂豆、高粱、燕麦等食品，其纤维素含量高，有降血脂的作用。同时少量多次饮水，可稀释血液，降低血液黏稠度，以防治高脂血症。

（4）多吃富含维生素、无机盐和纤维素的食物：膳食纤维的主要成分是纤维素、半纤维素和木质素等。膳食纤维可结合胆酸，有降血脂的作用。粗杂粮和新鲜的水果蔬菜中膳食纤维含量很高，成人以每天进食水果 200~350 g、新鲜蔬菜 300~500 g 为宜。

综上所述，改变不良饮食方式，做到控制热量，低脂、低糖、低钠膳食，保证充足蛋白质摄入，多吃富含维生素的食物，增加运动量，减轻体重等是预防和控制血脂异常的重要措施。

参考文献

［1］诸骏仁，高润霖，赵水平，等.中国成人血脂异常防治指南（2016 年修订版）［J］.中国循环杂志，2016，31（10）：937-953.

［2］李鹏，李勇，郭志刚.中国人群血脂流行病学研究 25 年回顾与展望［J］.心血管病学进展，2007，28（5）：776-780.

［3］张璐，孔灵芝.预防慢性病：一项至关重要的投资——世界卫生组织报告［J］.中国慢性病预防与控制，2006，14（1）：1-4.

［4］中国成人血脂异常防治指南制订联合委员会.中国成人血脂异常防治指南［J］.

中华心血管病杂志，2007，35（5）：390-419.

［5］戴月，袁宝君，潘晓群，等．江苏省18岁以上人群血脂异常流行特点分析［J］．卫生研究，2008，37（4）：451-453.

［6］薛长勇，郑子新，张荣欣，等．高脂肪、蔗糖膳食致肥胖的作用机理研究［J］．营养学报，1999，21（1）：42-47.

［7］GOTODA T，SHIRAI K，OHTA T，et al. Diagnosis and management of type I and type V hyperlipoproteinemia［J］. Journal of Atherosclerosis and Thrombosis，2012，19（1）：1-12.

［8］周玲丽，陈秀芳，陈钢妹，等．摄取水果蔬菜对中老年居民血脂状况影响的分析［J］．中国预防医学杂志，2019，20（5）：463-466.

［9］陈则华，胡慧芸，陈鹰，等．ω-3多不饱和脂肪酸调节血脂及抗动脉粥样硬化作用机制研究进展［J］．医药导报，2018，37（11）：1334-1338.

第十二章　改善膳食营养与健康的建议

我国的膳食从传统的高碳水化合物模式转向高脂肪模式，热能摄入明显增加。江苏省地处长江三角洲，经济发达，居民生活水平较高。2014 年江苏省城镇居民人均可支配收入 34 346 元，农村居民人均可支配收入 14 958 元。人均地区生产总值（GDP）按当年的年均汇率折合已超 10 000 美元，已步入中等收入国家水平。收入水平不仅影响食物的消费量，也影响食物消费结构。根据 2014 年江苏城乡居民膳食营养与健康调查的结果，江苏省居民的膳食营养与健康状况得到了较大改善，但还存在膳食结构不平衡、营养不合理而导致的营养缺乏和营养过剩两方面同时并存的公共营养问题。近年来，由于缺乏科学的膳食营养知识和有关技术指导，随着居民生活水平的不断提高，非传染性慢性病的发病率不断上升，已经成为威胁广大居民身体健康和社会经济发展的重要因素，应该引起足够的重视。

一、改善膳食结构

（一）概述

膳食结构是膳食中各类食物的数量及其所占的比例的概括性表述。合理膳食是膳食结构调整的关键，而平衡膳食是合理膳食的基础。平衡膳食是指能为人体健康需要提供既不缺乏又不过剩的全面营养成分的均衡膳食，这是改善膳食结构的努力方向，基本原则是食物多样和比例适合。

本书第三章中根据中国营养学会发布的最新版《中国居民膳食指南（2016）》的要求评估了江苏省居民的膳食结构，江苏省 2014 年城乡居民食物摄入呈现以下特点：粮谷类摄入量基本合理，但下降幅度较大；杂粮和薯类摄入量有所上升，但仍过低；蔬菜摄入量上升，水果摄入量变化不大且严重不足；动物性食物摄入量大幅上升，尤其是畜禽肉类大幅超过推荐摄入量；奶和奶制品消费量虽有上升，但仍严重不足；油的摄入量有较大幅度下降，且趋于合理，盐的摄入量仍超标。参照《中国食物与营养发展纲要（2014—2020 年）》（以下简称《纲要》）的指标相比，还有不少需要改善的地方（见表12.1）。

表 12.1　2014 年江苏省居民主要食物摄入与《中国居民膳食指南（2016）》及《纲要》指标的比较

食物种类	2014 摄入量 / [g/（标准人·日）]	推荐摄入量 / [g/（人·日）]	《纲要》指标 / [g/（人·日）]	占《纲要》指标 / %
谷薯类 （米、面及其他谷类）	309.8	250~400	370	83.7
豆类	14.8	25~35	36	41.1
蔬菜类	318.7	300~500	384	83.0
水果类	69.2	200~350	164	42.2
畜禽肉类	122.3	40~75	79	154.8
奶类	45.4	300	99	45.9
蛋类	34.7	40~50	44	78.9
鱼虾类	51.3	40~75	49	104.7
植物油	26.7	25~30	33	80.9

1. 谷薯类

江苏居民的粮谷类和薯类食物摄入量为平均每标准人日 309.8 g，《纲要》要求每人每日 370 g，现摄入量占比为 83.7%。谷薯类食物是中国传统膳食的主体，是人体能量的主要来源。谷薯类食物主要包括大米、小麦、玉米、小米、高粱及马铃薯、甘薯、木薯等，主要提供碳水化合物、蛋白质、膳食纤维及 B 族维生素、矿物质。坚持谷类为主是为了保持我国膳食的良好传统，避免高能量、高脂肪和低碳水化合物膳食的弊端。人们应保持每天摄入适量的谷类食物，另外要注意粗细搭配，经常吃一些粗粮、杂粮和全谷类食物。稻米、小麦不要研磨得太精，以免所含维生素、矿物质和膳食纤维流失。因此，今后谷类食物的摄入量不能下降，还要适当增加数量和谷类的品种，尤其是在经济发展较快的地区，更要重视这个问题，达到《纲要》提出的指标。

2. 豆类

江苏居民的平均每标准人日摄入量为 14.8 g，《纲要》要求每人每日 36 g，现摄入量占比为 41.1%。大豆的蛋白质含量高达 35%~40%，是理想的蛋白质来源，大豆蛋白质赖氨酸含量较多，其氨基酸模式较好，并含有较高的钙、磷、铁等矿物质，维生素 B_1、维生素 B_2、维生素 E 以及膳食纤维等营养成分，还有大量的大豆卵磷脂、大豆异黄酮等保健功能因子，具有较高的营养价值。大豆与谷类食物混合食用，还可较好地发挥蛋白质的互补作用。经江苏省居民的膳食营养状况与健康调查可知，目前江苏居民食用豆类及豆制品的量远低于《纲要》要求，因此加速提高对豆类及豆制品食物的利用，是改善膳食结构的一项重要措施。

3. 蔬菜类

新鲜蔬菜是人类平衡膳食的重要组成部分，也是我国传统膳食重要特点之一。蔬菜能量低，是维生素、矿物质、膳食纤维和植物化学物质的重要来源。《纲要》中蔬菜摄入量指标是每人每日 384 g，世界卫生组织和世界癌症研究基金会建议蔬菜摄入量为每人每日 400~800 g，2014 年江苏居民的摄入量为平均每标准人日 318.7 g，稍低于《纲要》中蔬菜摄入量要求。蔬菜不仅供给大量的膳食纤维，而且是人体 50% 以上的维生素 C 和 90% 以上由蔬菜中胡萝卜素转化的维生素 A（视黄醇当量）以及钙的重要来源。蔬菜按其结构和可食部位不同，分为叶菜类、根茎类、瓜茄类、鲜豆类、花芽类和菌藻类，不同种类蔬菜的营养素含量差异较大，因此在调整膳食结构中除了增加蔬菜消费量外，更要注重增加蔬菜品种，保证膳食中蔬菜的多样性。

4. 水果类

水果可分为仁果类、核果类、浆果类和瓜果类等，水果富含维生素 C、钾、镁和膳食纤维（纤维素、半纤维素和果胶），新鲜水果的营养价值和新鲜蔬菜相似，是人体矿物质、维生素和膳食纤维的重要来源。江苏居民的水果摄入量为平均每标准人日 69.2 g，远远低于《纲要》指标（每人每日 164 g），摄入量占比为 42.2%。水果对健康的重要性与蔬菜相似或比蔬菜更重要，水果中的一些特殊成分，如有机酸和植物化学物质，具有特殊功效，是不可替代的营养成分。因此改变目前膳食中水果摄入量偏低的现象，同时增加水果品种，是目前改善膳食结构的重要措施。研究表明，富含蔬菜、水果和薯类的膳食对保持身体健康，保持肠道正常功能，提高免疫力，降低患肥胖、糖尿病、高血压等慢性疾病风险具有重要作用。

5. 畜禽肉类和蛋类

禽、蛋和瘦肉均属于动物性食物，是人类优质蛋白质、脂类、脂溶性维生素、B 族维生素和矿物质的良好来源，是人们膳食的重要组成部分。瘦畜肉中铁含量高且利用率好，为膳食铁的重要来源，也为防止缺铁性贫血提供保障。禽类脂肪含量较低，不饱和脂肪酸含量较高。蛋类富含优质蛋白质，各种营养成分比较齐全，是经济的优质蛋白质来源。

调查结果显示，江苏城乡居民平均每标准人日畜禽肉类、蛋类的摄入量分别为 122.3 g 和 34.7 g，畜禽肉类摄入量已远超《中国居民膳食指南》平衡膳食宝塔中 40~75 g 的推荐摄入量，也远超《纲要》每人每日 79 g 的要求，为《纲要》标准的 154.8%。随着居民膳食结构的变化，目前我国部分城市居民食用动物性食物较多。江苏居民畜禽肉类摄入量增加较快，同时消费结构不合理，尤其是猪肉摄入量偏多。动物性食物一般都含有一定量的饱和脂肪和胆固醇，摄入过多可能增加患心血管病的危险性。而且猪肉的脂肪与胆固醇含量比牛肉、羊肉、兔肉、鸡肉、鸭肉等都高，膳食中应加以调整。应适当多吃鱼、禽肉，减少猪肉摄入量。

6. 奶类

奶类富含钙，是优质蛋白质和 B 族维生素的良好来源。大量的研究表明，儿童、青少年饮奶有利于其生长发育，增加其骨密度，从而推迟其成年后发生骨质疏松的年龄；中老年人饮奶可以减少其骨质丢失，有利于骨健康。江苏平均每标准人日奶类摄入量为 45.4 g，合计每年人均消耗 16.5 kg，《纲要》指标为每人每日 99 g，摄入量占比为 45.9%。据世界粮农组织（FAO）统计，世界乳品的年人均消费量是 100 kg，其中澳大利亚、新西兰年人均乳品消费量为 400 kg，欧洲超过 300 kg，加拿大、美国 260 kg，亚洲（不包括中国）约 40 kg。因此我国乳制品的消费水平与国家要求指标和国际消费水平相比差距还很大。而且从地区和居住地性质来看，发展也很不平衡，北方牛奶的消费量增长速度比南方快，城市居民的消费量比农村高。牛奶营养成分齐全，组成比例适宜，易消化吸收，营养价值高，是人类理想的天然食品。日本在第二次世界大战后就提出"一杯牛奶，强壮一个民族"的口号，美国也有一句名言，"没有什么投资比为孩子们提供牛奶更为重要"，可见奶制品对我们健康是何等重要。因此应该提倡把牛奶当成膳食中的必需品。

7. 水产品（鱼虾类）

江苏居民的鱼虾类食物摄入量为平均每标准人日 51.3 g，满足《纲要》49 g 的指标。鱼类含有人体必需的各种氨基酸，尤其是富含亮氨酸和赖氨酸，因此鱼类的蛋白质是优质蛋白质，同时也易为人体吸收利用，生理价值很高。鱼类脂肪含量一般较低，且含有较多的多不饱和脂肪酸。而鱼脂肪中含有的长链多不饱和脂肪酸，如 α-亚麻酸等，是人体必需脂肪酸，在植物油中一般含量不高，而在鱼类（尤其是海鱼）中含量很高。其中含量较高的有二十碳五烯酸（EPA）和二十二碳六烯酸（DHA），具有调节血脂、防治动脉粥样硬化、辅助抗肿瘤、维持大脑和神经功能的作用，对降低血脂、防治心血管疾病有非常重要的效果。因此多吃鱼类对提高国民健康水平、延长国民寿命是很有意义的。在日本人的膳类食中，鱼、虾、贝类食品摄入量是我国的 25 倍，这与日本人长寿有一定关系。

8. 油脂类

脂肪是人体能量的重要来源之一，并可提供必需脂肪酸，有利于脂溶性维生素的消化和吸收，但是脂肪摄入过多又是引起肥胖、高血脂、动脉粥样硬化等多种慢性疾病的危险因素之一。江苏居民植物油消费量为平均每标准人日 26.7 g，《纲要》指标为每人每日 33 g，摄入量占比为 80.9%，加上食物中的油脂，每人每日摄入量已超 40 g。一般要求食用植物油每人每日摄入量控制在 25 g 以下，其余的油脂来自各种食物，膳食中脂肪提供能量占总能量的 20%~30% 比较理想。

（二）不同能量膳食的各类食物参考摄入量

中国营养学会根据平衡膳食的原则，对不同能量膳食的各种食物摄入量提出了一个建议值（见表 12.2），可供参考应用。

表 12.2　不同能量膳食的各类食物参考摄入量

单位：g/d

食物	低能量膳食（约 1 800 kcal/d）	中等能量膳食（约 2 400 kcal/d）	高能量膳食（约 2 800 kcal/d）
谷类	300	400	500
蔬菜	400	450	500
水果	100	150	300
畜禽肉	50	75	100
蛋类	25	40	50
鱼虾	50	50	50
豆类及豆制品	50	50	50
奶类及奶制品	100	100	100
油脂	25	25	25

不参加劳动的老年人可参照低能量膳食安排，从事轻微体力劳动的成年男子（如办公室职员等）可参照中等能量膳食安排，从事中等强度体力劳动者（如钳工、卡车司机和一般农田劳动者等）可参照高能量膳食来安排自己的进食量。女性一般比男性食量小，体重与身体构成与男性不同，女性需要的能量一般比从事同等劳动的男性低 200 kcal。一般进食量可自动调节，当食欲得到满足，对能量的需要就会得到满足。

二、对维生素、元素缺乏和重点人群采取干预措施

2014 年调查结果表明，江苏城乡居民的维生素和元素缺乏问题是较为突出的。

1. 膳食中维生素缺乏

江苏居民平均每标准人日视黄醇当量摄入量为 329.3 μg，城市居民为 339.9 μg、农村居民为 321.9 μg，维生素 A 摄入量达到或超过 100%RNI 的人群比例为 5.3%。江苏居民平均每标准人日维生素 B_1 摄入量为 1.0 mg，城市居民为 1.3 mg，农村居民为 0.8 mg，维生素 B_1 摄入量达到或超过 100%RNI 的人群比例为 16.7%。江苏居民平均每标准人日维生素 B_2 摄入量为 0.7 mg，城市居民为 0.9 mg，农村居民为 0.6 mg，维生素 B_2 摄入量达到或超过 100%RNI 的人群比例普遍偏低，仅为 8.6%。江苏居民平均每标准人日维生素 C 摄入量为 44.7 mg，城市居民为 43.7 mg，农村居民为 45.3 mg，维生素 C 摄入量达到或超过 100%RNI 的人群比例为 17.3%。

2. 膳食中营养元素缺乏

江苏居民平均每标准人日钙摄入量为 293.3 mg，城市居民为 322.6 mg，农村居民为 273.0 mg，钙摄入量达到或超过 100%AI 的人群比例为 4.0%。江苏居民平均每标准人日镁摄入量为 313.7 mg，城市居民为 372.7 mg，农村居民为 272.9 mg，镁摄入量达到或超

过 100%AI 的人群比例为 35.6%。江苏居民平均每标准人日钠摄入量为 4 418.4 mg，城市居民为 4 470.0 mg，农村居民为 4 382.7 mg，钠摄入量达到或超过 100%AI 的人群比例为 81.3%。江苏居民平均每标准人日磷摄入量为 1 122.1 mg，城市居民为 1 323.1 mg，农村居民为 982.9 mg，磷摄入量达到或超过 100%AI 的人群比例为 73.2%。江苏居民平均每标准人日钾摄入量为 1 626.9 mg，城市居民为 1 828.7 mg，农村居民为 1 487.1 mg，钾摄入量达到或超过 100%AI 的人群比例为 31.3%。江苏居民平均每标准人日铁摄入量为 25.5 mg，城市居民为 29.7 mg，农村居民为 22.6 mg，铁摄入量达到或超过 100%AI 的人群比例为 83.6%。江苏居民平均每标准人日锌摄入量为 12.8 mg，城市居民为 14.8 mg，农村居民为 11.4 mg，锌摄入量达到或超过 100%RNI 的人群比例为 44.0%。江苏居民平均每标准人日锰摄入量为 8.4 mg，城市居民为 10.3 mg，农村居民为 7.0 mg，锰摄入量达到或超过 100%AI 的人群比例为 94.6%。江苏居民平均每标准人日硒摄入量为 44.6 μg，城市居民为 50.3 μg，农村居民为 40.6 μg，硒摄入量达到或超过 100%RNI 的人群比例为 25.6%。以上这些营养元素摄入不足是普遍存在的营养问题，应普遍加以干预。

重点人群主要是儿童、青少年、孕妇、乳母、老年人等，要重点干预。尤其在一些经济不发达的农村，儿童维生素 A、钙、铁、锌的缺乏较为严重，儿童维生素 A 的边缘缺乏率很高，影响生长和智力发育，要引起重视。孕妇在补足上述营养素的基础上，还应重视补充叶酸。研究表明，孕前 1 个月到孕早期 3 个月，每日服用 400 μg 叶酸可有效地预防胎儿神经管畸形和孕妇巨幼细胞贫血，因此不少国家对孕妇已采取强制性干预。有研究表明，每天使用复合维生素补充剂与降低先天性缺陷、冠心病、结肠癌、乳腺癌的发病率有关，每天摄入复合维生素和矿物质可使老年人患感染性疾病的天数降低 50%，如维生素摄入量没有达到最佳水平，患慢性病的危险性也会增加。

食品营养强化、平衡膳食 / 膳食多样化、应用营养素补充剂是世界卫生组织推荐的改善人群营养素缺乏的三种主要措施。食品营养强化的优点在于，既能覆盖较大范围的人群，又能在短时间内收效，而且花费不多，是经济、便捷的营养改善方式，在世界范围内广泛应用。研发营养素补充剂是防治营养素"隐性饥饿"的有效干预措施。营养素补充剂是单纯以一种或数种经化学合成或天然动植物中提取的营养素为原料加工制成的食品，作为"营养素补充剂"纳入保健食品管理，需要经过注册。2013 年我国出版了《食品安全国家标准　食品营养强化剂使用标准》（GB 14880—2012）进一步规范了营养强化剂的使用。据调查，目前我国成年人的营养素补充剂使用率为 5.1%，而美国 20 岁以上人群营养素补充剂的使用率达 52.5%，并有专供男性、女性、孕妇、儿童等重点人群使用的产品。

三、加强营养教育

营养教育是营养干预的基本内容。大力普及营养科学知识，利用新闻媒体、网络和新媒体，广泛开展科普宣传和健康教育，增进居民的营养和预防慢性病的意识，发挥营养教育在预防慢性病中的一级预防作用，有效预防和控制与膳食相关的高血压、血脂异常、心脑血管疾病、糖尿病、肥胖的发生和发展等。WHO 认为，营养教育是通过改变人们的饮食行为而达到改善营养状况目的的一种有计划的活动，它是一种方便、经济的干预措施，通过营养信息交流，帮助个体和群体获得食物与营养知识、培养健康生活方式的教育活动和过程，也是健康教育的一个分支和重要组成部分。营养教育已被世界上很多国家作为改善居民营养状况的主动干预手段。在这些国家中，许多大学开设营养教育的课程，设有营养专业，有正规的学校营养教育，还有面向社会的营养教育，而且，营养教育行动从幼儿园开始。我国的营养教育较为滞后，目前公众的营养知识相当贫乏。卫生行政部门应当经常组织开展多种形式的营养宣传教育，以《中国居民膳食指南》为核心，广泛动员全社会力量，充分利用健康教育网络，创造支持性环境，以科学为依据，以健康教育为抓手，从日常生活和工作入手，采取多种方式普及营养知识，提高居民健康和自我保健意识，培养合理的饮食行为和生活方式，从而达到改善营养状况，减少和预防营养缺乏病和慢性病，促进健康的目的。

当前应普及的内容主要有：

（1）《中国居民膳食指南》中关于平衡膳食、均衡营养的基本要求。平衡膳食宝塔共分 5 层，包含我们每天应吃的主要食物种类。谷薯类食物位居底层，每天摄入谷薯类食物 250~400 g，其中全谷物和杂豆类 50~150 g、薯类 50~100 g。蔬菜和水果占据第 2 层，餐餐有蔬菜，保证每天摄入 300~500 g 蔬菜，深色蔬菜应占 1/2；天天吃水果，保证每天摄入 200~350 g 新鲜水果，果汁不能代替鲜果。禽畜肉、水产品和蛋类等动物性食物位于第 3 层，每周吃鱼 280~525 g、畜禽肉 280~525 g、蛋类 280~350 g，平均每天摄入总量 120~200 g。优先选择鱼和禽，吃鸡蛋不弃蛋黄，少吃肥肉、烟熏和腌制肉制品。奶及奶制品、大豆及坚果类占第 4 层，吃各种各样的奶制品，相当于每天液态奶 300 g；经常吃豆制品，适量吃坚果。第 5 层塔尖是油和盐，培养清淡饮食习惯，少吃高盐和油炸食品；成人每天摄入食盐不超过 6 g，每天摄入烹调油 25~30 g。

（2）宣传并执行《预包装食品营养标签通则》（GB 28050—2011）。

（3）围绕江苏城乡居民膳食结构和食物消费存在的问题，重点宣传"稳定谷类、提高蔬菜水果、增加奶类豆类、适量动物性食物、减少油脂食盐"等膳食改善的具体内容。

（4）宣传体力活动和锻炼与营养的关系。宣传 2011 年国家卫生健康委员会发布的《中国成人身体活动指南（试行）》。慢性病已经成为中国人民健康的主要威胁，身体活动水平不足是其主要危险因素之一。《中国成人身体活动指南（试行）》中提出 5 项身体活动建议：① 每日进行 6~10 千步当量身体活动；② 经常进行中等强度的有氧运动；③ 积极参加各种体育和娱乐活动；④ 维持和提高肌肉关节功能；⑤ 日常生活"少静多动"。

WHO 在《2002 年世界卫生报告》中指出，每年体力活动不足导致全球 190 万人死亡，有 12% 的缺血性心脏病、11% 的出血性中风、14% 的糖尿病、16% 的结肠癌和 10% 的乳腺癌是体力活动不足引起的，因而导致经济损失，如澳大利亚每年由居民体力活动不足导致的疾病医疗费用高达 37 亿美元。因此，WHO 建议个人在整个生命历程中都要从事适量体力活动，不同的健康结果是由不同形式和不同量体力活动决定的，如在生命过程中的大多数日子都能保持 30 min 的强度适中的体力活动，可减少发生心血管疾病和糖尿病、肠癌、乳腺癌的危险。

（5）纠正不良饮食行为和生活方式。大量的调查研究发现饮食行为与生活方式，如在食物消费、就餐、饮酒、吸烟、营养素补充剂消费等方面的不良行为是影响平衡膳食、均衡营养的重要因素，也是导致慢性非传染性疾病的重要因素。

（6）全面普及营养知识，提高全民营养意识。有计划地对从事餐饮业、农业、商业、医疗卫生、疾病控制等部门的有关人员进行营养知识培训；将营养知识纳入中小学、大学的教育内容和教学计划，要安排一定课时的营养知识教育，使学生懂得平衡膳食的原则，培养良好的饮食习惯，提高自我保键能力；将营养工作内容纳入初级卫生保健服务体系，提高初级卫生保健人员和居民的营养知识水平，合理利用当地食物资源改善营养状况；利用各种宣传媒介，广泛开展群众性营养宣传活动，倡导合理的膳食模式和健康的生活方式，纠正不良饮食习惯等。

四、做好营养监测

公众的营养与健康状况是反映一个国家社会与经济发展、卫生健康水平和人口素质的重要指标，是国家制定营养相关政策的重要依据，及时了解国民营养与健康状况并及时实施有效的干预，对于改善国民营养状况，特别是对营养相关慢性病防治、改善人民群众营养与健康状况具有非常重要的现实意义和深远的历史意义。尽可能在广泛的范围内对反映营养状况的指标（包括居民膳食结构及相关疾病）定期地、持续地收集资料和进行评价，及时发现人群膳食不平衡引起的营养状况变化及其发生的原因，预报营养状况不良发展的趋势，以便尽早采取干预措施，并对改善措施的效果进行观察和评价。特别是对婴幼儿、青少年、孕妇、乳母、特殊作业人员等人群应经常有计划地进行营养监测，不断改善膳食模式和营养状况。营养监测包括下列内容：① 居民营养及相关健康状况的监测；② 居民食物、能量和营养素摄入情况的监测；③ 居民营养知识、营养态度、饮食行为和生活方式的监测；④ 食物成分和营养数据库变化的监测；⑤ 食品供应情况及其影响因素的监测；⑥ 社会经济发展水平的监测。建立健全监测评估体系和信息系统，实施中国居民营养与健康状况、食物消费与成分监测工作，评价我国居民营养状况、食物消费变化，研判发展趋势，促进信息资源共享。国家建立营养监测制度，对居民膳食状况、营养改善效果以及营养相关疾病进行监测。卫生部制定、实施国家营养监测计划，省、自治区、直辖市人民政府卫生行政部门根据国家营养监测计划，结合本行政区域的具体情况，组织制定、实施营养监测方案。县级以上疾病预防控制机构应当按照营养监测计划、方案，开展营养监测工作，收集、分析和报告营养监测信息，开展相关的流行病学调查现场采样、实验室检测和评价。省级疾病预防控制机构负责指导、培训疾病预防控制机构及其工作人员开展营养监测工作。妇幼保健机构、社区卫生服务机构、乡镇卫生院以及其他医疗卫生机构应当按照营养监测计划、方案，参与营养监测工作，提供相应的技术支持。对发现的人群营养问题，疾病预防控制机构和医疗机构应当及时向当地人民政府卫生行政部门报告。卫生行政部门应当组织医学、食品、营养等方面的专家对存在的人群营养问题进行分析、评价、研究，根据具体情况向公众提出相应的意见和建议。对需要政府采取措施进行干预的营养问题，卫生行政部门应当及时向本级人民政府报告。

我国营养与健康状况监测经历了三个阶段。第一阶段：自 1982 年始，每十年进行全国营养调查，所得结果对指导居民改善营养状况都起到积极的作用。第二阶段：进入 2002 年后，营养监测指标中增加了健康状况的内容，调查结果也成了政府各部门制定相应政策和计划的依据。第三阶段：由于我国经济发展迅速，人们的健康和营养状况以及食物消费行为不断地发生变化，每十年一次的全国营养调查所提供的信息无法及时反映居民的营养现状及相关营养性疾病的快速变化，以致错过最佳干预时机。因此，我国亟须改变营养调查模式，建立健全监测体系，使营养与健康监测工作常态化、制度化。2010 年，国家决定将原来每十年一次开展的中国居民营养与健康状况调查方式变换为常规性营养监测，每五年完成一个周期的全国营养与健康监测工作，在五年期间按监测计划完成抽样人群的监测任务，五年形成一个完整的、具有全国代表性的营养监测报告。2015 年，国家卫生健康委员会编写发布了《中国居民营养与慢性病状况报告（2015 年）》。

五、加快公共营养专业人才队伍的建设

当前我国正处在实施营养改善的关键时期，面临着居民营养缺乏和营养过剩的双重挑战，需要开展长期、复杂、繁重、严峻的营养工作。这些工作需要动员全社会的力量参与，特别是需要一支稳定的营养专业队伍来落实，才能使我国的营养工作制度化、常态化、长期化，从而最终提高我国居民营养水平，增进中华民族整体素质和健康状况，保障社会稳定与和谐发展。世界各国都非常重视公共营养专业人才的队伍建设。据了解，目前美国有 5 万名营养师，其中不少具有医学博士学位。日本有近 40 万名营养师，相当于各科临床医生总数的 2.4 倍。德国每 300 多人中就有 1 名营养师。在美国及日本等发达国家，国家都通过立法形式确定了营养师的法定地位，其社会地位及管理模式与医生类似。

我国营养师认证管理以前都重点针对从事临床营养治疗的医生，采取执业医师考试或卫生专业技术资格认证的形式来管理。相较于我国国民的营养状况，这种管理及培养体制导致了专业营养人员特别是为公众提供营养服务人员的巨大缺口。而国内营养专业人才缺乏、队伍不稳定等问题比较突出，要通过营养立法手段，规范医院、社区、食品工业、饮食行业的营养师制度，为营养专业人才的就业明确方向和领域。21 世纪初期，开展各种营养师认证工作的各种营养培训机构层出不穷。2016 年国务院发布《关于取消一批职业资格许可和认定事项的决定》国发〔2016〕68 号，取消了公共营养师专业技术人员职业资格认定。

我国目前尚没有专门的营养立法。2004 年国家卫生行政部门委托中国营养学会负责我国营养立法起草工作，2006 年完成《营养改善条例》草案及征求意见稿。但由于我国立法工作任务繁重，《营养改善条例》尚未列入国务院法制办的立法工作计划。随后，为了促进营养立法工作的进一步开展，国家卫生行政部门出台了《营养改善工作管理办法》，并自 2010 年 9 月 1 日起实施。但部门规章层级较低，已不适应当前营养工作的发展需要，急需在更高的层面进行营养立法。要加快公共营养专业队伍的建设，将营养工作纳入对各级卫生行政部门工作考核的内容。要依据《营养工作规范》的要求，在各级疾病预防控制机构建立专业部门，加强人才培养和专业队伍的建设。这支队伍不仅应在人数上能适应需要，而且应当具有较高的营养专业水平，能胜任指导居民和各种特殊人群平衡膳食合理营养的工作。

2013 年，中华预防医学会启动"营养与疾病预防"全国医生营养继续教育项目，明确提出了一个建议，就是先教会 600 万医务人员正确科学的保健知识，再由他们传递给老百姓，整体提升民族健康素养。2015 年 3 月，国务院总理李克强在第十二届全国人民代表大会所做的政府工作报告中提出，健康是群众的基本需求，要不断提高医疗卫生水平，打造健康中国。"健康中国"首次被写入政府工作报告，这标志着国民健康问题被提到了前所未有的高度。2016 年 10 月 25 日，中共中央、国务院印发并实施《"健康中国 2030"规划纲要》，提出加强医教协同，建立完善医学人才培养供需平衡机制，改革医学教育制度，加快建成适应行业特点的院校教育、毕业后教育、继续教育三阶段有机衔接的医学人才培养培训体系。2017 年，为适应社会经济发展，落实《"健康中国 2030"规划纲要》和国民营养计划，加强我国营养专业队伍建设，提高营养师职业知识和技能，规范营养师从业行为，以便更好地全方位、全周期保障居民营养健康，在借鉴国外营养师行业管理的基础上，中国营养学会设立注册营养师水平评价制度，面向全社会提供营养及营养相关专业从业人员能力水平评价服务。

参考文献

［1］中国营养学会.中国居民膳食指南（2016）［M］.北京：人民卫生出版社，2016.

［2］中国营养学会.中国居民膳食营养素参考摄入量［M］.北京：中国轻工业出版社，2001.

［3］中国食物与营养发展纲要（2014—2020 年）［M］.北京：人民出版社，2014.

［4］中华人民共和国卫生部疾病预防控制局.中国成人身体活动指南（试行）［M］.北京：人民卫生出版社，2011.

［5］孙长颢，凌文华，黄国伟，等.营养与食品卫生学［M］.8 版.北京：人民卫生出版社，2017.

附录 1
2014 年江苏城乡居民食物和营养素摄入状况

一、2014 年江苏城乡居民食物摄入状况

附录表 1.1　2014 年江苏城乡 17 岁及以下不同性别人群食物摄入量

单位：g /（人·日）

食物种类	城乡合计		城市		农村	
	男	女	男	女	男	女
米类	138.4	128.2	170.5	155.9	115.8	104.0
面类	83.3	77.3	57.6	57.0	101.2	95.0
其他谷类	12.9	10.5	14.5	10.5	11.8	10.4
薯类	13.0	12.9	9.4	7.8	15.6	17.3
杂豆类	18.0	13.7	14.4	12.8	20.5	14.5
大豆及其制品	9.7	8.1	9.9	7.3	9.6	8.8
深色蔬菜	99.0	99.2	116.4	101.7	86.9	97.0
浅色蔬菜	125.9	131.3	135.0	132.1	119.6	130.6
腌菜	4.1	4.2	6.1	3.5	2.6	4.8
水果	64.5	75.3	48.7	71.1	75.6	79.0
坚果	3.4	3.6	3.0	2.8	3.6	4.3
猪肉	68.2	70.9	76.9	73.9	62.1	68.2
其他畜肉	8.4	4.7	9.9	5.4	7.3	4.1
动物内脏	1.4	2.2	1.3	2.7	1.5	1.8
禽肉	26.9	24.6	31.4	29.1	23.7	20.8
奶及其制品	99.9	98.8	111.4	115.9	91.8	84.0
蛋及其制品	34.6	29.6	40.7	29.8	30.4	29.4
鱼虾类	28.0	28.8	25.9	23.6	29.5	33.3
植物油	20.8	20.9	25.8	23.3	17.3	18.9

续表

食物种类	城乡合计		城市		农村	
	男	女	男	女	男	女
动物油	0.2	0.1	0.4	0.1	0.0	0.0
糕点类	21.6	27.0	24.1	29.5	19.8	24.9
糖	4.7	5.7	4.3	5.8	4.9	5.7
食盐	6.2	6.3	7.3	6.6	5.4	6.0
鸡精、味精	1.2	1.2	1.4	1.4	1.0	1.0
酱油	3.4	3.9	4.1	4.2	2.9	3.6
酒	0.2	0.1	0.5	0.2	0.0	0.0
酱类	1.7	2.1	1.1	1.2	2.0	3.0
饮料	11.2	11.9	11.2	12.8	11.2	11.0
其他	36.7	41.0	42.4	47.7	32.7	35.2
速食食品	3.4	2.5	3.3	3.6	3.5	1.6

附录表 1.2　2014 年江苏城乡 17 岁及以下不同经济收入水平人群食物摄入量

单位：g /（人·日）

食物种类	城乡合计			城市			农村		
	低	中	高	低	中	高	低	中	高
米类	120.3	149.5	148.1	182.7	164.0	105.4	85.8	132.1	188.2
面类	94.2	70.6	51.9	54.0	63.7	48.1	116.4	79.0	55.5
其他谷类	9.3	14.4	14.8	7.2	16.4	16.9	10.5	12.1	12.8
薯类	15.8	10.5	8.2	8.5	9.2	7.1	19.8	12.0	9.2
杂豆类	14.1	19.2	15.3	9.0	16.5	19.0	16.9	22.6	11.8
大豆及其制品	9.8	8.9	6.1	11.1	7.3	5.4	9.1	10.8	6.8
深色蔬菜	91.1	105.5	115.4	108.1	112.0	104.6	81.7	97.7	125.7
浅色蔬菜	122.6	134.9	136.3	132.8	138.1	124.3	117.0	131.0	147.7
腌菜	4.6	3.9	2.8	7.9	2.5	2.5	2.7	5.7	3.1
水果	66.2	71.1	78.4	40.6	70.3	86.1	80.3	71.9	71.2
坚果	3.0	3.8	4.6	2.1	3.1	4.5	3.4	4.6	4.7
猪肉	60.1	78.4	83.1	65.0	85.4	77.8	57.4	69.9	88.1
其他畜肉	4.5	7.6	13.1	3.9	7.5	19.4	4.9	7.7	7.2
动物内脏	0.9	2.8	2.7	1.2	2.4	3.3	0.8	3.4	2.2

食物种类	城乡合计			城市			农村		
	低	中	高	低	中	高	低	中	高
禽肉	20.2	29.0	40.6	21.9	28.4	61.0	19.3	29.6	21.6
奶及其制品	79.1	114.3	142.9	89.0	126.5	149.2	73.6	99.5	137.0
蛋及其制品	29.1	34.2	39.2	33.0	36.2	39.4	27.0	31.7	39.1
鱼虾类	23.4	33.4	35.9	16.4	30.9	31.6	27.2	36.3	39.8
植物油	21.3	20.9	18.7	27.0	24.4	18.0	18.2	16.8	19.3
动物油	0.2	0.1	0.0	0.5	0.1	0.1	0.0	0.0	0.0
糕点类	23.3	26.1	21.9	26.4	27.9	23.8	21.5	24.0	20.1
糖	4.8	5.7	5.2	5.0	5.0	5.3	4.7	6.5	5.2
食盐	5.8	6.7	6.5	6.7	7.7	5.3	5.3	5.4	7.5
鸡精、味精	1.1	1.4	1.0	1.5	1.5	0.7	0.9	1.2	1.3
酱油	3.4	4.0	3.7	4.2	4.4	3.3	2.9	3.5	4.2
酒	0.1	0.2	0.1	0.4	0.3	0.2	0.0	0.1	0.0
酱类	1.5	1.7	3.9	0.5	1.5	2.1	2.1	1.9	5.5
饮料	10.9	12.1	12.5	11.9	10.6	16.7	10.4	13.9	8.7
其他	35.2	41.8	45.0	38.7	47.4	57.4	33.3	35.1	33.3
速食食品	1.3	5.1	4.0	1.6	4.2	4.7	1.2	6.0	3.0

附录表 1.3　2014 年江苏城乡 18~24 岁不同性别人群食物摄入量

单位：g /（人·日）

食物种类	城乡合计		城市		农村	
	男	女	男	女	男	女
米类	194.7	164.3	186.4	165.9	200.6	163.2
面类	87.3	74.2	68.8	52.8	100.3	89.0
其他谷类	14.7	11.8	16.9	13.6	13.1	10.5
薯类	16.3	16.1	12.9	12.4	18.7	18.6
杂豆类	21.5	18.9	19.7	17.0	22.7	20.2
大豆及其制品	14.3	13.5	12.8	12.4	15.3	14.2
深色蔬菜	130.9	128.6	128.1	123.4	132.9	132.1
浅色蔬菜	166.6	161.3	160.9	151.7	170.6	167.9
腌菜	7.5	7.3	6.1	5.1	8.6	8.7

续表

食物种类	城乡合计		城市		农村	
	男	女	男	女	男	女
水果	62.1	64.7	60.7	64.0	63.1	65.1
坚果	6.6	5.8	6.0	5.5	7.1	6.1
猪肉	80.3	73.3	81.4	76.7	79.5	71.0
其他畜肉	9.0	6.1	11.1	7.1	7.5	5.5
动物内脏	2.6	2.2	2.9	2.7	2.3	1.9
禽肉	28.7	24.9	30.2	26.8	27.7	23.6
奶及其制品	38.4	40.3	45.4	49.9	33.5	33.6
蛋及其制品	32.5	30.6	35.0	33.2	30.7	28.9
鱼虾类	50.9	44.0	46.7	39.4	53.8	47.2
植物油	25.0	24.4	25.0	24.3	25.0	24.4
动物油	0.2	0.1	0.1	0.0	0.2	0.1
糕点类	10.0	11.8	11.2	14.6	9.1	9.8
糖	4.2	4.0	4.1	4.0	4.2	4.0
食盐	6.8	6.9	6.9	6.7	6.7	7.0
鸡精、味精	1.4	1.4	1.5	1.4	1.4	1.4
酱油	5.0	4.7	5.2	4.8	4.8	4.7
酒	0.2	0.2	0.3	0.2	0.1	0.1
酱类	39.4	5.4	43.6	7.0	36.5	4.2
饮料	25.3	16.5	29.9	21.1	22.1	13.4
其他	16.0	13.2	17.7	17.1	14.9	10.6
速食食品	5.3	5.0	5.0	4.5	5.5	5.4

附录表 1.4　2014 年江苏城乡 18~24 岁不同经济收入水平人群食物摄入量

单位：g /（人·日）

食物种类	城乡合计			城市			农村		
	低	中	高	低	中	高	低	中	高
米类	162.6	191.9	194.1	172.7	189.6	156.7	157.9	194.0	233.8
面类	108.3	60.4	51.6	73.6	55.6	49.9	124.6	64.8	53.5
其他谷类	12.8	12.8	15.3	14.4	15.0	17.0	12.0	10.7	13.6
薯类	19.5	13.8	12.9	13.2	11.8	13.6	22.4	15.6	12.2

食物种类	城乡合计			城市			农村		
	低	中	高	低	中	高	低	中	高
杂豆类	21.1	19.7	18.6	17.8	17.7	20.4	22.7	21.6	16.7
大豆及其制品	16.0	12.7	11.5	16.1	11.1	10.1	15.9	14.2	13.0
深色蔬菜	120.9	135.1	139.5	108.1	135.2	136.1	126.9	135.1	143.2
浅色蔬菜	162.2	161.4	172.0	141.6	159.9	172.8	171.8	162.7	171.1
腌菜	8.0	7.4	5.9	7.7	4.7	4.1	8.1	9.9	7.8
水果	62.1	63.0	68.6	58.0	58.9	75.1	64.0	66.7	61.5
坚果	6.1	6.1	6.9	7.2	4.8	5.4	5.7	7.2	8.5
猪肉	68.9	80.6	87.4	63.4	85.4	90.9	71.5	76.3	83.6
其他畜肉	6.3	7.7	9.7	6.9	9.1	12.0	6.1	6.5	7.3
动物内脏	1.7	2.7	3.4	1.8	2.6	4.6	1.7	2.8	2.2
禽肉	21.7	27.8	36.2	20.7	27.7	41.0	22.2	28.0	31.1
奶及其制品	31.6	40.0	57.5	29.9	48.3	74.3	32.4	32.7	39.7
蛋及其制品	29.7	31.9	35.1	34.7	32.9	35.2	27.3	31.0	34.9
鱼虾类	40.5	49.9	58.5	27.4	45.6	61.2	46.6	53.8	55.6
植物油	25.5	23.4	25.4	25.4	24.2	24.5	25.5	22.7	26.4
动物油	0.2	0.1	0.1	0.1	0.0	0.0	0.2	0.1	0.1
糕点类	10.3	10.6	13.4	13.1	11.6	15.3	9.0	9.6	11.3
糖	4.1	4.0	4.5	4.3	3.5	4.6	3.9	4.4	4.3
食盐	7.0	6.7	6.8	7.0	7.0	6.4	7.0	6.5	7.3
鸡精、味精	1.4	1.5	1.3	1.6	1.5	1.1	1.3	1.4	1.5
酱油	4.7	4.7	5.4	4.7	5.1	5.2	4.8	4.3	5.6
酒	0.2	0.2	0.2	0.4	0.2	0.3	0.1	0.2	0.1
酱类	20.2	23.0	22.5	27.1	28.5	13.7	17.0	18.0	31.8
饮料	20.9	19.9	22.0	33.9	19.9	22.3	14.9	20.0	21.6
其他	12.8	14.5	18.9	18.3	16.2	18.2	10.2	13.0	19.7
速食食品	4.3	5.5	6.4	3.8	5.2	5.6	4.5	5.8	7.2

附录表 1.5　2014 年江苏城乡 25~34 岁不同性别人群食物摄入量

单位：g /（人·日）

食物种类	城乡合计		城市		农村	
	男	女	男	女	男	女
米类	194.7	164.3	186.4	165.9	200.6	163.2
面类	87.3	74.2	68.8	52.8	100.3	89.0
其他谷类	14.7	11.8	16.9	13.6	13.1	10.5
薯类	16.3	16.1	12.9	12.4	18.7	18.6
杂豆类	21.5	18.9	19.7	17.0	22.7	20.2
大豆及其制品	14.3	13.5	12.8	12.4	15.3	14.2
深色蔬菜	130.9	128.6	128.1	123.4	132.9	132.1
浅色蔬菜	166.6	161.3	160.9	151.7	170.6	167.9
腌菜	7.5	7.3	6.1	5.1	8.6	8.7
水果	62.1	64.7	60.7	64.0	63.1	65.1
坚果	6.6	5.8	6.0	5.5	7.1	6.1
猪肉	80.3	73.3	81.4	76.7	79.5	71.0
其他畜肉	9.0	6.1	11.1	7.1	7.5	5.5
动物内脏	2.6	2.2	2.9	2.7	2.3	1.9
禽肉	28.7	24.9	30.2	26.8	27.7	23.6
奶及其制品	38.4	40.3	45.4	49.9	33.5	33.6
蛋及其制品	32.5	30.6	35.0	33.2	30.7	28.9
鱼虾类	50.9	44.0	46.7	39.4	53.8	47.2
植物油	25.0	24.4	25.0	24.3	25.0	24.4
动物油	0.2	0.1	0.1	0.0	0.2	0.1
糕点类	10.0	11.8	11.2	14.6	9.1	9.8
糖	4.2	4.0	4.1	4.0	4.2	4.0
食盐	6.8	6.9	6.9	6.7	6.7	7.0
鸡精、味精	1.4	1.4	1.5	1.4	1.4	1.4
酱油	5.0	4.7	5.2	4.8	4.8	4.7
酒	0.2	0.2	0.3	0.2	0.1	0.1
酱类	39.4	5.4	43.6	7.0	36.5	4.2
饮料	25.3	16.5	29.9	21.1	22.1	13.4
其他	16.0	13.2	17.7	17.1	14.9	10.6
速食食品	5.3	5.0	5.0	4.5	5.5	5.4

附录表 1.6　2014 年江苏城乡 25~34 岁不同经济收入水平人群食物摄入量

单位：g /（人·日）

食物种类	城乡合计			城市			农村		
	低	中	高	低	中	高	低	中	高
米类	162.6	191.9	194.1	172.7	189.6	156.7	157.9	194.0	233.8
面类	108.3	60.4	51.6	73.6	55.6	49.9	124.6	64.8	53.5
其他谷类	12.8	12.8	15.3	14.4	15.0	17.0	12.0	10.7	13.6
薯类	19.5	13.8	12.9	13.2	11.8	13.6	22.4	15.6	12.2
杂豆类	21.1	19.7	18.6	17.8	17.7	20.4	22.7	21.6	16.7
大豆及其制品	16.0	12.7	11.5	16.1	11.1	10.1	15.9	14.2	13.0
深色蔬菜	120.9	135.1	139.5	108.1	135.2	136.1	126.9	135.1	143.2
浅色蔬菜	162.2	161.4	172.0	141.6	159.9	172.8	171.8	162.7	171.1
腌菜	8.0	7.4	5.9	7.7	4.7	4.1	8.1	9.9	7.8
水果	62.1	63.0	68.6	58.0	58.9	75.1	64.0	66.7	61.5
坚果	6.1	6.1	6.9	7.2	4.8	5.4	5.7	7.2	8.5
猪肉	68.9	80.6	87.4	63.4	85.4	90.9	71.5	76.3	83.6
其他畜肉	6.3	7.7	9.7	6.9	9.1	12.0	6.1	6.5	7.3
动物内脏	1.7	2.7	3.4	1.8	2.6	4.6	1.7	2.8	2.2
禽肉	21.7	27.8	36.2	20.7	27.7	41.0	22.2	28.0	31.1
奶及其制品	31.6	40.0	57.5	29.9	48.3	74.3	32.4	32.7	39.7
蛋及其制品	29.7	31.9	35.1	34.7	32.9	35.2	27.3	31.0	34.9
鱼虾类	40.5	49.9	58.5	27.4	45.6	61.2	46.6	53.8	55.6
植物油	25.5	23.4	25.4	25.4	24.2	24.5	25.5	22.7	26.4
动物油	0.2	0.1	0.1	0.1	0.0	0.0	0.2	0.1	0.1
糕点类	10.3	10.6	13.4	13.1	11.6	15.3	9.0	9.6	11.3
糖	4.1	4.0	4.5	4.3	3.5	4.6	3.9	4.4	4.3
食盐	7.0	6.7	6.8	7.0	7.0	6.4	7.0	6.5	7.3
鸡精、味精	1.4	1.5	1.3	1.6	1.5	1.1	1.3	1.4	1.5
酱油	4.7	4.7	5.4	4.7	5.1	5.2	4.8	4.3	5.6
酒	0.2	0.2	0.2	0.4	0.2	0.3	0.1	0.2	0.1
酱类	20.2	23.0	22.5	27.1	28.5	13.7	17.0	18.0	31.8
饮料	20.9	19.9	22.0	33.9	19.9	22.3	14.9	20.0	21.6
其他	12.8	14.5	18.9	18.3	16.2	18.2	10.2	13.0	19.7
速食食品	4.3	5.5	6.4	3.8	5.2	5.6	4.5	5.8	7.2

附录表 1.7　2014 年江苏城乡 35~44 岁不同性别人群食物摄入量

单位：g /（人·日）

食物种类	城乡合计		城市		农村	
	男	女	男	女	男	女
米类	194.7	164.3	186.4	165.9	200.6	163.2
面类	87.3	74.2	68.8	52.8	100.3	89.0
其他谷类	14.7	11.8	16.9	13.6	13.1	10.5
薯类	16.3	16.1	12.9	12.4	18.7	18.6
杂豆类	21.5	18.9	19.7	17.0	22.7	20.2
大豆及其制品	14.3	13.5	12.8	12.4	15.3	14.2
深色蔬菜	130.9	128.6	128.1	123.4	132.9	132.1
浅色蔬菜	166.6	161.3	160.9	151.7	170.6	167.9
腌菜	7.5	7.3	6.1	5.1	8.6	8.7
水果	62.1	64.7	60.7	64.0	63.1	65.1
坚果	6.6	5.8	6.0	5.5	7.1	6.1
猪肉	80.3	73.3	81.4	76.7	79.5	71.0
其他畜肉	9.0	6.1	11.1	7.1	7.5	5.5
动物内脏	2.6	2.2	2.9	2.7	2.3	1.9
禽肉	28.7	24.9	30.2	26.8	27.7	23.6
奶及其制品	38.4	40.3	45.4	49.9	33.5	33.6
蛋及其制品	32.5	30.6	35.0	33.2	30.7	28.9
鱼虾类	50.9	44.0	46.7	39.4	53.8	47.2
植物油	25.0	24.4	25.0	24.3	25.0	24.4
动物油	0.2	0.1	0.1	0.0	0.2	0.1
糕点类	10.0	11.8	11.2	14.6	9.1	9.8
糖	4.2	4.0	4.1	4.0	4.2	4.0
食盐	6.8	6.9	6.9	6.7	6.7	7.0
鸡精、味精	1.4	1.4	1.5	1.4	1.4	1.4
酱油	5.0	4.7	5.2	4.8	4.8	4.7
酒	0.2	0.2	0.3	0.2	0.1	0.1
酱类	39.4	5.4	43.6	7.0	36.5	4.2
饮料	25.3	16.5	29.9	21.1	22.1	13.4
其他	16.0	13.2	17.7	17.1	14.9	10.6
速食食品	5.3	5.0	5.0	4.5	5.5	5.4

附录表 1.8 2014 年江苏城乡 35~44 岁不同经济收入水平人群食物摄入量

单位：g /（人·日）

食物种类	城乡合计			城市			农村		
	低	中	高	低	中	高	低	中	高
米类	162.6	191.9	194.1	172.7	189.6	156.7	157.9	194.0	233.8
面类	108.3	60.4	51.6	73.6	55.6	49.9	124.6	64.8	53.5
其他谷类	12.8	12.8	15.3	14.4	15.0	17.0	12.0	10.7	13.6
薯类	19.5	13.8	12.9	13.2	11.8	13.6	22.4	15.6	12.2
杂豆类	21.1	19.7	18.6	17.8	17.7	20.4	22.7	21.6	16.7
大豆及其制品	16.0	12.7	11.5	16.1	11.1	10.1	15.9	14.2	13.0
深色蔬菜	120.9	135.1	139.5	108.1	135.2	136.1	126.9	135.1	143.2
浅色蔬菜	162.2	161.4	172.0	141.6	159.9	172.8	171.8	162.7	171.1
腌菜	8.0	7.4	5.9	7.7	4.7	4.1	8.1	9.9	7.8
水果	62.1	63.0	68.6	58.0	58.9	75.1	64.0	66.7	61.5
坚果	6.1	6.1	6.9	7.2	4.8	5.4	5.7	7.2	8.5
猪肉	68.9	80.6	87.4	63.4	85.4	90.9	71.5	76.3	83.6
其他畜肉	6.3	7.7	9.7	6.9	9.1	12.0	6.1	6.5	7.3
动物内脏	1.7	2.7	3.4	1.8	2.6	4.6	1.7	2.8	2.2
禽肉	21.7	27.8	36.2	20.7	27.7	41.0	22.2	28.0	31.1
奶及其制品	31.6	40.0	57.5	29.9	48.3	74.3	32.4	32.7	39.7
蛋及其制品	29.7	31.9	35.1	34.7	32.9	35.2	27.3	31.0	34.9
鱼虾类	40.5	49.9	58.5	27.4	45.6	61.2	46.6	53.8	55.6
植物油	25.5	23.4	25.4	25.4	24.2	24.5	25.5	22.7	26.4
动物油	0.2	0.1	0.1	0.1	0.0	0.0	0.2	0.1	0.1
糕点类	10.3	10.6	13.4	13.1	11.6	15.3	9.0	9.6	11.3
糖	4.1	4.0	4.5	4.3	3.5	4.6	3.9	4.4	4.3
食盐	7.0	6.7	6.8	7.0	7.0	6.4	7.0	6.5	7.3
鸡精、味精	1.4	1.5	1.3	1.6	1.5	1.1	1.3	1.4	1.5
酱油	4.7	4.7	5.4	4.7	5.1	5.2	4.8	4.3	5.6
酒	0.2	0.2	0.2	0.4	0.2	0.3	0.1	0.2	0.1
酱类	20.2	23.0	22.5	27.1	28.5	13.7	17.0	18.0	31.8
饮料	20.9	19.9	22.0	33.9	19.9	22.3	14.9	20.0	21.6
其他	12.8	14.5	18.9	18.3	16.2	18.2	10.2	13.0	19.7
速食食品	4.3	5.5	6.4	3.8	5.2	5.6	4.5	5.8	7.2

附录表 1.9 2014 年江苏城乡 45~59 岁不同性别人群食物摄入量

单位：g/（人·日）

食物种类	城乡合计		城市		农村	
	男	女	男	女	男	女
米类	194.7	164.3	186.4	165.9	200.6	163.2
面类	87.3	74.2	68.8	52.8	100.3	89.0
其他谷类	14.7	11.8	16.9	13.6	13.1	10.5
薯类	16.3	16.1	12.9	12.4	18.7	18.6
杂豆类	21.5	18.9	19.7	17.0	22.7	20.2
大豆及其制品	14.3	13.5	12.8	12.4	15.3	14.2
深色蔬菜	130.9	128.6	128.1	123.4	132.9	132.1
浅色蔬菜	166.6	161.3	160.9	151.7	170.6	167.9
腌菜	7.5	7.3	6.1	5.1	8.6	8.7
水果	62.1	64.7	60.7	64.0	63.1	65.1
坚果	6.6	5.8	6.0	5.5	7.1	6.1
猪肉	80.3	73.3	81.4	76.7	79.5	71.0
其他畜肉	9.0	6.1	11.1	7.1	7.5	5.5
动物内脏	2.6	2.2	2.9	2.7	2.3	1.9
禽肉	28.7	24.9	30.2	26.8	27.7	23.6
奶及其制品	38.4	40.3	45.4	49.9	33.5	33.6
蛋及其制品	32.5	30.6	35.0	33.2	30.7	28.9
鱼虾类	50.9	44.0	46.7	39.4	53.8	47.2
植物油	25.0	24.4	25.0	24.3	25.0	24.4
动物油	0.2	0.1	0.1	0.0	0.2	0.1
糕点类	10.0	11.8	11.2	14.6	9.1	9.8
糖	4.2	4.0	4.1	4.0	4.2	4.0
食盐	6.8	6.9	6.9	6.7	6.7	7.0
鸡精、味精	1.4	1.4	1.5	1.4	1.4	1.4
酱油	5.0	4.7	5.2	4.8	4.8	4.7
酒	0.2	0.2	0.3	0.2	0.1	0.1
酱类	39.4	5.4	43.6	7.0	36.5	4.2
饮料	25.3	16.5	29.9	21.1	22.1	13.4
其他	16.0	13.2	17.7	17.1	14.9	10.6
速食食品	5.3	5.0	5.0	4.5	5.5	5.4

附录表 1.10　2014 年江苏城乡 49~59 岁不同经济收入水平人群食物摄入量

单位：g /（人·日）

食物种类	城乡合计			城市			农村		
	低	中	高	低	中	高	低	中	高
米类	162.6	191.9	194.1	172.7	189.6	156.7	157.9	194.0	233.8
面类	108.3	60.4	51.6	73.6	55.6	49.9	124.6	64.8	53.5
其他谷类	12.8	12.8	15.3	14.4	15.0	17.0	12.0	10.7	13.6
薯类	19.5	13.8	12.9	13.2	11.8	13.6	22.4	15.6	12.2
杂豆类	21.1	19.7	18.6	17.8	17.7	20.4	22.7	21.6	16.7
大豆及其制品	16.0	12.7	11.5	16.1	11.1	10.1	15.9	14.2	13.0
深色蔬菜	120.9	135.1	139.5	108.1	135.2	136.1	126.9	135.1	143.2
浅色蔬菜	162.2	161.4	172.0	141.6	159.9	172.8	171.8	162.7	171.1
腌菜	8.0	7.4	5.9	7.7	4.7	4.1	8.1	9.9	7.8
水果	62.1	63.0	68.6	58.0	58.9	75.1	64.0	66.7	61.5
坚果	6.1	6.1	6.9	7.2	4.8	5.4	5.7	7.2	8.5
猪肉	68.9	80.6	87.4	63.4	85.4	90.9	71.5	76.3	83.6
其他畜肉	6.3	7.7	9.7	6.9	9.1	12.0	6.1	6.5	7.3
动物内脏	1.7	2.7	3.4	1.8	2.6	4.6	1.7	2.8	2.2
禽肉	21.7	27.8	36.2	20.7	27.7	41.0	22.2	28.0	31.1
奶及其制品	31.6	40.0	57.5	29.9	48.3	74.3	32.4	32.7	39.7
蛋及其制品	29.7	31.9	35.1	34.7	32.9	35.2	27.3	31.0	34.9
鱼虾类	40.5	49.9	58.5	27.4	45.6	61.2	46.6	53.8	55.6
植物油	25.5	23.4	25.4	25.4	24.2	24.5	25.5	22.7	26.4
动物油	0.2	0.1	0.1	0.1	0.0	0.0	0.2	0.1	0.1
糕点类	10.3	10.6	13.4	13.1	11.6	15.3	9.0	9.6	11.3
糖	4.1	4.0	4.5	4.3	3.5	4.6	3.9	4.4	4.3
食盐	7.0	6.7	6.8	7.0	7.0	6.4	7.0	6.5	7.3
鸡精、味精	1.4	1.5	1.3	1.6	1.5	1.1	1.3	1.4	1.5
酱油	4.7	4.7	5.4	4.7	5.1	5.2	4.8	4.3	5.6
酒	0.2	0.2	0.2	0.4	0.2	0.3	0.1	0.2	0.1
酱类	20.2	23.0	22.5	27.1	28.5	13.7	17.0	18.0	31.8
饮料	20.9	19.9	22.0	33.9	19.9	22.3	14.9	20.0	21.6
其他	12.8	14.5	18.9	18.3	16.2	18.2	10.2	13.0	19.7
速食食品	4.3	5.5	6.4	3.8	5.2	5.6	4.5	5.8	7.2

附录表 1.11　2014 年江苏城乡 60 岁及以上不同性别人群食物摄入量

单位：g /（人·日）

食物种类	城乡合计		城市		农村	
	男	女	男	女	男	女
米类	197.5	168.3	185.9	159.3	203.1	172.9
面类	77.5	57.4	57.2	44.9	87.1	63.9
其他谷类	13.6	11.6	24.0	18.7	8.7	7.9
薯类	17.9	17.9	14.1	14.0	19.7	20.0
杂豆类	20.0	17.8	22.2	17.8	19.0	17.8
大豆及其制品	17.6	14.3	16.2	12.3	18.3	15.4
深色蔬菜	134.1	128.0	143.6	125.2	129.6	129.4
浅色蔬菜	170.1	163.3	166.3	153.4	172.0	168.5
腌菜	8.8	8.0	6.1	5.0	10.1	9.6
水果	48.1	44.8	51.3	47.0	46.6	43.6
坚果	7.0	5.6	6.4	5.4	7.3	5.8
猪肉	75.5	68.6	75.8	68.3	75.4	68.7
其他畜肉	6.7	4.7	10.7	7.0	4.8	3.5
动物内脏	2.1	2.0	2.8	2.5	1.8	1.7
禽肉	23.7	20.1	26.7	22.5	22.3	18.8
奶及其制品	30.9	29.9	48.4	40.8	22.6	24.2
蛋及其制品	28.8	28.9	32.1	34.4	27.2	26.1
鱼虾类	52.4	43.2	52.2	38.6	52.4	45.6
植物油	25.7	24.2	26.1	24.9	25.5	23.8
动物油	0.2	0.1	0.0	0.0	0.3	0.2
糕点类	7.8	7.8	9.6	9.8	6.9	6.8
糖	3.9	3.3	2.9	2.8	4.4	3.5
食盐	7.0	7.1	6.9	6.6	7.0	7.4
鸡精、味精	1.4	1.5	1.4	1.4	1.5	1.6
酱油	5.7	5.0	6.1	5.1	5.5	4.9
酒	0.2	0.1	0.4	0.2	0.2	0.1
酱类	34.5	4.3	35.4	4.1	34.1	4.4
饮料	22.6	15.1	35.4	21.8	16.6	11.5
其他	3.6	3.6	2.9	4.3	3.9	3.3
速食食品	5.7	6.0	4.4	4.3	6.3	6.8

附录表 1.12　2014 年江苏城乡 60 岁及以上不同经济收入水平人群食物摄入量

单位：g /（人·日）

食物种类	城乡合计			城市			农村		
	低	中	高	低	中	高	低	中	高
米类	179.8	195.2	164.7	169.5	187.6	146.7	182.6	200.9	184.8
面类	86.0	48.2	44.0	54.7	48.5	49.3	94.5	48.0	38.0
其他谷类	10.6	12.2	20.8	17.7	17.6	32.9	8.6	8.2	7.4
薯类	20.7	15.6	12.6	12.9	14.6	15.0	22.9	16.3	9.9
杂豆类	20.1	18.0	16.9	26.0	17.3	16.3	18.4	18.5	17.6
大豆及其制品	17.8	14.2	14.0	19.3	12.0	10.9	17.4	15.8	17.6
深色蔬菜	127.5	134.1	135.0	115.4	145.0	140.0	130.8	125.9	129.3
浅色蔬菜	168.9	161.8	167.8	140.3	163.1	181.4	176.7	160.8	152.6
腌菜	9.4	7.9	6.1	7.0	5.5	3.4	10.0	9.8	9.0
水果	44.4	46.5	54.4	38.1	48.1	66.6	46.2	45.4	40.6
坚果	5.9	6.6	7.5	7.5	4.2	6.7	5.4	8.4	8.4
猪肉	69.4	75.1	73.2	58.3	79.5	77.3	72.5	71.7	68.7
其他畜肉	4.4	5.8	9.0	6.3	7.5	14.4	3.9	4.4	3.0
动物内脏	1.6	2.4	2.9	2.4	2.2	3.8	1.4	2.5	1.9
禽肉	19.5	23.7	26.0	18.8	26.1	29.7	19.7	21.8	21.8
奶及其制品	23.1	27.1	62.8	11.7	41.4	95.4	26.2	16.3	26.5
蛋及其制品	27.5	30.2	31.3	33.4	32.7	34.5	25.9	28.3	27.6
鱼虾类	43.3	45.8	66.0	31.3	39.5	73.9	46.6	50.6	57.1
植物油	25.0	23.9	27.1	23.1	24.6	30.4	25.6	23.3	23.3
动物油	0.3	0.1	0.0	0.1	0.0	0.0	0.3	0.1	0.0
糕点类	6.6	8.2	11.6	6.2	8.8	16.3	6.7	7.8	6.3
糖	3.8	3.4	3.1	2.3	3.0	3.3	4.2	3.8	3.0
食盐	7.5	6.5	6.7	7.1	6.5	6.7	7.6	6.5	6.6
鸡精、味精	1.5	1.4	1.4	1.3	1.5	1.3	1.5	1.3	1.5
酱油	5.3	4.8	6.7	5.2	5.1	7.0	5.3	4.5	6.4
酒	0.2	0.2	0.4	0.4	0.2	0.4	0.1	0.1	0.4
酱类	17.5	24.4	12.1	22.3	20.6	10.0	16.1	27.3	14.5
饮料	16.9	18.2	26.4	27.0	23.3	38.9	14.2	14.4	12.5
其他	2.8	4.4	4.6	3.1	3.6	4.5	2.8	5.0	4.7
速食食品	5.6	5.2	6.7	3.2	4.7	5.8	6.4	5.6	7.7

二、2014 年江苏城乡居民能量和各种营养素摄入量

附录表 1.13　2014 年江苏城乡 17 岁及以下不同性别人群每人每日营养素摄入量

能量及营养素	城乡合计		城市		农村	
	男	女	男	女	男	女
能量 /kcal	3 009.21	3 084.36	3 784.70	3 598.13	2 475.22	2 631.17
蛋白质 /g	85.24	87.58	107.13	100.48	70.25	76.20
脂肪 /g	78.76	84.11	91.66	89.80	69.93	79.09
胆固醇 /g	232.72	222.70	304.92	271.13	183.26	179.98
膳食纤维 /g	14.42	14.45	18.14	17.05	11.88	12.16
碳水化合物 /g	528.39	531.36	670.36	637.99	431.13	437.30
视黄醇当量 /μg	290.11	323.36	321.87	349.97	268.24	299.88
硫胺素 /mg	1.27	1.32	1.68	1.66	1.00	1.02
核黄素 /mg	0.82	0.88	1.15	1.04	0.59	0.73
维生素 C/mg	43.34	46.38	50.22	46.33	38.63	46.42
烟酸 /mg	15.89	15.26	19.36	16.77	13.52	13.93
维生素 E/mg	24.62	24.64	30.82	28.02	20.37	21.66
钙 /mg	369.16	387.11	449.38	416.29	314.19	361.37
镁 /mg	373.55	394.36	467.98	457.88	308.85	338.33
钠 /mg	4 071.69	4 233.76	5 018.10	4 340.26	3 423.28	4 139.82
磷 /mg	1 362.90	1 424.29	1 700.66	1 630.36	1 131.49	1 242.51
钾 /mg	1 896.15	1 993.74	2 326.82	2 226.58	1 601.10	1 788.34
铁 /mg	34.51	36.01	42.13	40.44	29.29	32.10
锌 /mg	15.37	15.71	18.87	17.42	12.98	14.21
锰 /mg	10.60	10.71	13.41	12.49	8.68	9.14
硒 /μg	50.28	53.09	60.00	58.11	43.62	48.66

附录表 1.14　2014 年江苏城乡 17 岁及以下不同经济收入水平人群每人每日营养素摄入量

能量及营养素	城乡合计			城市			农村		
	低	中	高	低	中	高	低	中	高
能量 /kcal	3 293.02	2 877.70	2 685.57	4 193.32	3 401.50	3 008.55	2 757.79	2 243.23	2 399.06
蛋白质 /g	92.31	82.77	77.55	115.88	97.43	85.71	78.29	65.12	70.32
脂肪 /g	78.07	83.04	88.89	87.20	92.42	97.60	72.64	71.74	81.16

能量及营养素	城乡合计			城市			农村		
	低	中	高	低	中	高	低	中	高
胆固醇 /g	219.46	241.49	242.38	291.19	295.87	257.71	176.81	176.00	228.79
膳食纤维 /g	15.35	13.80	13.63	19.76	16.20	15.29	12.73	10.90	12.16
碳水化合物 /g	580.32	493.25	461.53	755.53	585.49	543.75	476.16	382.18	388.59
视黄醇当量 /µg	267.76	343.45	352.32	302.17	361.84	367.26	247.30	321.17	339.06
硫胺素 /mg	1.39	1.28	1.04	1.86	1.62	1.22	1.12	0.86	0.88
核黄素 /mg	0.88	0.85	0.74	1.20	1.07	0.82	0.70	0.58	0.68
维生素 C/mg	45.50	44.26	45.40	50.80	49.05	38.65	42.35	38.50	51.39
烟酸 /mg	16.09	15.38	14.88	19.95	17.13	15.04	13.80	13.27	14.74
维生素 E/mg	25.38	24.77	22.22	32.46	29.11	21.13	21.17	19.55	23.19
钙 /mg	394.93	363.63	371.80	470.61	415.74	371.39	349.94	300.87	372.17
镁 /mg	420.37	357.00	334.06	533.87	420.56	372.17	352.89	280.48	300.25
钠 /mg	3 995.69	4 479.38	3 978.99	4 310.25	5 363.56	3 671.93	3 808.68	3 414.62	4 251.38
磷 /mg	1 506.88	1 307.97	1 249.82	1 891.68	1 531.67	1 371.92	1 278.11	1 038.58	1 141.51
钾 /mg	2 067.07	1 859.98	1 801.27	2 510.35	2 167.59	1 898.44	1 803.54	1 489.54	1 715.07
铁 /mg	37.97	32.73	33.42	46.26	37.48	37.79	33.05	27.00	29.54
锌 /mg	16.84	14.55	13.88	20.59	16.75	14.71	14.61	11.91	13.15
锰 /mg	11.68	9.90	9.32	14.90	11.62	10.84	9.77	7.82	7.97
硒 /µg	55.16	48.70	47.92	63.64	56.59	52.77	50.11	39.20	43.61

附录表 1.15　2014 年江苏城乡 18~24 岁不同性别人群每人每日营养素摄入量

能量及营养素	城乡合计		城市		农村	
	男	女	男	女	男	女
能量 /kcal	2 440.98	2 627.88	2 885.80	3 173.84	2 129.59	2 252.60
蛋白质 /g	68.88	74.17	80.74	88.06	60.57	64.63
脂肪 /g	75.89	81.01	78.57	84.89	74.02	78.34
胆固醇 /g	168.08	164.25	216.39	212.32	134.27	131.22
膳食纤维 /g	12.30	11.40	14.20	13.37	10.97	10.06
碳水化合物 /g	406.86	437.59	500.77	554.14	341.16	357.53
视黄醇当量 /µg	317.29	340.02	329.37	349.55	308.82	333.47
硫胺素 /mg	0.98	1.09	1.23	1.39	0.80	0.89

续表

能量及营养素	城乡合计		城市		农村	
	男	女	男	女	男	女
核黄素 /mg	0.68	0.74	0.87	0.95	0.55	0.60
维生素 C/mg	41.98	47.09	41.24	45.92	42.50	47.89
烟酸 /mg	15.53	14.60	17.51	16.58	14.15	13.23
维生素 E/mg	25.03	24.15	25.66	25.11	24.59	23.49
钙 /mg	280.14	305.12	308.40	335.45	260.37	284.28
镁 /mg	300.38	325.73	354.25	389.45	262.69	281.95
钠 /mg	4 129.32	4 677.78	4 309.07	4 615.84	4 003.56	4 720.34
磷 /mg	1 078.60	1 161.21	1 263.28	1 377.25	949.39	1 012.79
钾 /mg	1 568.27	1 679.52	1 755.23	1 895.30	1 437.47	1 531.28
铁 /mg	24.86	26.07	28.70	30.61	22.18	22.95
锌 /mg	12.32	13.23	14.20	15.41	11.00	11.74
锰 /mg	8.12	8.59	9.89	10.65	6.89	7.18
硒 /μg	42.57	46.34	47.84	52.47	38.88	42.13

附录表 1.16　2014 年江苏城乡 18~24 岁不同经济收入水平人群每人每日营养素摄入量

能量及营养素	城乡合计			城市			农村		
	低	中	高	低	中	高	低	中	高
能量 /kcal	2 680.87	2 510.11	2 354.73	3 402.79	3 008.42	2 567.38	2 313.42	2 065.26	2 128.47
蛋白质 /g	75.05	70.91	67.62	92.59	84.02	74.24	66.12	59.22	60.58
脂肪 /g	74.99	78.31	86.15	72.98	83.97	91.43	76.01	73.27	80.52
胆固醇 /g	175.64	162.35	162.79	241.85	203.77	197.07	141.94	125.43	126.33
膳食纤维 /g	12.52	11.39	11.65	15.69	13.15	12.10	10.90	9.82	11.16
碳水化合物 /g	453.85	418.87	377.77	617.09	518.37	421.01	370.77	330.17	331.76
视黄醇当量 /μg	295.40	340.40	379.80	272.54	346.14	427.38	307.05	335.26	329.19
硫胺素 /mg	1.12	1.02	0.93	1.52	1.28	1.07	0.91	0.79	0.79
核黄素 /mg	0.71	0.72	0.72	0.94	0.92	0.85	0.60	0.54	0.59
维生素 C/mg	43.33	44.85	46.55	38.30	46.06	47.38	45.89	43.76	45.67
烟酸 /mg	15.39	15.04	14.53	18.93	16.70	14.86	13.59	13.55	14.17
维生素 E/mg	24.99	23.92	24.83	25.31	25.78	24.77	24.83	22.25	24.89
钙 /mg	298.50	287.84	298.82	319.77	325.31	323.38	287.68	254.44	272.68

续表

能量及营养素	城乡合计			城市			农村		
	低	中	高	低	中	高	低	中	高
镁 /mg	335.19	306.63	290.31	419.12	366.18	318.40	292.47	253.55	260.42
钠 /mg	4 608.40	4 304.84	4 206.37	4 618.45	4 553.76	4 108.49	4 603.28	4 082.94	4 310.51
磷 /mg	1 192.35	1 099.58	1 045.64	1 479.13	1 301.56	1 140.39	1 046.38	919.53	944.83
钾 /mg	1 685.23	1 594.26	1 600.54	1 920.45	1 818.94	1 713.58	1 565.51	1 393.97	1 480.27
铁 /mg	26.82	24.74	24.84	33.46	28.62	26.30	23.45	21.28	23.29
锌 /mg	13.45	12.65	11.95	16.35	14.77	12.80	11.97	10.77	11.05
锰 /mg	8.96	8.27	7.57	11.97	10.06	8.30	7.43	6.67	6.80
硒 /μg	46.78	43.55	42.47	52.32	50.30	47.39	43.96	37.53	37.25

附录表 1.17　2014 年江苏城乡 25~34 岁不同性别人群每人每日营养素摄入量

能量及营养素	城乡合计		城市		农村	
	男	女	男	女	男	女
能量 /kcal	2 440.98	2 627.88	2 885.80	3 173.84	2 129.59	2 252.60
蛋白质 /g	68.88	74.17	80.74	88.06	60.57	64.63
脂肪 /g	75.89	81.01	78.57	84.89	74.02	78.34
胆固醇 /g	168.08	164.25	216.39	212.32	134.27	131.22
膳食纤维 /g	12.30	11.40	14.20	13.37	10.97	10.06
碳水化合物 /g	406.86	437.59	500.77	554.14	341.16	357.53
视黄醇当量 /μg	317.29	340.02	329.37	349.55	308.82	333.47
硫胺素 /mg	0.98	1.09	1.23	1.39	0.80	0.89
核黄素 /mg	0.68	0.74	0.87	0.95	0.55	0.60
维生素 C/mg	41.98	47.09	41.24	45.92	42.50	47.89
烟酸 /mg	15.53	14.60	17.51	16.58	14.15	13.23
维生素 E/mg	25.03	24.15	25.66	25.11	24.59	23.49
钙 /mg	280.14	305.12	308.40	335.45	260.37	284.28
镁 /mg	300.38	325.73	354.25	389.45	262.69	281.95
钠 /mg	4 129.32	4 677.78	4 309.07	4 615.84	4 003.56	4 720.34
磷 /mg	1 078.60	1 161.21	1 263.28	1 377.25	949.39	1 012.79
钾 /mg	1 568.27	1 679.52	1 755.23	1 895.30	1 437.47	1 531.28
铁 /mg	24.86	26.07	28.70	30.61	22.18	22.95

续表

能量及营养素	城乡合计		城市		农村	
	男	女	男	女	男	女
锌 /mg	12.32	13.23	14.20	15.41	11.00	11.74
锰 /mg	8.12	8.59	9.89	10.65	6.89	7.18
硒 /µg	42.57	46.34	47.84	52.47	38.88	42.13

附录表 1.18　2014 年江苏城乡 25~34 岁不同经济收入人群每人每日营养素摄入量

能量及营养素	城乡合计			城市			农村		
	低	中	高	低	中	高	低	中	高
能量 /kcal	2 680.87	2 510.11	2 354.73	3 402.79	3 008.42	2 567.38	2 313.42	2 065.26	2 128.47
蛋白质 /g	75.05	70.91	67.62	92.59	84.02	74.24	66.12	59.22	60.58
脂肪 /g	74.99	78.31	86.15	72.98	83.97	91.43	76.01	73.27	80.52
胆固醇 /g	175.64	162.35	162.79	241.85	203.77	197.07	141.94	125.43	126.33
膳食纤维 /g	12.52	11.39	11.65	15.69	13.15	12.10	10.90	9.82	11.16
碳水化合物 /g	453.85	418.87	377.77	617.09	518.37	421.01	370.77	330.17	331.76
视黄醇当量 /µg	295.40	340.40	379.80	272.54	346.14	427.38	307.05	335.26	329.19
硫胺素 /mg	1.12	1.02	0.93	1.52	1.28	1.07	0.91	0.79	0.79
核黄素 /mg	0.71	0.72	0.72	0.94	0.92	0.85	0.60	0.54	0.59
维生素 C/mg	43.33	44.85	46.55	38.30	46.06	47.38	45.89	43.76	45.67
烟酸 /mg	15.39	15.04	14.53	18.93	16.70	14.86	13.59	13.55	14.17
维生素 E/mg	24.99	23.92	24.83	25.31	25.78	24.77	24.83	22.25	24.89
钙 /mg	298.50	287.84	298.82	319.77	325.31	323.38	287.68	254.44	272.68
镁 /mg	335.19	306.63	290.31	419.12	366.18	318.40	292.47	253.55	260.42
钠 /mg	4 608.40	4 304.84	4 206.37	4 618.45	4 553.76	4 108.49	4 603.28	4 082.94	4 310.51
磷 /mg	1 192.35	1 099.58	1 045.64	1 479.13	1 301.56	1 140.39	1 046.38	919.53	944.83
钾 /mg	1 685.23	1 594.26	1 600.54	1 920.45	1 818.94	1 713.58	1 565.51	1 393.97	1 480.27
铁 /mg	26.82	24.74	24.84	33.46	28.62	26.30	23.45	21.28	23.29
锌 /mg	13.45	12.65	11.95	16.35	14.77	12.80	11.97	10.77	11.05
锰 /mg	8.96	8.27	7.57	11.97	10.06	8.30	7.43	6.67	6.80
硒 /µg	46.78	43.55	42.47	52.32	50.30	47.39	43.96	37.53	37.25

附录表 1.19   2014 年江苏城乡 35~44 岁不同性别人群每人每日营养素摄入量

能量及营养素	城乡合计		城市		农村	
	男	女	男	女	男	女
能量 /kcal	2 202.11	2 468.14	2 500.53	2 879.75	1 944.17	2 104.08
蛋白质 /g	63.57	70.46	70.01	79.11	58.01	62.80
脂肪 /g	71.09	76.22	72.88	79.67	69.54	73.16
胆固醇 /g	160.54	159.47	180.29	183.32	143.47	138.38
膳食纤维 /g	13.31	12.40	14.84	13.70	11.99	11.26
碳水化合物 /g	363.14	412.50	428.36	505.23	306.77	330.49
视黄醇当量 /μg	333.68	326.67	339.28	311.74	328.84	339.88
硫胺素 /mg	0.88	1.05	1.05	1.25	0.73	0.87
核黄素 /mg	0.64	0.74	0.75	0.87	0.54	0.62
维生素 C/mg	43.03	45.81	40.18	42.90	45.50	48.38
烟酸 /mg	16.54	15.58	17.74	17.48	15.50	13.89
维生素 E/mg	26.31	26.94	26.01	26.78	26.56	27.09
钙 /mg	256.76	278.58	261.89	283.15	252.33	274.53
镁 /mg	273.41	306.80	305.51	347.54	245.67	270.76
钠 /mg	3 403.56	4 014.61	3 541.30	4 055.10	3 284.50	3 978.79
磷 /mg	987.02	1 092.49	1 093.70	1 230.35	894.82	970.55
钾 /mg	1 485.12	1 614.74	1 557.47	1 696.17	1 422.59	1 542.72
铁 /mg	23.56	24.85	26.54	27.79	20.99	22.25
锌 /mg	11.30	12.53	12.53	14.08	10.24	11.16
锰 /mg	7.38	8.14	8.71	9.75	6.24	6.71
硒 /μg	39.70	43.70	40.68	45.36	38.85	42.24

附录表 1.20   2014 年江苏城乡 35~44 岁不同经济收入水平人群每人每日营养素摄入量

能量及营养素	城乡合计			城市			农村		
	低	中	高	低	中	高	低	中	高
能量 /kcal	2 538.14	2 283.98	2 196.04	2 956.69	2 689.96	2 329.66	2 172.17	1 886.04	2 070.63
蛋白质 /g	72.08	66.65	61.76	80.87	76.61	62.09	64.40	56.89	61.44
脂肪 /g	70.00	73.43	81.84	67.50	76.64	93.61	72.18	70.29	70.80
胆固醇 /g	188.07	152.09	134.74	226.77	168.95	135.80	154.23	135.55	133.75
膳食纤维 /g	14.10	12.63	11.54	15.73	14.33	11.59	12.68	10.95	11.50

续表

能量及营养素	城乡合计			城市			农村		
	低	中	高	低	中	高	低	中	高
碳水化合物 /g	424.59	375.58	369.27	516.49	455.96	418.36	344.23	296.78	323.19
视黄醇当量 /μg	272.88	378.98	342.27	244.41	384.01	353.89	297.77	374.05	331.36
硫胺素 /mg	1.08	0.92	0.90	1.34	1.09	1.00	0.86	0.76	0.81
核黄素 /mg	0.72	0.70	0.66	0.86	0.86	0.68	0.60	0.54	0.63
维生素 C/mg	42.70	46.79	43.05	41.35	46.82	33.43	43.89	46.76	52.08
烟酸 /mg	16.95	15.70	15.16	19.48	17.34	14.78	14.74	14.08	15.53
维生素 E/mg	28.76	26.17	24.56	28.48	28.26	20.14	29.00	24.12	28.71
钙 /mg	279.80	270.99	248.67	289.55	287.13	222.03	271.26	255.18	273.67
镁 /mg	317.55	285.70	265.05	357.99	329.21	276.59	282.19	243.05	254.22
钠 /mg	3 712.46	3 703.68	3 826.95	3 882.00	3 918.14	3 581.71	3 564.21	3 493.46	4 057.13
磷 /mg	1 142.64	1 020.43	945.10	1 289.14	1 164.43	972.94	1 014.54	879.29	918.97
钾 /mg	1 652.97	1 554.55	1 426.91	1 741.82	1 701.54	1 336.01	1 575.28	1 410.47	1 512.23
铁 /mg	26.06	23.90	22.52	29.74	27.00	23.33	22.83	20.86	21.76
锌 /mg	12.85	11.71	11.15	14.47	13.33	11.52	11.43	10.11	10.80
锰 /mg	8.60	7.50	7.17	10.39	8.94	7.97	7.03	6.10	6.42
硒 /μg	44.88	42.01	36.80	44.56	46.76	35.01	45.15	37.36	38.49

附录表 1.21　2014 年江苏城乡 45~59 岁不同性别人群每人每日营养素摄入量

能量及营养素	城乡合计		城市		农村	
	男	女	男	女	男	女
能量 /kcal	2 206.89	2 629.25	2 548.19	3 180.15	1 932.62	2 253.57
蛋白质 /g	60.80	73.06	67.97	85.74	55.03	64.44
脂肪 /g	69.62	81.29	68.82	82.07	70.26	80.75
胆固醇 /g	150.55	154.88	173.31	201.24	132.26	123.33
膳食纤维 /g	11.58	10.75	12.07	11.82	11.19	10.01
碳水化合物 /g	366.95	438.04	448.80	562.37	301.17	353.41
视黄醇当量 /μg	282.14	328.08	280.08	322.96	283.80	331.58
硫胺素 /mg	0.87	1.09	1.05	1.38	0.73	0.89
核黄素 /mg	0.61	0.72	0.73	0.91	0.50	0.60
维生素 C/mg	35.68	45.60	30.62	40.86	39.75	48.83

能量及营养素	城乡合计		城市		农村	
	男	女	男	女	男	女
烟酸 /mg	15.50	14.62	16.61	16.26	14.62	13.50
维生素 E/mg	25.36	24.21	23.01	23.12	27.26	24.95
钙 /mg	230.17	286.49	228.69	300.84	231.35	276.72
镁 /mg	266.97	320.81	302.52	378.40	238.41	281.61
钠 /mg	3 887.63	4 874.98	4 117.65	4 896.58	3 702.78	4 860.28
磷 /mg	948.80	1 135.97	1 069.23	1 334.18	852.02	1 001.05
钾 /mg	1 356.90	1 618.80	1 395.76	1 750.18	1 325.68	1 529.37
铁 /mg	20.89	24.24	22.82	27.80	19.34	21.81
锌 /mg	10.88	13.02	12.21	15.09	9.81	11.61
锰 /mg	7.28	8.50	8.76	10.67	6.10	7.02
硒 /μg	37.47	45.88	39.77	50.60	35.62	42.66

附录表 1.22　2014 年江苏城乡 45~59 岁不同经济收入水平人群每人每日营养素摄入量

能量及营养素	城乡合计			城市			农村		
	低	中	高	低	中	高	低	中	高
能量 /kcal	2 569.40	2 447.04	2 236.04	3 181.77	2 951.07	2 414.99	2 234.07	1 993.00	2 054.36
蛋白质 /g	71.28	67.28	62.39	83.68	78.55	68.00	64.50	57.16	56.70
脂肪 /g	72.78	73.77	84.98	68.99	76.09	83.68	74.85	71.69	86.30
胆固醇 /g	172.31	146.32	138.01	221.76	174.06	171.61	145.24	121.40	103.89
膳食纤维 /g	12.08	10.70	10.34	13.09	11.76	10.84	11.53	9.75	9.83
碳水化合物 /g	434.48	413.05	354.19	585.11	522.42	395.65	351.99	314.76	312.10
视黄醇当量 /μg	283.73	285.33	378.16	232.98	275.44	434.35	311.61	294.24	321.12
硫胺素 /mg	1.07	1.00	0.88	1.39	1.24	1.01	0.89	0.78	0.74
核黄素 /mg	0.67	0.68	0.66	0.84	0.85	0.78	0.59	0.52	0.54
维生素 C/mg	38.86	41.42	42.31	27.51	37.75	43.68	45.08	44.72	40.91
烟酸 /mg	15.50	15.01	14.34	17.82	16.34	14.90	14.23	13.82	13.77
维生素 E/mg	25.21	23.38	25.25	21.42	23.30	24.51	27.28	23.46	26.01
钙 /mg	269.61	256.34	255.86	261.35	269.25	270.97	274.14	244.74	240.53
镁 /mg	320.08	294.03	266.48	379.81	348.15	290.44	287.38	245.40	242.17
钠 /mg	4 563.50	4 478.69	4 101.57	4 806.72	4 729.30	3 895.15	4 430.33	4 253.46	4 311.12

续表

能量及营养素	城乡合计			城市			农村		
	低	中	高	低	中	高	低	中	高
磷 /mg	1 125.61	1 044.77	954.37	1 328.94	1 228.33	1 038.34	1 014.27	879.79	869.12
钾 /mg	1 571.85	1 475.92	1 428.24	1 629.50	1 598.30	1 506.05	1 540.29	1 365.92	1 349.25
铁 /mg	24.01	22.29	21.49	27.85	25.36	22.80	21.91	19.54	20.16
锌 /mg	12.68	12.07	11.12	14.80	14.07	11.94	11.51	10.28	10.29
锰 /mg	8.50	8.06	7.02	11.15	10.02	7.74	7.05	6.30	6.29
硒 /μg	45.09	41.23	38.56	47.46	46.24	42.03	43.79	36.73	35.03

附录表 1.23 2014 年江苏城乡 60 岁及以上不同性别人群每人每日营养素摄入量

能量及营养素	城乡合计		城市		农村	
	男	女	男	女	男	女
能量 /kcal	2 524.61	2 582.80	3 072.94	3 231.90	2 252.93	2 242.02
蛋白质 /g	70.63	71.63	88.02	90.05	62.01	61.96
脂肪 /g	84.31	82.49	91.00	90.08	80.99	78.50
胆固醇 /g	140.27	135.12	202.20	188.84	109.59	106.92
膳食纤维 /g	9.66	9.09	11.72	11.25	8.64	7.95
碳水化合物 /g	408.81	425.86	512.58	553.87	357.40	358.66
视黄醇当量 /μg	352.40	352.00	397.34	384.47	330.04	334.92
硫胺素 /mg	0.97	1.03	1.27	1.36	0.83	0.86
核黄素 /mg	0.69	0.68	0.97	0.96	0.55	0.53
维生素 C/mg	46.31	46.42	51.48	50.91	43.74	44.07
烟酸 /mg	14.16	13.36	16.29	15.59	13.11	12.19
维生素 E/mg	24.19	21.78	26.57	24.32	23.01	20.44
钙 /mg	290.88	289.82	356.50	350.26	258.37	258.09
镁 /mg	305.78	313.88	377.52	397.36	270.24	270.05
钠 /mg	4 879.72	5 235.63	5 012.20	5 141.07	4 814.09	5 285.28
磷 /mg	1 094.03	1 114.94	1 336.91	1 390.96	973.69	970.02
钾 /mg	1 599.33	1 585.52	1 960.49	1 938.76	1 420.39	1 400.07
铁 /mg	22.99	23.27	27.63	28.50	20.70	20.53
锌 /mg	12.71	12.95	15.15	15.81	11.50	11.45
锰 /mg	7.99	8.24	9.87	10.51	7.06	7.05
硒 /μg	44.88	44.84	55.20	55.18	39.77	39.41

附录表 1.24　2014 年江苏城乡 60 岁及以上不同经济收入水平人群每人每日营养素摄入量

能量及营养素	城乡合计			城市			农村		
	低	中	高	低	中	高	低	中	高
能量 /kcal	2 523.00	2 637.77	2 556.56	3 256.33	3 217.57	2 934.15	2 299.35	2 200.40	2 109.78
蛋白质 /g	69.17	73.28	74.73	87.07	90.45	89.32	63.71	60.33	57.47
脂肪 /g	77.92	85.03	94.56	72.53	94.99	106.68	79.56	77.52	80.21
胆固醇 /g	132.49	134.62	170.59	173.70	185.18	242.07	119.92	96.49	86.00
膳食纤维 /g	9.40	9.31	9.71	11.75	11.28	11.38	8.69	7.82	7.72
碳水化合物 /g	417.38	434.40	396.40	589.88	543.56	448.72	364.77	352.04	334.50
视黄醇当量 /μg	314.97	375.46	420.84	291.25	399.08	504.41	322.23	357.55	321.96
硫胺素 /mg	1.00	1.02	1.01	1.39	1.32	1.21	0.88	0.80	0.76
核黄素 /mg	0.63	0.72	0.78	0.86	1.00	1.04	0.57	0.51	0.48
维生素 C/mg	44.63	46.16	52.18	38.29	54.23	62.21	46.57	40.08	40.31
烟酸 /mg	13.52	14.13	13.62	16.54	16.05	14.94	12.60	12.68	12.06
维生素 E/mg	22.74	22.67	24.54	22.33	25.72	28.85	22.86	20.37	19.44
钙 /mg	276.09	291.20	340.29	282.35	362.09	429.30	274.18	237.73	234.96
镁 /mg	306.76	315.85	316.77	394.59	392.78	370.63	279.97	257.81	253.03
钠 /mg	5 390.76	4 671.49	5 000.72	5 321.85	4 874.01	5 105.75	5 411.78	4 518.71	4 876.44
磷 /mg	1 089.90	1 128.70	1 136.36	1 371.21	1 381.67	1 330.06	1 004.11	937.88	907.16
钾 /mg	1 538.60	1 611.39	1 759.76	1 758.73	1 972.61	2 139.03	1 471.46	1 338.91	1 310.98
铁 /mg	22.69	23.58	24.14	28.07	28.17	28.02	21.04	20.12	19.54
锌 /mg	12.58	13.29	12.88	15.54	15.97	14.67	11.68	11.26	10.75
锰 /mg	8.06	8.45	7.82	11.09	10.39	8.80	7.13	6.98	6.65
硒 /μg	43.70	45.15	49.35	50.22	55.06	61.68	41.71	37.68	34.76

三、2014 年江苏城乡居民营养素摄入量占 RNI（AI）百分比的分布

附录表 1.25　2014 年江苏城乡 17 岁及以下不同性别人群各种营养素摄入量
占 RNI（AI）百分比的分布

单位：%

能量及营养素	摄入量占 RNI（AI）百分比	城乡合计		城市		农村	
		男	女	男	女	男	女
能量	<50%	4.70	3.90	5.10	5.90	4.50	2.20
	50%~80%（不含 80%）	13.60	13.70	5.10	4.50	19.40	21.80

续表

能量及 营养素	摄入量占 RNI（AI）百分比	城乡合计		城市		农村	
		男	女	男	女	男	女
能量	80%~100%（不含 100%）	17.00	14.80	15.20	13.90	18.30	15.70
	≥100%	64.70	67.50	74.70	75.70	57.80	60.30
蛋白质	<50%	7.20	8.10	6.10	5.90	8.00	10.00
	50%~80%（不含 80%）	12.90	11.40	2.50	5.40	20.10	16.60
	80%~100%（不含 100%）	18.70	13.50	15.70	14.90	20.80	12.20
	≥100%	61.20	67.10	75.80	73.80	51.20	61.10
维生素 A	<50%	71.50	68.90	67.80	71.80	74.00	66.40
	50%~80%（不含 80%）	20.30	20.90	23.60	17.80	18.00	23.60
	80%~100%（不含 100%）	4.10	5.30	3.50	4.00	4.50	6.60
	≥100%	4.10	4.90	5.00	6.40	3.50	3.50
维生素 B$_1$	<50%	17.90	18.10	8.10	7.90	24.60	27.10
	50%~80%（不含 80%）	26.70	29.50	32.80	39.60	22.50	20.50
	80%~100%（不含 100%）	25.30	18.30	28.30	17.30	23.20	19.20
	≥100%	30.20	34.10	30.80	35.10	29.80	33.20
维生素 B$_2$	<50%	39.80	37.60	14.10	24.30	57.40	49.30
	50%~80%（不含 80%）	20.30	26.20	31.30	37.60	12.80	16.20
	80%~100%（不含 100%）	19.90	13.70	30.30	15.30	12.80	12.20
	≥100%	19.90	22.50	24.20	22.80	17.00	22.30
维生素 C	<50%	58.10	56.80	51.00	54.00	63.00	59.40
	50%~80%（不含 80%）	14.40	12.30	20.20	18.80	10.40	6.60
	80%~100%（不含 100%）	9.70	9.00	10.10	8.90	9.30	9.20
	≥100%	17.90	21.80	18.70	18.30	17.30	24.90
钾	<50%	29.40	27.60	11.10	14.40	41.90	39.30
	50%~80%（不含 80%）	19.90	20.20	20.20	23.30	19.70	17.50
	80%~100%（不含 100%）	12.50	11.60	17.20	18.30	9.30	5.70
	≥100%	38.20	40.60	51.50	44.10	29.10	37.60
钠	<50%	9.40	8.80	5.10	4.50	12.50	12.70
	50%~80%（不含 80%）	11.10	10.20	5.60	8.40	14.90	11.80
	80%~100%（不含 100%）	5.70	4.90	6.60	2.50	5.20	7.00
	≥100%	73.70	76.10	82.80	84.70	67.50	68.60

能量及营养素	摄入量占RNI（AI）百分比	城乡合计		城市		农村	
		男	女	男	女	男	女
钙	<50%	60.80	58.00	49.00	54.00	68.90	61.60
	50%~80%（不含80%）	20.70	21.60	28.80	27.20	15.20	16.60
	80%~100%（不含100%）	10.10	11.40	12.60	10.90	8.30	11.80
	≥100%	8.40	9.00	9.60	7.90	7.60	10.00
镁	<50%	8.80	9.30	6.60	6.90	10.40	11.40
	50%~80%（不含80%）	24.60	22.30	15.70	19.30	30.80	24.90
	80%~100%（不含100%）	20.10	16.20	18.20	17.30	21.50	15.30
	≥100%	46.40	52.20	59.60	56.40	37.40	48.50
铁	<50%	2.10	0.90	2.00	1.50	2.10	0.40
	50%~80%（不含80%）	3.10	4.00	1.00	4.00	4.50	4.00
	80%~100%（不含100%）	4.30	2.80	3.00	0.50	5.20	4.90
	≥100%	90.60	92.30	93.90	94.10	88.20	90.70
锌	<50%	6.00	4.40	4.50	5.00	6.90	3.90
	50%~80%（不含80%）	20.30	20.00	12.10	13.40	26.00	25.80
	80%~100%（不含100%）	18.10	15.10	15.20	13.40	20.10	16.60
	≥100%	55.60	60.60	68.20	68.30	47.10	53.70

附录表 1.26　2014 年江苏城乡 17 岁及以下不同经济收入水平人群各种营养素摄入量占 RNI（AI）百分比的分布

单位：%

能量及营养素	摄入量占RNI（AI）百分比	城乡合计			城市			农村		
		低	中	高	低	中	高	低	中	高
能量	<50%	2.20	5.80	9.40	4.60	3.50	14.50	0.70	8.50	4.80
	50%~80%（不含80%）	10.30	16.00	17.10	7.50	2.30	3.60	12.00	32.40	29.00
	80%~100%（不含100%）	14.40	17.30	17.90	12.70	17.50	10.90	15.50	16.90	24.20
	≥100%	73.10	61.00	55.60	75.10	76.60	70.90	71.80	42.30	41.90
蛋白质	<50%	3.20	11.20	13.70	5.20	4.10	14.50	2.10	19.70	12.90
	50%~80%（不含80%）	11.90	10.90	16.20	6.90	1.80	1.80	14.80	21.80	29.00
	80%~100%（不含100%）	16.60	17.30	11.10	13.90	17.50	12.70	18.20	16.90	9.70
	≥100%	68.30	60.70	59.00	74.00	76.60	70.90	64.90	41.50	48.40

能量及营养素	摄入量占RNI（AI）百分比	城乡合计			城市			农村		
		低	中	高	低	中	高	低	中	高
维生素 A	<50%	72.80	69.10	64.10	72.80	67.40	67.30	72.90	71.10	61.30
	50%~80%（不含 80%）	19.60	20.70	22.20	19.10	22.70	20.00	19.90	18.30	24.20
	80%~100%（不含 100%）	4.30	4.80	6.80	4.00	4.10	1.80	4.50	5.60	11.30
	≥100%	3.20	5.40	6.80	4.00	5.80	10.90	2.70	4.90	3.20
维生素 B$_1$	<50%	15.10	18.20	27.40	7.50	4.70	20.00	19.60	34.50	33.90
	50%~80%（不含 80%）	24.80	32.60	27.40	37.60	37.40	29.10	17.20	26.80	25.80
	80%~100%（不含 100%）	24.40	20.10	17.90	21.40	25.70	18.20	26.10	13.40	17.70
	≥100%	35.80	29.10	27.40	33.50	32.20	32.70	37.10	25.40	22.60
维生素 B$_2$	<50%	37.70	36.70	45.30	12.70	18.70	41.80	52.60	58.50	48.40
	50%~80%（不含 80%）	22.20	25.20	21.40	39.30	35.10	18.20	12.00	13.40	24.20
	80%~100%（不含 100%）	17.00	17.60	16.20	23.70	22.80	20.00	13.10	11.30	12.90
	≥100%	23.10	20.40	17.10	24.30	23.40	20.00	22.30	16.90	14.50
维生素 C	<50%	57.50	56.90	58.10	48.60	52.60	63.60	62.90	62.00	53.20
	50%~80%（不含 80%）	12.70	15.00	11.10	21.40	19.90	12.70	7.60	9.20	9.70
	80%~100%（不含 100%）	9.30	9.30	9.40	12.10	7.60	7.30	7.60	11.30	11.30
	≥100%	20.50	18.80	21.40	17.90	19.90	16.40	22.00	17.60	25.80
钾	<50%	24.40	30.70	35.00	8.70	12.90	25.50	33.70	52.10	43.50
	50%~80%（不含 80%）	23.10	16.90	18.80	19.70	22.20	25.50	25.10	10.60	12.90
	80%~100%（不含 100%）	11.60	13.40	8.50	17.90	19.30	12.70	7.90	6.30	4.80
	≥100%	40.90	39.00	37.60	53.80	45.60	36.40	33.30	31.00	38.70
钠	<50%	9.70	8.00	9.40	5.20	2.90	9.10	12.40	14.10	9.70
	50%~80%（不含 80%）	11.40	10.50	8.50	6.40	6.40	10.90	14.40	15.50	6.50
	80%~100%（不含 100%）	5.60	5.10	5.10	4.00	3.50	9.10	6.50	7.00	1.60
	≥100%	73.30	76.40	76.90	84.40	87.10	70.90	66.70	63.40	82.30
钙	<50%	59.30	58.50	61.50	46.80	52.00	63.60	66.70	66.20	59.70
	50%~80%（不含 80%）	20.90	23.30	15.40	31.20	29.20	14.50	14.80	16.20	16.10
	80%~100%（不含 100%）	11.00	11.20	8.50	12.10	12.30	9.10	10.30	9.90	8.10
	≥100%	8.80	7.00	14.50	9.80	6.40	12.70	8.20	7.70	16.10

能量及营养素	摄入量占 RNI（AI）百分比	城乡合计			城市			农村		
		低	中	高	低	中	高	低	中	高
镁	<50%	4.10	13.10	16.20	6.40	4.70	14.50	2.70	23.20	17.70
	50%~80%（不含80%）	22.40	24.60	23.10	18.50	17.50	14.50	24.70	33.10	30.60
	80%~100%（不含100%）	19.60	17.30	12.00	15.00	23.40	9.10	22.30	9.90	14.50
	≥100%	53.90	45.00	48.70	60.10	54.40	61.80	50.20	33.80	37.10
铁	<50%	1.30	1.90	1.70	2.90	0.00	3.60	0.30	4.30	0.00
	50%~80%（不含80%）	1.30	5.40	6.00	0.60	2.90	7.30	1.70	8.50	4.80
	80%~100%（不含100%）	3.00	2.90	7.70	1.70	1.20	3.60	3.80	5.00	11.30
	≥100%	94.40	89.70	84.60	94.80	95.90	85.50	94.10	82.30	83.90
锌	<50%	2.60	7.30	9.40	4.60	3.50	9.10	1.40	12.00	9.70
	50%~80%（不含80%）	19.40	18.80	23.10	14.50	9.40	18.20	22.30	30.30	27.40
	80%~100%（不含100%）	15.50	20.40	10.30	12.10	18.10	9.10	17.50	23.20	11.30
	≥100%	62.50	53.40	57.30	68.80	69.00	63.60	58.80	34.50	51.60

附录表 1.27　2014 年江苏城乡 18~44 岁不同经济收入水平人群各种营养素摄入量占 RNI（AI）百分比的分布

单位：%

能量及营养素	摄入量占 RNI（AI）百分比	城乡合计		城市		农村	
		男	女	男	女	男	女
能量	<50%	15.20	8.20	8.20	10.30	21.10	6.80
	50%~80%（不含80%）	25.00	19.40	9.80	15.40	38.00	22.00
	80%~100%（不含100%）	14.40	21.40	16.40	10.30	12.70	28.80
	≥100%	45.50	51.00	65.60	64.10	28.20	42.40
蛋白质	<50%	19.70	13.30	8.20	10.30	29.60	15.30
	50%~80%（不含80%）	18.20	14.30	9.80	5.10	25.40	20.30
	80%~100%（不含100%）	13.60	20.40	21.30	28.20	7.00	15.30
	≥100%	48.50	52.00	60.70	56.40	38.00	49.20
维生素 A	<50%	72.00	64.30	77.00	74.40	67.60	57.60
	50%~80%（不含80%）	17.40	24.50	16.40	23.10	18.30	25.40
	80%~100%（不含100%）	2.30	6.10	1.60	0.00	2.80	10.20
	≥100%	8.30	5.10	4.90	2.60	11.30	6.80

续表

能量及营养素	摄入量占 RNI（AI）百分比	城乡合计		城市		农村	
		男	女	男	女	男	女
维生素 B₁	<50%	20.50	19.40	11.50	12.80	28.20	23.70
	50%~80%（不含 80%）	59.10	29.60	60.70	30.80	57.70	28.80
	80%~100%（不含 100%）	0.00	41.80	0.00	46.20	0.00	39.00
	≥100%	20.50	9.20	27.90	10.30	14.10	8.50
维生素 B₂	<50%	37.10	32.70	19.70	20.50	52.10	40.70
	50%~80%（不含 80%）	51.50	25.50	72.10	33.30	33.80	20.30
	80%~100%（不含 100%）	0.00	31.60	0.00	43.60	0.00	23.70
	≥100%	11.40	10.20	8.20	2.60	14.10	15.30
维生素 C	<50%	59.10	49.00	60.70	53.80	57.70	45.80
	50%~80%（不含 80%）	16.70	14.30	16.40	17.90	16.90	11.90
	80%~100%（不含 100%）	11.40	11.20	13.10	12.80	9.90	10.20
	≥100%	12.90	25.50	9.80	15.40	15.50	32.20
钾	<50%	40.90	32.70	26.20	23.10	53.50	39.00
	50%~80%（不含 80%）	15.90	14.30	26.20	25.60	7.00	6.80
	80%~100%（不含 100%）	9.80	12.20	16.40	15.40	4.20	10.20
	≥100%	33.30	40.80	31.10	35.90	35.20	44.10
钠	<50%	5.30	6.10	9.80	7.70	1.40	5.10
	50%~80%（不含 80%）	12.10	10.20	9.80	2.60	14.10	15.30
	80%~100%（不含 100%）	6.10	4.10	4.90	2.60	7.00	5.10
	≥100%	76.50	79.60	75.40	87.20	77.50	74.60
钙	<50%	74.20	62.20	78.70	66.70	70.40	59.30
	50%~80%（不含 80%）	16.70	24.50	14.80	25.60	18.30	23.70
	80%~100%（不含 100%）	4.50	6.10	4.90	5.10	4.20	6.80
	≥100%	4.50	7.10	1.60	2.60	7.00	10.20
镁	<50%	22.00	14.30	8.20	10.30	33.80	16.90
	50%~80%（不含 80%）	27.30	30.60	27.90	30.80	26.80	30.50
	80%~100%（不含 100%）	10.60	15.30	14.80	12.80	7.00	16.90
	≥100%	40.20	39.80	49.20	46.20	32.40	35.60

能量及营养素	摄入量占RNI（AI）百分比	城乡合计		城市		农村	
		男	女	男	女	男	女
铁	<50%	5.30	3.10	4.90	2.60	5.60	3.40
	50%~80%（不含80%）	13.60	9.20	3.30	7.70	22.50	10.20
	80%~100%（不含100%）	2.30	3.10	0.00	0.00	4.20	5.10
	≥100%	78.80	84.70	91.80	89.70	67.60	81.40
锌	<50%	20.50	11.20	8.20	10.30	31.00	11.90
	50%~80%（不含80%）	23.50	17.30	16.40	15.40	29.60	18.60
	80%~100%（不含100%）	16.70	21.40	24.60	17.90	9.90	23.70
	≥100%	39.40	50.00	50.80	56.40	29.60	45.80

附录表 1.28　2014 年江苏城乡 18~44 岁不同经济收入水平人群各种营养素摄入量占 RNI（AI）百分比的分布

单位：%

能量及营养素	摄入量占RNI（AI）百分比	城乡合计			城市			农村		
		低	中	高	低	中	高	低	中	高
能量	<50%	4.80	11.10	20.00	5.70	6.10	17.20	4.10	14.60	23.10
	50%~80%（不含80%）	26.20	29.60	10.90	20.00	6.10	10.30	30.60	45.80	11.50
	80%~100%（不含100%）	20.20	13.60	20.00	8.60	12.10	24.10	28.60	14.60	15.40
	≥100%	48.80	45.70	49.10	65.70	75.80	48.30	36.70	25.00	50.00
蛋白质	<50%	4.80	22.20	23.60	5.70	6.10	17.20	4.10	33.30	30.80
	50%~80%（不含80%）	27.40	12.30	7.30	14.30	0.00	10.30	36.70	20.80	3.80
	80%~100%（不含100%）	13.10	25.90	10.90	14.30	42.40	17.20	12.20	14.60	3.80
	≥100%	54.80	39.50	58.20	65.70	51.50	55.20	46.90	31.30	61.50
维生素 A	<50%	78.60	67.90	56.40	91.40	69.70	62.10	69.40	66.70	50.00
	50%~80%（不含80%）	13.10	19.80	32.70	8.60	21.20	31.00	16.30	18.80	34.60
	80%~100%（不含100%）	2.40	2.50	5.50	0.00	0.00	3.40	4.10	4.20	7.70
	≥100%	6.00	9.90	5.50	0.00	9.10	3.40	10.20	10.40	7.70
维生素 B_1	<50%	14.30	21.00	23.60	5.70	12.10	20.70	20.40	27.10	26.90
	50%~80%（不含80%）	48.80	44.40	50.90	48.60	45.50	55.20	49.00	43.80	46.20
	80%~100%（不含100%）	21.40	17.30	9.10	20.00	18.20	10.30	22.40	16.70	7.70
	≥100%	15.50	17.30	16.40	25.70	24.20	13.80	8.20	12.50	19.20

续表

能量及营养素	摄入量占RNI（AI）百分比	城乡合计			城市			农村		
		低	中	高	低	中	高	低	中	高
维生素 B$_2$	<50%	31.00	39.50	32.70	8.60	24.20	31.00	46.90	50.00	34.60
	50%~80%（不含 80%）	48.80	37.00	38.20	71.40	54.50	44.80	32.70	25.00	30.80
	80%~100%（不含 100%）	13.10	14.80	7.30	20.00	15.20	10.30	8.20	14.60	3.80
	≥100%	7.10	8.60	21.80	0.00	6.10	13.80	12.20	10.40	30.80
维生素 C	<50%	57.10	59.30	41.80	62.90	60.60	48.30	53.10	58.30	34.60
	50%~80%（不含 80%）	19.00	12.30	16.40	17.10	15.20	17.20	20.40	10.40	15.40
	80%~100%（不含 100%）	11.90	8.60	16.40	14.30	9.10	17.20	10.20	8.30	15.40
	≥100%	11.90	19.80	25.50	5.70	15.20	17.20	16.30	22.90	34.60
钾	<50%	33.30	44.40	30.90	14.30	36.40	27.60	46.90	50.00	34.60
	50%~80%（不含 80%）	19.00	13.60	12.70	34.30	18.20	24.10	8.20	10.40	0.00
	80%~100%（不含 100%）	8.30	13.60	10.90	17.10	15.20	13.80	2.00	12.50	7.70
	≥100%	39.30	28.40	45.50	34.30	30.30	34.50	42.90	27.10	57.70
钠	<50%	4.80	6.20	5.50	8.60	9.10	10.30	2.00	4.20	0.00
	50%~80%（不含 80%）	14.30	12.30	7.30	5.70	12.10	3.40	20.40	12.50	11.50
	80%~100%（不含 100%）	2.40	6.20	7.30	2.90	3.00	6.90	2.00	8.30	7.70
	≥100%	78.60	75.30	80.00	82.90	75.80	79.30	75.50	75.00	80.80
钙	<50%	72.60	71.60	60.00	85.70	66.70	69.00	63.30	75.00	50.00
	50%~80%（不含 80%）	17.90	18.50	25.50	14.30	27.30	17.20	20.40	12.50	34.60
	80%~100%（不含 100%）	2.40	4.90	9.10	0.00	0.00	13.80	4.10	8.30	3.80
	≥100%	7.10	4.90	5.50	0.00	6.10	0.00	12.20	4.20	11.50
镁	<50%	8.30	24.70	23.60	5.70	6.10	17.20	10.20	37.50	30.80
	50%~80%（不含 80%）	35.70	29.60	18.20	28.60	33.30	27.60	40.80	27.10	7.70
	80%~100%（不含 100%）	10.70	13.60	12.70	11.40	18.20	13.80	10.20	10.40	11.50
	≥100%	45.20	32.10	45.50	54.30	42.40	41.40	38.80	25.00	50.00
铁	<50%	1.20	6.20	7.30	2.90	3.00	6.90	0.00	8.30	7.70
	50%~80%（不含 80%）	4.80	14.80	14.50	2.90	3.00	10.30	6.10	22.90	19.20
	80%~100%（不含 100%）	1.20	3.70	1.80	0.00	0.00	0.00	2.00	6.30	3.80
	≥100%	92.90	75.30	76.40	94.30	93.90	82.80	91.80	62.50	69.20

能量及营养素	摄入量占RNI（AI）百分比	城乡合计			城市			农村		
		低	中	高	低	中	高	低	中	高
锌	<50%	8.30	19.80	21.80	8.60	6.10	13.80	8.20	29.20	30.80
	50%~80%（不含80%）	22.60	24.70	12.70	17.10	9.10	24.10	26.50	35.40	0.00
	80%~100%（不含100%）	25.00	14.80	16.40	20.00	24.20	20.70	28.60	8.30	11.50
	≥100%	44.00	40.70	49.10	54.30	60.60	41.40	36.70	27.10	57.70

附录表 1.29　2014 年江苏城乡 45~59 岁不同性别人群各种营养素摄入量占 RNI（AI）百分比的分布

单位：%

能量及营养素	摄入量占RNI（AI）百分比	城乡合计		城市		农村	
		男	女	男	女	男	女
能量	<50%	13.60	9.20	8.80	9.20	18.70	9.20
	50%~80%（不含80%）	23.80	20.60	14.10	8.40	33.80	31.30
	80%~100%（不含100%）	16.40	16.90	13.70	13.90	19.20	19.50
	≥100%	46.20	53.30	63.40	68.50	28.30	40.10
蛋白质	<50%	18.40	13.30	8.80	9.20	28.30	16.90
	50%~80%（不含80%）	16.40	16.90	11.70	5.50	21.20	26.80
	80%~100%（不含100%）	15.90	16.50	17.10	14.70	14.60	18.00
	≥100%	49.40	53.30	62.40	70.60	35.90	38.20
维生素 A	<50%	74.70	66.10	75.60	64.70	73.70	67.30
	50%~80%（不含80%）	15.90	21.40	14.10	21.40	17.70	21.30
	80%~100%（不含100%）	4.00	5.50	3.40	4.60	4.50	6.30
	≥100%	5.50	7.10	6.80	9.20	4.00	5.10
维生素 B_1	<50%	19.40	18.80	11.20	10.90	27.80	25.70
	50%~80%（不含80%）	60.50	33.30	61.00	33.20	60.10	33.50
	80%~100%（不含100%）	0.00	32.50	0.00	31.90	0.00	33.10
	≥100%	20.10	15.30	27.80	23.90	12.10	7.70
维生素 B_2	<50%	31.80	34.30	18.00	21.80	46.00	45.20
	50%~80%（不含80%）	57.10	27.60	72.20	32.80	41.40	23.20
	80%~100%（不含100%）	0.00	29.00	0.00	34.90	0.00	23.90
	≥100%	11.20	9.00	9.80	10.50	12.60	7.70

续表

能量及营养素	摄入量占 RNI（AI）百分比	城乡合计		城市		农村	
		男	女	男	女	男	女
维生素 C	<50%	55.80	51.80	61.00	54.20	50.50	49.60
	50%~80%（不含 80%）	20.60	12.00	17.10	10.50	24.20	13.20
	80%~100%（不含 100%）	10.20	14.70	8.30	11.80	12.10	17.30
	≥100%	13.40	21.60	13.70	23.50	13.10	19.90
钾	<50%	35.50	33.90	23.40	19.30	48.00	46.70
	50%~80%（不含 80%）	18.10	14.70	25.40	23.90	10.60	6.60
	80%~100%（不含 100%）	12.40	11.00	16.10	12.20	8.60	9.90
	≥100%	34.00	40.40	35.10	44.50	32.80	36.80
钠	<50%	10.40	9.60	6.30	8.00	14.60	11.00
	50%~80%（不含 80%）	7.90	8.60	7.30	7.60	8.60	9.60
	80%~100%（不含 100%）	5.00	6.50	2.90	5.90	7.10	7.00
	≥100%	76.70	75.30	83.40	78.60	69.70	72.40
钙	<50%	73.70	64.70	74.60	63.00	72.70	66.20
	50%~80%（不含 80%）	19.40	20.80	18.00	22.70	20.70	19.10
	80%~100%（不含 100%）	2.50	8.00	2.40	6.30	2.50	9.60
	≥100%	4.50	6.50	4.90	8.00	4.00	5.10
镁	<50%	20.80	14.90	10.20	10.50	31.80	18.80
	50%~80%（不含 80%）	25.30	24.90	22.00	15.50	28.80	33.10
	80%~100%（不含 100%）	16.10	21.60	18.50	23.50	13.60	19.90
	≥100%	37.70	38.60	49.30	50.40	25.80	28.30
铁	<50%	3.70	2.40	5.40	4.20	2.00	0.70
	50%~80%（不含 80%）	9.20	7.30	2.90	5.00	15.70	9.20
	80%~100%（不含 100%）	6.90	6.10	0.50	0.00	13.60	11.40
	≥100%	80.10	84.30	91.20	90.80	68.70	78.70
锌	<50%	15.60	11.40	8.80	9.20	22.70	13.20
	50%~80%（不含 80%）	24.60	22.20	18.00	11.30	31.30	31.60
	80%~100%（不含 100%）	19.60	18.40	21.00	18.90	18.20	18.00
	≥100%	40.20	48.00	52.20	60.50	27.80	37.10

附录表 1.30 2014 年江苏城乡 45~59 岁不同经济收入水平人群各种营养素摄入量
占 RNI（AI）百分比的分布

单位：%

能量及营养素	摄入量占RNI（AI）百分比	城乡合计			城市			农村		
		低	中	高	低	中	高	低	中	高
能量	<50%	4.70	12.00	19.20	4.00	7.70	18.40	5.30	16.20	20.20
	50%~80%（不含 80%）	21.50	24.60	18.80	9.30	14.20	9.60	32.20	34.70	29.80
	80%~100%（不含 100%）	16.80	19.00	11.10	11.30	16.60	11.40	21.60	21.40	10.60
	≥100%	57.00	44.40	51.00	75.30	61.50	60.50	40.90	27.70	39.40
蛋白质	<50%	7.50	16.70	25.50	4.00	7.70	18.40	10.50	25.40	34.00
	50%~80%（不含 80%）	18.40	17.80	12.00	4.70	13.00	7.00	30.40	22.50	18.10
	80%~100%（不含 100%）	15.00	18.40	13.00	9.30	19.50	16.70	19.90	17.30	8.50
	≥100%	59.20	47.10	49.50	82.00	59.80	57.90	39.20	34.70	39.40
维生素 A	<50%	72.60	70.20	65.90	73.30	70.40	66.70	71.90	69.90	64.90
	50%~80%（不含 80%）	17.40	18.40	22.10	14.70	18.90	20.20	19.90	17.90	24.50
	80%~100%（不含 100%）	5.90	4.10	4.30	6.00	3.00	2.60	5.80	5.20	6.40
	≥100%	4.00	7.30	7.70	6.00	7.70	10.50	2.30	6.90	4.30
维生素 B_1	<50%	12.80	20.80	25.00	4.70	9.50	21.90	19.90	31.80	28.70
	50%~80%（不含 80%）	43.30	49.10	43.80	37.30	53.80	45.60	48.50	44.50	41.50
	80%~100%（不含 100%）	20.20	15.80	16.80	15.30	15.40	20.20	24.60	16.20	12.80
	≥100%	23.70	14.30	14.40	42.70	21.30	12.30	7.00	7.50	17.00
维生素 B_2	<50%	28.30	34.50	37.50	11.30	22.50	28.10	43.30	46.20	48.90
	50%~80%（不含 80%）	42.40	44.20	32.70	54.00	56.20	38.60	32.20	32.40	25.50
	80%~100%（不含 100%）	19.00	13.50	16.30	20.70	13.60	23.70	17.50	13.30	7.40
	≥100%	10.30	7.90	13.50	14.00	7.70	9.60	7.00	8.10	18.10
维生素 C	<50%	54.20	53.80	54.30	59.30	56.20	57.00	49.70	51.40	51.10
	50%~80%（不含 80%）	13.40	17.00	16.30	12.70	14.80	14.00	14.00	19.10	19.10
	80%~100%（不含 100%）	11.80	12.60	12.00	7.30	10.70	12.30	15.80	14.50	11.70
	≥100%	20.60	16.70	17.30	20.70	18.30	16.70	20.50	15.00	18.10
钾	<50%	30.20	36.50	37.00	11.30	24.30	28.10	46.80	48.60	47.90
	50%~80%（不含 80%）	14.00	15.80	21.20	21.30	24.90	30.70	7.60	6.90	9.60
	80%~100%（不含 100%）	10.30	13.70	10.60	14.00	14.20	14.00	7.00	13.30	6.40
	≥100%	45.50	33.90	31.30	53.30	36.70	27.20	38.60	31.20	36.20

续表

能量及营养素	摄入量占 RNI（AI）百分比	城乡合计			城市			农村		
		低	中	高	低	中	高	低	中	高
钠	<50%	9.70	10.80	10.60	4.70	7.10	11.40	14.00	14.50	9.60
	50%~80%（不含 80%）	7.80	8.80	8.20	6.00	8.30	8.80	9.40	9.20	7.40
	80%~100%（不含 100%）	4.70	6.70	6.70	1.30	6.50	6.10	7.60	6.90	7.40
	≥100%	77.90	73.70	74.50	88.00	78.10	73.70	69.00	69.40	75.50
钙	<50%	65.40	72.80	67.30	63.30	73.40	69.30	67.30	72.30	64.90
	50%~80%（不含 80%）	23.10	19.00	16.30	23.30	17.80	18.40	22.80	20.20	13.80
	80%~100%（不含 100%）	4.70	4.40	9.10	5.30	3.60	5.30	4.10	5.20	13.80
	≥100%	6.90	3.80	7.20	8.00	5.30	7.00	5.80	2.30	7.40
镁	<50%	9.30	19.30	26.90	4.70	9.50	20.20	13.50	28.90	35.10
	50%~80%（不含 80%）	25.20	26.90	20.70	12.70	24.30	18.40	36.30	29.50	23.40
	80%~100%（不含 100%）	16.50	24.60	13.90	15.30	27.20	17.50	17.50	22.00	9.60
	≥100%	48.90	29.20	38.50	67.30	39.10	43.90	32.70	19.70	31.90
铁	<50%	1.20	2.30	6.70	2.70	3.00	10.50	0.00	1.70	2.10
	50%~80%（不含 80%）	4.70	9.40	11.10	1.30	4.70	7.00	7.60	13.90	16.00
	80%~100%（不含 100%）	5.60	6.70	7.20	0.00	0.00	0.90	10.50	13.30	14.90
	≥100%	88.50	81.60	75.00	96.00	92.30	81.60	81.90	71.10	67.00
锌	<50%	6.90	14.00	21.20	4.70	7.70	17.50	8.80	20.20	25.50
	50%~80%（不含 80%）	23.10	24.60	20.20	10.00	18.90	14.00	34.50	30.10	27.70
	80%~100%（不含 100%）	18.10	21.90	15.40	15.30	24.90	18.40	20.50	19.10	11.70
	≥100%	52.00	39.50	43.30	70.00	48.50	50.00	36.30	30.60	35.10

附录表 1.31　2014 年江苏城乡 60 岁及以上不同性别人群各种营养素摄入量占 RNI（AI）百分比的分布

单位：%

能量及营养素	摄入量占 RNI（AI）百分比	城乡合计		城市		农村	
		男	女	男	女	男	女
能量	<50%	9.60	5.00	9.10	8.40	9.90	2.90
	50%~80%（不含 80%）	26.20	21.80	10.60	6.80	36.50	31.40
	80%~100%（不含 100%）	18.70	20.40	15.80	11.50	20.60	26.00
	≥100%	45.50	52.90	64.40	73.30	33.00	39.70

能量及营养素	摄入量占RNI（AI）百分比	城乡合计		城市		农村	
		男	女	男	女	男	女
蛋白质	<50%	18.20	11.90	9.70	9.40	23.80	13.50
	50%~80%（不含80%）	23.50	23.70	10.30	4.50	32.10	35.90
	80%~100%（不含100%）	15.10	14.20	22.10	14.60	10.50	14.00
	≥100%	43.20	50.20	57.90	71.50	33.60	36.60
维生素A	<50%	75.50	71.30	75.30	71.40	75.60	71.30
	50%~80%（不含80%）	15.90	19.60	15.40	19.20	16.20	19.80
	80%~100%（不含100%）	3.30	3.90	3.20	3.90	3.40	3.90
	≥100%	5.30	5.20	6.10	5.50	4.80	4.90
维生素B$_1$	<50%	23.00	22.10	12.30	11.80	30.00	28.60
	50%~80%（不含80%）	49.40	29.20	54.20	28.70	46.20	29.60
	80%~100%（不含100%）	16.60	31.50	15.30	33.40	17.40	30.30
	≥100%	11.10	17.20	18.20	26.10	6.40	11.50
维生素B$_2$	<50%	41.00	42.30	24.10	25.50	52.10	53.10
	50%~80%（不含80%）	41.30	22.70	56.10	28.70	31.50	18.80
	80%~100%（不含100%）	13.50	26.40	15.60	34.90	12.20	21.00
	≥100%	4.20	8.50	4.30	10.80	4.20	7.00
维生素C	<50%	57.80	56.50	58.30	57.20	57.50	56.10
	50%~80%（不含80%）	17.50	12.20	17.20	12.60	17.70	12.00
	80%~100%（不含100%）	11.50	11.30	11.70	10.00	11.30	12.20
	≥100%	13.20	19.90	12.80	20.20	13.60	19.70
钾	<50%	42.50	38.70	27.00	19.30	52.60	51.20
	50%~80%（不含80%）	19.00	18.40	30.40	30.10	11.40	10.90
	80%~100%（不含100%）	11.80	12.00	17.00	16.50	8.40	9.10
	≥100%	26.70	30.90	25.50	34.10	27.60	28.90
钠	<50%	5.70	5.90	5.80	6.00	5.50	5.90
	50%~80%（不含80%）	6.30	4.80	6.10	4.80	6.50	4.80
	80%~100%（不含100%）	4.70	4.10	5.10	4.40	4.30	4.00
	≥100%	83.30	85.10	83.00	84.80	83.60	85.40

续表

能量及营养素	摄入量占RNI（AI）百分比	城乡合计		城市		农村	
		男	女	男	女	男	女
钙	<50%	79.60	75.10	82.30	75.60	77.80	74.80
	50%~80%（不含80%）	14.50	16.70	11.70	16.00	16.40	17.20
	80%~100%（不含100%）	3.00	5.00	2.70	4.40	3.30	5.50
	≥100%	2.90	3.10	3.30	4.00	2.60	2.60
镁	<50%	20.80	14.40	10.50	9.70	27.60	17.40
	50%~80%（不含80%）	33.00	31.40	27.20	16.80	36.80	40.80
	80%~100%（不含100%）	16.20	18.40	22.00	21.40	12.40	16.40
	≥100%	30.00	35.80	40.30	52.10	23.30	25.40
铁	<50%	2.70	1.90	3.10	2.80	2.50	1.30
	50%~80%（不含80%）	9.80	6.20	6.60	5.60	12.00	6.60
	80%~100%（不含100%）	7.70	6.50	1.40	1.50	11.80	9.80
	≥100%	79.70	85.40	88.90	90.20	73.70	82.30
锌	<50%	13.90	8.30	9.00	7.60	17.10	8.70
	50%~80%（不含80%）	28.70	27.40	18.70	12.10	35.30	37.10
	80%~100%（不含100%）	19.90	18.70	23.30	16.10	17.70	20.30
	≥100%	37.40	45.70	49.00	64.10	29.80	33.90

附录表 1.32　2014 年江苏城乡 60 岁及以上不同经济收入水平人群各种营养素摄入量占 RNI（AI）百分比的分布

单位：%

能量及营养素	摄入量占RNI（AI）百分比	城乡合计			城市			农村		
		低	中	高	低	中	高	低	中	高
能量	<50%	4.20	7.20	13.40	7.80	5.70	15.50	2.50	8.50	11.30
	50%~80%（不含80%）	22.50	24.70	23.40	9.20	7.10	10.00	28.60	39.70	37.50
	80%~100%（不含100%）	22.20	18.60	16.40	11.30	14.50	14.80	27.10	22.10	18.00
	≥100%	51.10	49.50	46.80	71.60	72.80	59.70	41.80	29.70	33.30
蛋白质	<50%	10.10	15.80	22.00	8.60	6.20	16.50	10.80	24.00	27.80
	50%~80%（不含80%）	28.00	21.50	17.10	8.20	6.50	7.00	36.90	34.30	27.80
	80%~100%（不含100%）	15.10	14.50	14.70	16.30	19.40	18.30	14.60	10.30	10.90
	≥100%	46.80	48.20	46.10	66.90	68.00	58.20	37.70	31.30	33.50

能量及营养素	摄入量占 RNI（AI）百分比	城乡合计			城市			农村		
		低	中	高	低	中	高	低	中	高
维生素 A	<50%	75.50	73.00	70.20	83.00	71.10	64.00	72.00	74.70	76.80
	50%~80%（不含80%）	17.00	17.50	19.40	11.10	20.10	21.70	19.70	15.20	17.10
	80%~100%（不含100%）	3.50	3.80	3.40	2.60	3.70	4.70	3.90	3.90	2.10
	≥100%	4.10	5.70	6.90	3.40	5.20	9.70	4.40	6.20	4.00
维生素 B_1	<50%	20.10	22.30	26.60	10.00	9.40	19.50	24.70	33.30	34.20
	50%~80%（不含80%）	40.80	38.00	35.20	46.00	40.20	34.30	38.50	36.20	36.10
	80%~100%（不含100%）	22.90	26.10	24.90	17.10	29.10	28.00	25.50	23.50	21.70
	≥100%	16.10	13.60	13.30	27.00	21.30	18.20	11.20	7.10	8.10
维生素 B_2	<50%	41.90	40.80	41.40	22.20	22.90	31.20	50.90	56.10	52.30
	50%~80%（不含80%）	32.30	30.90	31.20	50.10	40.00	33.70	24.30	23.10	28.50
	80%~100%（不含100%）	19.30	22.00	20.20	21.80	29.30	25.50	18.10	15.80	14.60
	≥100%	6.50	6.30	7.20	6.00	7.80	9.70	6.70	5.00	4.60
维生素 C	<50%	57.70	57.80	55.40	63.10	55.60	53.80	55.30	59.60	57.00
	50%~80%（不含80%）	14.30	14.80	14.70	16.10	14.30	14.20	13.40	15.20	15.30
	80%~100%（不含100%）	11.60	11.10	12.00	9.60	11.50	11.30	12.50	10.60	12.70
	≥100%	16.40	16.40	17.90	11.20	18.60	20.70	18.80	14.50	15.00
钾	<50%	40.40	40.20	39.40	20.20	21.40	28.50	49.60	56.10	50.90
	50%~80%（不含80%）	17.70	20.30	19.30	31.30	31.80	26.50	11.50	10.50	11.80
	80%~100%（不含100%）	10.80	12.20	13.50	18.30	16.50	15.50	7.50	8.50	11.40
	≥100%	31.10	27.40	27.70	30.30	30.30	29.50	31.40	24.90	25.90
钠	<50%	6.00	5.60	6.30	6.60	4.90	7.00	5.70	6.20	5.50
	50%~80%（不含80%）	5.20	5.90	5.60	4.60	5.50	6.30	5.50	6.30	4.80
	80%~100%（不含100%）	4.00	4.90	4.40	5.00	4.60	4.50	3.60	5.10	4.20
	≥100%	84.80	83.60	83.80	83.80	85.00	82.20	85.30	82.50	85.60
钙	<50%	76.50	77.80	77.70	82.20	76.60	77.80	74.00	78.70	77.60
	50%~80%（不含80%）	16.90	15.30	13.50	13.30	15.60	12.20	18.50	15.00	15.00
	80%~100%（不含100%）	3.80	4.00	4.90	2.50	4.10	4.00	4.40	4.00	5.80
	≥100%	2.80	2.90	3.90	2.00	3.60	6.00	3.20	2.30	1.60

能量及营养素	摄入量占RNI（AI）百分比	城乡合计			城市			农村		
		低	中	高	低	中	高	低	中	高
镁	<50%	12.90	18.60	23.50	9.20	6.60	17.20	14.60	28.80	30.10
	50%~80%（不含80%）	33.50	31.30	30.60	20.00	21.60	23.70	39.50	39.50	37.90
	80%~100%（不含100%）	18.60	16.40	16.00	21.50	22.00	21.50	17.30	11.70	10.20
	≥100%	35.00	33.70	30.00	49.20	49.80	37.70	28.50	20.00	21.80
铁	<50%	1.30	2.60	4.30	2.50	2.10	5.20	0.70	3.00	3.40
	50%~80%（不含80%）	5.30	8.70	12.30	5.50	4.20	10.00	5.10	12.60	14.70
	80%~100%（不含100%）	7.00	6.90	5.80	1.40	1.00	2.20	9.60	12.00	9.70
	≥100%	86.40	81.70	77.60	90.60	92.80	82.70	84.50	72.40	72.30
锌	<50%	8.20	11.00	16.80	7.80	4.40	15.80	8.30	16.60	17.80
	50%~80%（不含80%）	28.60	28.40	24.70	14.60	16.00	14.30	35.00	39.00	35.70
	80%~100%（不含100%）	19.80	18.50	19.50	18.80	19.00	21.00	20.30	18.10	18.00
	≥100%	43.40	42.00	39.00	58.80	60.60	48.80	36.40	26.30	28.50

四、2014 年江苏城乡居民能量、蛋白质、脂肪来源分布

附录表 1.33　2014 年江苏城乡 15~17 岁不同性别人群能量、蛋白质、脂肪来源分布

单位：%

项目	城乡合计			城市			农村		
	合计	男	女	小计	男	女	小计	男	女
能量的食物来源									
谷类	53.2	54.8	52.0	53.3	55.0	51.9	49.5	36.1	54.0
豆类	2.4	2.0	2.8	2.4	2.0	2.8	2.5	2.0	2.6
薯类	0.4	0.3	0.4	0.4	0.3	0.4	0.2	0.0	0.2
动物性食物	13.7	14.1	13.3	13.7	14.0	13.4	12.6	20.6	9.9
纯热能食物	0.0	0.0	0.0	0.0	0.0	0.0	0.0	0.0	0.0
其他	30.3	28.8	31.5	30.2	28.7	31.5	35.2	41.2	33.2
能量的营养素来源									
蛋白质	11.1	10.9	11.3	11.1	10.8	11.3	12.4	13.8	12.0
脂肪	33.1	32.4	33.6	33.0	32.3	33.6	34.5	38.4	33.2

续表

项目	城乡合计			城市			农村		
	合计	男	女	小计	男	女	小计	男	女
蛋白质的食物来源									
谷类	47.8	49.1	46.6	48.0	49.5	46.7	38.6	22.4	44.1
豆类	8.9	7.4	10.2	8.9	7.4	10.2	8.5	5.8	9.4
动物性食物	29.1	29.9	28.5	28.9	29.5	28.4	36.8	56.8	30.1
其他	14.2	13.6	14.7	14.2	13.6	14.7	15.9	14.9	16.2
脂肪的食物来源									
动物性食物	26.9	28.8	25.2	27.1	28.9	25.5	18.8	27.1	16.1
植物性食物	73.1	71.2	74.8	72.9	71.1	74.5	81.2	72.9	83.9

附录表 1.34　2014 年江苏城乡 15~17 岁不同经济收入水平人群能量、蛋白质、脂肪来源分布

单位：%

项目	城乡合计			城市			农村		
	低	中	高	低	中	高	低	中	高
能量的食物来源									
谷类	61.7	57.2	46.0	61.7	57.3	46.1	—	54.0	36.1
豆类	4.6	2.6	1.9	4.6	2.6	1.9	—	2.6	2.0
薯类	0.5	0.3	0.4	0.5	0.3	0.4	—	0.2	0.0
动物性食物	10.7	10.7	18.2	10.7	10.7	18.2	—	9.9	20.6
纯热能食物	0.0	0.0	0.0	0.0	0.0	0.0	—	0.0	0.0
其他	22.6	29.3	33.8	22.6	29.2	33.7	—	33.2	41.2
能量的营养素来源									
蛋白质	12.0	11.0	11.1	12.0	11.0	11.1	—	12.0	13.8
脂肪	29.5	31.2	36.9	29.5	31.1	36.9	—	33.2	38.4
蛋白质的食物来源									
谷类	57.1	52.9	38.4	57.1	53.2	38.7	—	44.1	22.4
豆类	13.6	10.0	6.6	13.6	10.0	6.6	—	9.4	5.8
动物性食物	21.1	24.3	37.0	21.1	24.1	36.7	—	30.1	56.8
其他	7.9	13.2	18.8	7.9	13.1	18.9	—	16.2	14.9
脂肪的食物来源									
动物性食物	20.3	22.4	32.9	20.3	22.6	33.0	—	16.1	27.1
植物性食物	79.7	77.6	67.1	79.7	77.4	67.0	—	83.9	72.9

附录表 1.35　2014 年江苏城乡 18~49 岁不同性别人群能量、蛋白质、脂肪来源分布

单位：%

项目	城乡合计			城市			农村		
	合计	男	女	小计	男	女	小计	男	女
能量的食物来源									
谷类	58.6	59.2	58.2	58.7	59.2	58.3	54.0	51.2	54.9
豆类	2.5	2.3	2.6	2.5	2.3	2.6	4.4	2.7	5.0
薯类	0.3	0.3	0.4	0.3	0.3	0.4	0.3	0.3	0.4
动物性食物	11.0	11.1	11.0	11.0	11.1	11.0	11.6	13.9	10.9
纯热能食物	1.2	2.8	0.1	1.2	2.8	0.1	0.9	3.5	0.0
其他	26.4	24.3	27.9	26.4	24.3	27.9	28.7	28.4	28.8
能量的营养素来源									
蛋白质	10.9	10.8	11.0	10.9	10.8	11.0	12.0	11.7	12.1
脂肪	30.2	28.1	31.7	30.2	28.1	31.6	32.6	31.9	32.9
蛋白质的食物来源									
谷类	53.8	54.3	53.5	53.9	54.3	53.5	47.8	44.7	48.8
豆类	9.2	8.8	9.5	9.1	8.8	9.4	12.8	10.1	13.6
动物性食物	25.1	25.3	24.9	25.1	25.3	25.0	26.9	32.9	24.9
其他	12.0	11.7	12.3	12.1	11.7	12.3	12.3	12.0	12.3
脂肪的食物来源									
动物性食物	24.0	26.2	22.4	24.0	26.2	22.4	21.6	25.5	20.3
植物性食物	76.0	73.8	77.6	76.0	73.8	77.6	78.4	74.5	79.7

附录表 1.36　2014 年江苏城乡 18~49 岁不同经济收入水平人群能量、蛋白质、脂肪来源分布

单位：%

项目	城乡合计			城市			农村		
	低	中	高	低	中	高	低	中	高
能量的食物来源									
谷类	63.6	61.9	53.7	63.6	62.0	53.7	67.6	54.3	51.1
豆类	2.7	2.7	2.1	2.7	2.7	2.1	3.2	6.0	2.1
薯类	0.3	0.3	0.4	0.3	0.3	0.4	1.0	0.3	0.3
动物性食物	7.3	8.6	14.8	7.3	8.6	14.8	2.4	10.6	15.7
纯热能食物	1.3	1.4	1.0	1.3	1.4	1.1	0.0	1.5	0.2
其他	25.2	25.2	28.1	25.2	25.2	28.1	25.7	27.4	30.5

项目	城乡合计			城市			农村		
	低	中	高	低	中	高	低	中	高
能量的营养素来源									
蛋白质	11.2	10.6	11.1	11.2	10.6	11.1	12.3	12.3	11.5
脂肪	28.5	28.7	32.3	28.6	28.7	32.3	23.5	31.5	35.5
蛋白质的食物来源									
谷类	63.6	58.7	45.6	63.5	58.8	45.6	70.4	47.3	43.0
豆类	9.4	10.1	7.7	9.4	10.0	7.7	11.6	15.5	8.0
动物性食物	17.5	21.0	31.8	17.5	21.0	31.8	7.0	25.0	34.9
其他	10.3	10.3	14.9	10.3	10.3	14.9	10.0	11.9	13.8
脂肪的食物来源									
动物性食物	15.5	19.6	31.0	15.6	19.7	31.1	6.0	20.7	27.7
植物性食物	84.5	80.4	69.0	84.4	80.3	68.9	94.0	79.3	72.3

附录表 1.37　2014 年江苏城乡 50~59 岁不同性别人群能量、蛋白质、脂肪来源分布

单位：%

项目	城乡合计			城市			农村		
	合计	男	女	小计	男	女	小计	男	女
能量的食物来源									
谷类	60.6	60.4	60.7	60.6	60.5	60.7	60.4	55.2	63.2
豆类	2.5	2.5	2.6	2.5	2.4	2.6	3.9	6.7	2.3
薯类	0.4	0.3	0.4	0.4	0.3	0.4	0.4	0.3	0.5
动物性食物	9.7	9.7	9.6	9.6	9.7	9.6	11.0	11.0	11.1
纯热能食物	2.0	4.1	0.3	2.0	4.1	0.3	1.1	3.1	0.0
其他	25.0	23.1	26.6	25.1	23.1	26.7	23.5	24.1	23.1
能量的营养素来源									
蛋白质	10.6	10.5	10.7	10.6	10.5	10.7	11.8	13.6	10.8
脂肪	29.2	27.3	30.8	29.2	27.3	30.8	28.4	28.2	28.5
蛋白质的食物来源									
谷类	56.2	56.5	56.0	56.3	56.6	56.0	52.1	44.2	56.4
豆类	9.4	9.3	9.5	9.4	9.2	9.5	11.6	17.3	8.5
动物性食物	23.1	23.4	22.8	23.0	23.4	22.7	25.8	27.5	24.9
其他	11.5	10.9	11.9	11.5	10.9	12.0	11.1	12.2	10.5

项目	城乡合计			城市			农村		
	合计	男	女	小计	男	女	小计	男	女
脂肪的食物来源									
动物性食物	21.9	23.4	20.6	21.8	23.4	20.4	24.7	23.1	25.6
植物性食物	78.1	76.6	79.4	78.2	76.6	79.6	75.3	76.9	74.4

附录表 1.38　2014 年江苏城乡 50~59 岁不同经济收入水平人群能量、蛋白质、脂肪来源分布

单位：%

项目	城乡合计			城市			农村		
	低	中	高	低	中	高	低	中	高
能量的食物来源									
谷类	64.3	62.5	56.5	64.2	62.4	56.5	81.2	66.3	55.8
豆类	2.6	2.6	2.4	2.6	2.6	2.4	0.1	2.6	5.6
薯类	0.2	0.3	0.4	0.3	0.3	0.4	0.0	0.3	0.6
动物性食物	7.2	8.0	13.2	7.2	7.9	13.1	8.1	8.7	14.3
纯热能食物	1.7	2.3	1.6	1.7	2.4	1.6	0.0	0.2	0.4
其他	24.2	24.5	26.0	24.3	24.5	26.1	10.6	22.4	23.3
能量的营养素来源									
蛋白质	10.6	10.3	10.9	10.6	10.3	10.9	10.0	10.8	13.5
脂肪	27.7	28.2	31.4	27.7	28.2	31.4	16.8	26.1	30.5
蛋白质的食物来源									
谷类	62.3	59.6	48.5	62.3	59.6	48.7	71.4	61.3	41.3
豆类	9.5	9.8	8.8	9.5	9.8	8.7	0.2	8.6	15.7
动物性食物	17.8	20.3	29.2	17.8	20.3	29.2	23.3	21.6	30.8
其他	10.8	10.5	13.6	10.9	10.5	13.7	5.1	9.8	11.6
脂肪的食物来源									
动物性食物	16.4	18.7	28.7	16.3	18.6	28.6	33.0	21.4	29.7
植物性食物	83.6	81.3	71.3	83.7	81.4	71.4	67.0	78.6	70.3

附录表 1.39　2014 年江苏城乡 60~69 岁不同性别人群能量、蛋白质、脂肪来源分布

单位：%

项目	城乡合计			城市			农村		
	合计	男	女	小计	男	女	小计	男	女
能量的食物来源									
谷类	61.6	62.1	61.2	61.6	62.1	61.2	61.3	59.4	61.6
豆类	2.7	2.5	2.9	2.7	2.5	2.9	3.1	2.4	3.2
薯类	0.4	0.4	0.4	0.4	0.4	0.4	0.3	0.4	0.3
动物性食物	9.1	9.1	9.0	9.1	9.1	9.0	9.1	13.7	8.3
纯热能食物	1.5	3.0	0.3	1.6	3.0	0.3	0.0	0.0	0.0
其他	24.9	23.1	26.5	24.9	23.1	26.5	26.6	24.1	27.0
能量的营养素来源									
蛋白质	10.7	10.5	10.9	10.7	10.5	10.9	11.1	10.9	11.1
脂肪	28.9	27.3	30.3	28.9	27.3	30.3	30.5	32.6	30.1
蛋白质的食物来源									
谷类	57.4	58.2	56.7	57.4	58.2	56.7	56.2	50.2	57.3
豆类	9.9	9.4	10.2	9.9	9.4	10.2	10.6	9.4	10.8
动物性食物	21.3	21.4	21.2	21.3	21.4	21.2	23.5	31.4	22.0
其他	11.8	11.2	12.2	11.8	11.3	12.3	10.8	8.6	11.2
脂肪的食物来源									
动物性食物	20.5	21.9	19.3	20.6	21.9	19.4	17.9	28.2	16.0
植物性食物	79.5	78.1	80.7	79.4	78.1	80.6	82.1	71.8	84.0

附录表 1.40　2014 年江苏城乡 60~69 岁不同经济收入水平人群能量、蛋白质、脂肪来源分布

单位：%

项目	城乡合计			城市			农村		
	低	中	高	低	中	高	低	中	高
能量的食物来源									
谷类	64.8	63.2	55.5	64.9	63.1	55.5	62.7	64.1	55.1
豆类	2.2	2.7	3.1	2.2	2.7	3.0	1.3	2.9	4.8
薯类	0.3	0.3	0.5	0.3	0.3	0.5	0.2	0.4	0.3
动物性食物	6.4	8.2	13.0	6.4	8.2	13.1	9.2	6.3	11.0
纯热能食物	1.5	1.8	1.3	1.5	1.8	1.3	0.0	0.0	0.0
其他	25.0	24.0	26.8	24.9	24.0	26.7	26.8	26.7	28.7

续表

项目	城乡合计			城市			农村		
	低	中	高	低	中	高	低	中	高
能量的营养素来源									
蛋白质	10.4	10.5	11.1	10.4	10.5	11.1	9.9	10.4	12.9
脂肪	27.7	27.8	32.4	27.6	27.8	32.4	32.6	29.1	32.9
蛋白质的食物来源									
谷类	63.8	59.2	47.9	63.9	59.1	48.0	60.1	60.5	44.6
豆类	8.4	10.0	10.3	8.5	10.0	10.2	6.3	11.3	13.2
动物性食物	16.5	20.0	28.4	16.4	20.1	28.4	24.0	18.6	29.2
其他	11.6	11.2	13.8	11.7	11.2	13.8	10.4	10.6	12.7
脂肪的食物来源									
动物性食物	15.0	19.3	27.7	14.9	19.4	28.0	19.3	14.0	19.7
植物性食物	85.0	80.7	72.3	85.1	80.6	72.0	80.7	86.0	80.3

附录表 1.41　2014 年江苏城乡 70 岁及以上不同性别人群能量、蛋白质、脂肪来源分布

单位：%

项目	城乡合计			城市			农村		
	合计	男	女	小计	男	女	小计	男	女
能量的食物来源									
谷类	62.1	62.6	61.6	62.3	62.6	62.1	46.1	—	46.1
豆类	2.8	2.3	3.1	2.8	2.3	3.2	1.2	—	1.2
薯类	0.4	0.3	0.4	0.4	0.3	0.4	0.5	—	0.5
动物性食物	8.3	8.0	8.6	8.2	8.0	8.5	13.9	—	13.9
纯热能食物	2.2	3.9	0.6	2.2	3.9	0.6	2.6	—	2.6
其他	24.4	23.0	25.7	24.2	23.0	25.4	35.7	—	35.7
能量的营养素来源									
蛋白质	10.8	10.7	10.9	10.8	10.7	10.9	10.8	—	10.8
脂肪	28.4	26.6	30.1	28.2	26.6	29.8	40.3	—	40.3
蛋白质的食物来源									
谷类	58.8	60.5	57.3	59.2	60.5	57.9	38.1	—	38.1
豆类	10.3	9.1	11.5	10.4	9.1	11.7	4.6	—	4.6
动物性食物	19.9	20.0	19.7	19.5	20.0	19.1	40.3	—	40.3
其他	11.2	10.8	11.6	11.2	10.8	11.5	16.5	—	16.5

项目	城乡合计			城市			农村		
	合计	男	女	小计	男	女	小计	男	女
脂肪的食物来源									
动物性食物	19.1	19.5	18.7	19.0	19.5	18.6	20.9	—	20.9
植物性食物	80.9	80.5	81.3	81.0	80.5	81.4	79.1	—	79.1

附录表 1.42　2014 年江苏城乡 70 岁及以上不同经济收入水平人群
能量、蛋白质、脂肪来源分布

单位：%

项目	城乡合计			城市			农村		
	低	中	高	低	中	高	低	中	高
能量的食物来源									
谷类	61.9	62.5	58.5	61.8	62.5	60.5	62.2	—	30.1
豆类	2.2	3.3	2.4	2.3	3.3	2.5	1.1	—	1.2
薯类	0.3	0.4	0.4	0.3	0.4	0.3	0.0	—	1.0
动物性食物	8.1	7.5	11.1	7.9	7.5	10.8	12.7	—	15.0
纯热能食物	2.5	1.7	4.4	2.6	1.7	4.4	0.0	—	5.3
其他	25.2	24.8	23.4	25.2	24.8	21.7	24.0	—	47.3
能量的营养素来源									
蛋白质	10.3	10.9	10.9	10.3	10.9	11.0	11.4	—	10.2
脂肪	29.1	28.7	28.0	29.0	28.7	26.4	30.1	—	50.5
蛋白质的食物来源									
谷类	60.1	60.0	51.5	60.4	60.0	53.2	48.6	—	27.5
豆类	8.5	11.9	9.9	8.6	11.9	10.3	4.3	—	4.9
动物性食物	18.8	18.1	27.2	18.2	18.1	26.2	39.7	—	40.9
其他	12.8	10.4	11.7	13.0	10.4	10.7	7.5	—	25.6
脂肪的食物来源									
动物性食物	16.6	18.1	25.4	16.4	18.1	25.9	23.7	—	18.2
植物性食物	83.4	81.9	74.6	83.6	81.9	74.1	76.3	—	81.8

附录 2　2014 年江苏城乡居民吸烟、饮酒、体力活动状况

附录表 2.1　2014 年江苏城乡居民吸烟情况样本人群分布

单位：人

人群分组	常熟	南京	徐州	大丰	江阴	太仓	海门	句容	睢宁	泗洪	城市	农村	合计
男性													
15~17 岁	13	3	3	18	11	4	0	5	8	10	37	38	75
18~44 岁	258	114	189	121	212	185	22	101	82	138	682	740	1 422
45~59 岁	217	141	103	164	119	207	53	118	102	181	625	780	1 405
≥60 岁	210	213	66	118	178	274	215	260	98	117	607	1 142	1 749
男性小计	698	471	361	421	520	670	290	484	290	446	1 951	2 700	4 651
女性													
15~17 岁	5	6	6	23	6	6	0	4	3	5	40	24	64
18~44 岁	268	124	172	181	197	189	54	104	158	186	745	888	1 633
45~59 岁	246	177	107	181	150	208	132	155	141	211	711	997	1 708
≥60 岁	239	227	74	123	182	314	239	258	86	133	663	1 212	1 875
女性小计	758	534	359	508	535	717	425	521	388	535	2 159	3 121	5 280
男女合计													
15~17 岁	18	9	9	41	17	10	0	9	11	15	77	62	139
18~44 岁	526	238	361	302	409	374	76	205	240	324	1 427	1 628	3 055
45~59 岁	463	318	210	345	269	415	185	273	243	392	1 336	1 777	3 113
≥60 岁	449	440	140	241	360	588	454	518	184	250	1 270	2 354	3 624
合计	1 456	1 005	720	929	1 055	1 387	715	1 005	678	981	4 110	5 821	9 931

附录表 2.2 2014 年江苏城乡居民吸烟频率分布

单位：%

人群分组	常熟	南京	徐州	大丰	江阴	太仓	海门	句容	睢宁	泗洪	城市	农村	合计
每天吸烟													
男性													
15~17 岁	—	—	0.0	—	—	—	—	—	33.3	100.0	0.0	50.0	40.0
18~44 岁	91.7	91.8	83.9	84.6	74.4	84.8	100.0	89.4	90.5	81.0	88.5	83.1	85.7
45~59 岁	96.4	94.6	92.7	93.8	92.1	95.5	90.0	90.1	85.2	88.2	94.9	91.0	92.7
≥60 岁	99.1	89.8	89.3	98.0	87.8	96.4	98.0	90.0	91.2	90.0	95.1	92.8	93.6
男性小计	95.6	92.1	87.0	92.9	84.3	93.1	96.4	89.9	87.7	86.4	92.7	89.6	90.9
女性													
15~17 岁	—	—	—	—	—	—	—	—	—	—	—	—	—
18~44 岁	100.0	100.0	100.0	100.0	—	100.0	—	—	100.0	—	100.0	100.0	100.0
45~59 岁	100.0	100.0	100.0	100.0	33.3	100.0	100.0	100.0	100.0	100.0	100.0	80.0	92.3
≥60 岁	100.0	80.0	100.0	100.0	—	100.0	78.6	100.0	100.0	90.9	90.6	89.7	90.1
女性小计	100.0	87.5	100.0	100.0	33.3	100.0	80.0	100.0	100.0	92.3	94.2	88.7	91.4
男女合计													
15~17 岁	—	—	0.0	—	—	—	—	—	33.3	100.0	0.0	50.0	40.0
18~44 岁	91.7	92.0	84.0	85.0	74.4	85.3	100.0	89.4	90.7	81.0	88.6	83.3	85.9
45~59 岁	96.5	95.0	93.0	94.1	89.9	95.5	90.3	90.4	85.5	88.5	95.1	90.8	92.7
≥60 岁	99.2	88.3	90.6	98.4	87.8	96.4	95.6	90.7	91.5	90.2	94.6	92.6	93.3
合计	95.7	91.7	87.5	93.5	83.7	93.2	94.8	90.4	88.0	86.8	92.8	89.6	90.9
非每天吸烟													
男性													
15~17 岁	—	—	100.0	—	—	—	—	—	66.7	0.0	100.0	50.0	60.0
18~44 岁	8.3	8.2	16.1	15.4	25.6	15.2	0.0	10.6	9.5	19.0	11.5	16.9	14.3
45~59 岁	3.6	5.4	7.3	6.2	7.9	4.5	10.0	9.9	14.8	11.8	5.1	9.0	7.3
≥60 岁	0.9	10.2	10.7	2.0	12.2	3.6	2.0	10.0	8.8	10.0	4.9	7.2	6.4
男性小计	4.4	7.9	13.0	7.1	15.7	6.9	3.6	10.1	12.3	13.6	7.3	10.4	9.1
女性													
15~17 岁	—	—	—	—	—	—	—	—	—	—	—	—	—
18~44 岁	0.0	0.0	0.0	0.0	—	0.0	—	—	0.0	—	0.0	0.0	0.0
45~59 岁	0.0	0.0	0.0	0.0	66.7	0.0	0.0	0.0	0.0	0.0	0.0	20.0	7.7
≥60 岁	0.0	20.0	0.0	0.0	—	0.0	21.4	0.0	0.0	9.1	9.4	10.3	9.9
女性小计	0.0	12.5	0.0	0.0	66.7	0.0	20.0	0.0	0.0	7.7	5.8	11.3	8.6

续表

人群分组		常熟	南京	徐州	大丰	江阴	太仓	海门	句容	睢宁	泗洪	城市	农村	合计
	男女合计													
	15~17 岁	—	—	100.0	—	—	—	—	—	66.7	0.0	100.0	50.0	60.0
非每天吸烟	18~44 岁	8.3	8.0	16.0	15.0	25.6	14.7	0.0	10.6	9.3	19.0	11.4	16.7	14.1
	45~59 岁	3.5	5.0	7.0	5.9	10.1	4.5	9.7	9.6	14.5	11.5	4.9	9.2	7.3
	≥60 岁	0.8	11.7	9.4	1.6	12.2	3.6	4.4	9.3	8.5	9.8	5.4	7.4	6.7
	合计	4.3	8.3	12.5	6.5	16.3	6.8	5.2	9.6	12.0	13.2	7.2	10.4	9.1

附录表 2.3　2014 年江苏城乡居民平均吸烟量

单位：支 / d

人群分组	常熟	南京	徐州	大丰	江阴	太仓	海门	句容	睢宁	泗洪	城市	农村	合计
男性													
15~17 岁	0.0	0.0	0.7	0.0	0.0	0.0	0.0	0.0	4.4	3.4	0.7	4.1	3.5
18~44 岁	12.9	11.5	10.4	8.7	11.8	9.8	14.3	16.9	12.7	12.2	11.4	12.2	11.8
45~59 岁	15.7	16.7	13.6	10.4	16.4	13.9	16.7	18.2	14.9	13.1	14.7	15.2	15.0
≥60 岁	17.2	13.7	8.9	13.4	15.3	11.3	13.3	19.0	14.3	14.2	14.6	14.6	14.6
男性小计	15.2	14.4	11.1	11.0	14.4	11.9	14.1	18.4	13.9	13.1	13.6	14.2	13.9
女性													
15~17 岁	0.0	0.0	0.0	0.0	0.0	0.0	0.0	0.0	0.0	0.0	0.0	0.0	0.0
18~44 岁	4.3	20.0	20.0	10.0	0.0	12.9	0.0	0.0	0.0	0.0	13.6	12.9	13.3
45~59 岁	15.2	13.9	5.9	5.8	7.1	10.0	28.6	12.5	20.0	20.0	11.6	14.5	12.7
≥60 岁	13.2	10.2	13.6	10.2	0.0	9.6	6.8	13.0	20.0	10.2	10.8	10.2	10.4
女性小计	12.7	11.8	12.3	9.2	7.1	11.3	8.2	12.9	20.0	11.7	11.3	11.2	11.2
男女合计													
15~17 岁	0.0	0.0	0.7	0.0	0.0	0.0	0.0	0.0	4.4	3.4	0.7	4.1	3.5
18~44 岁	12.8	11.7	10.5	8.7	11.8	9.9	14.3	16.9	12.7	12.2	11.5	12.2	11.9
45~59 岁	15.7	16.5	13.3	10.2	16.1	13.9	17.1	18.0	15.0	13.3	14.5	15.2	14.9
≥60 岁	17.1	13.2	9.5	12.9	15.3	11.2	12.5	18.6	14.5	13.5	14.2	14.3	14.3
合计	15.2	14.2	11.2	10.8	14.3	11.9	13.5	18.1	14.0	13.0	13.5	14.1	13.8

附录 2.4　2014 年江苏城乡居民平均开始吸烟年龄

单位：岁

人群分组	常熟	南京	徐州	大丰	江阴	太仓	海门	句容	睢宁	泗洪	城市	农村	合计
男性													
15~17 岁	—	—	15.0	—	—	—	—	—	16.3	16.0	15.0	16.3	16.0
18~44 岁	21.1	20.4	19.1	23.4	22.1	21.4	21.9	23.7	19.9	21.9	20.7	21.8	21.3
45~59 岁	22.2	20.5	19.5	24.5	22.0	21.2	22.8	24.9	21.2	22.8	21.8	22.3	22.1
≥60 岁	22.8	24.1	20.5	23.3	23.1	25.0	25.3	27.3	21.3	23.3	23.1	24.8	24.2
男性小计	22.0	21.9	19.4	23.8	22.4	22.7	24.5	25.9	20.8	22.6	21.8	23.2	22.6
女性													
15~17 岁	—	—	—	—	—	—	—	—	—	—	—	—	—
18~44 岁	30.0	17.0	18.0	30.0	—	19.7	—	—	—	23.8	19.7	22.0
45~59 岁	27.0	30.6	29.5	32.3	21.7	25.0	37.0	26.0	24.0	25.0	30.1	25.3	28.3
≥60 岁	13.3	36.3	40.0	32.2		20.0	36.8	46.2	49.0	30.9	33.3	37.3	35.5
女性小计	21.6	33.6	33.9	32.1	21.7	20.7	36.8	42.8	40.7	30.0	31.6	34.0	32.8
男女合计													
15~17 岁	—	—	15.0	—	—	—	—	—	16.3	16.0	15.0	16.3	16.0
18~44 岁	21.1	20.3	19.1	23.6	22.1	21.3	21.9	23.7	19.9	21.9	20.7	21.8	21.3
45~59 岁	22.3	21.3	19.8	24.8	22.0	21.2	23.3	24.9	21.3	22.8	22.1	22.4	22.3
≥60 岁	22.5	25.9	22.9	24.7	23.1	24.9	26.7	28.7	22.2	24.7	24.1	25.6	25.1
合计	22.0	23.0	20.0	24.5	22.4	22.6	25.7	26.7	21.2	23.0	22.3	23.6	23.0

附录表 2.5　2014 年江苏城乡居民饮酒情况样本人群分布

单位：人

人群分组	常熟	南京	徐州	大丰	江阴	太仓	海门	句容	睢宁	泗洪	城市	农村	合计
男性													
15~17 岁	13	3	3	18	11	4	0	5	8	10	37	38	75
18~44 岁	258	114	187	121	212	186	22	101	82	138	680	741	1 421
45~59 岁	217	141	103	164	119	207	53	118	102	181	625	780	1 405
≥60 岁	210	213	65	118	178	272	215	260	98	117	606	1 140	1 746
男性小计	698	471	358	421	520	669	290	484	290	446	1 948	2 699	4 647
女性													
15~17 岁	5	6	7	23	6	6	0	4	5	5	41	24	65
18~44 岁	268	124	171	182	197	189	54	104	158	186	745	888	1 633

续表

人群分组	常熟	南京	徐州	大丰	江阴	太仓	海门	句容	睢宁	泗洪	城市	农村	合计
45~59 岁	246	176	108	181	150	208	132	155	141	211	711	997	1 708
≥60 岁	239	227	75	123	182	315	239	258	86	133	664	1 213	1 877
女性小计	758	533	361	509	535	718	425	521	388	535	2 161	3 122	5 283
男女合计													
15~17 岁	18	9	10	41	17	10	0	9	11	15	78	62	140
18~44 岁	526	238	358	303	409	375	76	205	240	324	1 425	1 629	3 054
45~59 岁	463	317	211	345	269	415	185	273	243	392	1 336	1 777	3 113
≥60 岁	449	440	140	241	360	587	454	518	184	250	1 270	2 353	3 623
合计	1 456	1 004	719	930	1 055	1 387	715	1 005	678	981	4 109	5 821	9 930

附录表 2.6　2014 年江苏城乡居民不同酒类平均每次饮用量

单位：两

酒种类	人群分组	常熟	南京	徐州	大丰	江阴	太仓	海门	句容	睢宁	泗洪	城市	农村	合计
	男性													
	15~17 岁	—	—	—	—	—	—	—	—	—	—	—	—	—
	18~44 岁	3.6	2.3	2.4	3.1	2.8	4.3	3.2	2.2	3.9	5.0	3.1	3.5	3.3
	45~59 岁	3.8	2.7	5.8	5.9	3.2	3.9	2.3	2.3	2.0	1.0	4.1	3.1	3.6
	≥60 岁	2.5	2.0	1.3	2.6	1.9	2.5	2.2	11.2	2.0	—	2.2	3.1	2.8
	男性小计	3.4	2.4	3.1	3.8	2.9	3.3	2.5	2.2	6.6	2.7	3.3	3.2	3.3
	女性													
	15~17 岁	—	—	—	—	—	—	—	—	—	—	—	—	—
低度白酒（酒精体积分数<38%）	18~44 岁	1.0	—	1.0	—	2.7	3.0	4.0			1.0	3.0	2.3
	45~59 岁	—	2.8	1.0	2.8	4.0	1.0	0.8	1.5	—		2.5	2.7	2.6
	≥60 岁	2.7	1.5	1.0	1.0	1.2	—	1.0	0.8	—		1.8	1.0	1.3
	女性小计	2.3	2.3	1.0	1.9	2.9	2.0	1.3	0.9	—		1.9	1.9	1.9
	男女合计													
	15~17 岁	—	—	—	—	—	—	—	—	—	—	—	—	—
	18~44 岁	3.5	2.3	2.2	3.1	2.8	4.2	3.3	2.2	3.9	5.0	3.1	3.4	3.2
	45~59 岁	3.8	2.7	5.2	5.5	3.3	3.8	2.0	2.2	2.0	1.0	4.0	3.1	3.6
	≥60 岁	2.5	1.9	1.2	2.4	1.9	2.2	2.0	11.2	2.0	—	2.2	2.8	2.6
	合计	3.4	2.4	2.9	3.6	2.9	3.3	2.3	2.0	6.6	2.7	3.2	3.0	3.1

续表

酒种类	人群分组	常熟	南京	徐州	大丰	江阴	太仓	海门	句容	睢宁	泗洪	城市	农村	合计
	男性													
	15~17 岁	—	—	—	—	—	—	—	—	3.0	—	—	3.0	3.0
	18~44 岁	3.7	2.6	2.6	2.7	2.9	4.3	—	3.4	2.7	2.4	2.9	2.9	2.9
	45~59 岁	3.7	2.8	3.0	3.7	2.9	5.1	2.5	3.2	3.0	2.4	3.3	3.0	3.1
	≥60 岁	3.9	2.9	1.6	2.2	2.5	5.1	2.8	2.1	3.5	2.2	2.6	2.6	2.6
	男性小计	3.8	2.8	2.6	3.0	2.8	4.9	2.7	2.7	3.1	2.4	3.0	2.8	2.9
	女性													
	15~17 岁	—	—	—	—	—	—	—	—	—	—	—	—	—
高度白酒	18~44 岁	4.0	—	9.0	1.3	2.0	—	—	2.0	1.0	1.7	4.9	1.7	2.9
（酒精体积	45~59 岁	1.5	2.1	1.7	1.8	2.0	—	3.3	2.3	1.3	1.3	1.8	1.5	1.6
分数 >38%）	≥60 岁	4.0	1.6	1.3	1.2	—	—	2.0	1.4	1.0	1.2	1.4	1.3	1.4
	女性小计	2.8	1.9	3.4	1.4	2.0	—	2.3	1.7	1.2	1.4	2.1	1.5	1.7
	男女合计													
	15~17 岁	—	—	—	—	—	—	—	—	3.0	—	—	3.0	3.0
	18~44 岁	3.8	2.6	2.9	2.5	2.9	4.3	—	3.3	2.6	2.4	3.0	2.8	2.9
	45~59 岁	3.5	2.7	2.9	3.4	2.9	5.1	2.7	3.1	2.9	2.2	3.1	2.8	2.9
	≥60 岁	3.9	2.8	1.6	2.0	2.5	5.1	2.7	2.0	3.4	2.0	2.5	2.5	2.5
	合计	3.7	2.7	2.7	2.8	2.8	4.9	2.7	2.6	3.0	2.2	2.9	2.7	2.8
	男性													
	15~17 岁	—	—	—	—	—	—	—	—	3.5	—	—	3.5	3.5
	18~44 岁	8.6	3.0	—	1.0	5.9	9.6	5.8	—	—	—	8.3	7.9	8.1
	45~59 岁	11.3	3.0	—	—	5.8	16.5	6.5	—	1.0	5.0	11.0	12.0	11.6
	≥60 岁	14.6	2.5	—	—	5.0	5.9	15.2	2.5	—	1.0	14.0	8.5	10.2
	男性小计	11.5	2.8	—	1.0	5.5	10.5	12.9	2.5	2.3	3.0	11.1	9.6	10.2
黄酒	女性													
	15~17 岁	—	—	—	—	—	—	—	—	—	—	—	—	—
	18~44 岁	6.7	—	—	3.0	10.0	—	—	—	—	—	6.7	5.3	6.2
	45~59 岁	7.5	2.0	—	6.0	4.6	7.3	5.2	—	—	—	6.0	5.4	5.6
	≥60 岁	5.6	—	—	—	3.3	2.5	32.5	—	—	—	5.6	20.9	17.3
	女性小计	6.6	2.0	—	6.0	4.0	4.9	21.1	—	—	—	6.0	13.0	10.6

酒种类	人群分组	常熟	南京	徐州	大丰	江阴	太仓	海门	句容	睢宁	泗洪	城市	农村	合计
黄酒	男女合计													
	15~17 岁	—	—	—	—	—	—	—	—	3.5	—	—	3.5	3.5
	18~44 岁	8.4	3.0	—	1.0	5.7	9.6	5.8	—	—	—	8.2	7.8	8.0
	45~59 岁	11.0	2.5	—	6.0	5.6	16.0	6.0	—	1.0	5.0	10.4	11.2	10.9
	≥60 岁	13.9	2.5	—	—	4.8	5.7	18.7	2.5	—	1.0	13.4	9.8	10.9
	合计	11.1	2.6	—	3.5	5.4	10.3	14.9	2.5	2.3	3.0	10.7	10.0	10.3
米酒	男性													
	15~17 岁	—	—	—	—	—	—	—	—	1.0	—	—	1.0	1.0
	18~44 岁	7.6	3.3	—	—	5.4	6.5	10.0	—	—	—	6.5	5.6	5.9
	45~59 岁	8.5	—	—	—	6.2	10.0	7.0	—	—	—	8.5	6.8	7.1
	≥60 岁	9.5	—	—	1.0	5.1	4.8	10.4	—	—	—	7.8	7.0	7.1
	男性小计	8.3	3.3	—	1.0	5.6	7.7	9.9	—	1.0	—	7.5	6.6	6.7
	女性													
	15~17 岁	—	—	—	—	—	—	—	—	—	—	—	—	
	18~44 岁	—	2.0	—	—	4.3	—	—	—	—	—	2.0	4.3	3.8
	45~59 岁	10.0	—	—	6.0	4.0	—	—	—	—	—	8.0	4.0	5.1
	≥60 岁	2.0	5.0	—	—	3.8	5.0	6.5	—	—	—	3.5	5.4	5.1
	女性小计	6.0	3.5	—	6.0	4.0	5.0	6.5	—	—	—	5.0	4.8	4.9
	男女合计													
	15~17 岁	—	—	—	—	—	—	—	—	1.0	—	—	1.0	1.0
	18~44 岁	7.6	3.0	—	—	5.3	6.5	10.0	—	—	—	6.2	5.5	5.7
	45~59 岁	8.6	—	—	6.0	5.9	10.0	7.0	—	—	—	8.4	6.5	6.9
	≥60 岁	8.0	5.0	—	1.0	4.9	4.8	9.4	—	—	—	6.6	6.7	6.7
	合计	8.1	3.4	—	3.5	5.4	7.5	9.2	—	1.0	—	7.1	6.3	6.5
啤酒	男性													
	15~17 岁	—	—	—	—	—	—	—	—	15.0	—	—	15.0	15.0
	18~44 岁	14.2	30.0	36.3	49.0	10.5	14.5	27.9	17.3	72.9	11.3	27.5	21.2	24.2
	45~59 岁	19.9	17.1	9.8	67.9	9.6	24.2	11.6	13.3	41.1	11.1	34.7	16.9	23.5
	≥60 岁	10.2	8.2	1.0	52.3	12.2	10.8	26.4	11.3	38.3	10.1	26.8	18.7	20.7
	男性小计	15.6	21.1	30.4	58.0	10.6	17.4	23.5	14.1	52.4	11.0	30.0	18.9	23.2

续表

酒种类	人群分组	常熟	南京	徐州	大丰	江阴	太仓	海门	句容	睢宁	泗洪	城市	农村	合计
啤酒	**女性**													
	15~17岁	12.0	—	—	—	—	—	—	—	—	—	12.0	—	12.0
	18~44岁	8.5	7.0	6.0	79.7	6.0	13.3	—	20.0	8.0	8.3	31.0	8.9	22.4
	45~59岁	8.8	15.0	1.0	69.5	10.5	5.0	8.3	24.0	5.5	7.5	40.5	8.3	17.4
	≥60岁	13.0	4.5	—	9.1	5.0	5.0	7.6	6.3	—	7.4	9.6	7.2	8.0
	女性小计	9.4	7.6	4.3	56.7	8.0	9.2	7.7	12.6	6.8	7.7	28.4	8.1	16.5
	男女合计													
	15~17岁	12.0	—	—	—	—	—	—	—	15.0	—	12.0	15.0	13.5
	18~44岁	13.4	27.3	33.9	55.8	10.0	14.4	27.9	17.5	68.6	11.0	28.0	20.2	24.0
	45~59岁	19.2	17.0	8.6	68.1	9.7	23.3	11.1	13.7	38.4	10.2	35.3	15.7	22.7
	≥60岁	10.6	7.3	1.0	41.5	11.9	10.6	21.4	10.5	38.3	9.7	23.3	17.0	18.7
	合计	14.9	19.4	28.0	57.7	10.3	17.0	20.0	14.0	50.0	10.4	29.7	17.6	22.3
葡萄酒	**男性**													
	15~17岁	—	—	—	—	—	—	—	—	—	—	—	—	—
	18~44岁	9.3	4.3	4.3	—	5.1	5.2	—	8.3	—	2.0	8.2	5.2	6.9
	45~59岁	8.4	4.4	0.5	10.0	5.5	4.9	—	3.0	1.0	2.0	7.3	4.9	6.0
	≥60岁	7.3	2.5	2.0	—	4.4	5.2	9.5	2.0	1.0	1.0	3.9	4.8	4.5
	男性小计	8.9	3.7	3.1	10.0	5.1	5.1	9.5	5.3	1.0	1.6	7.3	5.0	6.1
	女性													
	15~17岁	—	—	—	—	—	—	—	—	—	—	—	—	—
	18~44岁	5.0	5.5	—	2.0	3.7	5.0	—	1.0	—	1.0	5.0	3.5	4.5
	45~59岁	6.4	1.9	1.0	—	3.2	4.3	1.5	5.0	—	—	3.2	3.2	3.2
	≥60岁	—	2.1	1.0	—	3.5	—	2.0	1.5	—	—	2.0	2.4	2.2
	女性小计	5.3	2.6	1.0	2.0	3.5	4.6	1.6	2.3	—	1.0	3.8	3.2	3.6
	男女合计													
	15~17岁	—	—	—	—	—	—	—	—	—	—	—	—	—
	18~44岁	8.0	4.7	4.3	2.0	4.8	5.2	—	6.5	—	1.7	7.2	4.8	6.2
	45~59岁	8.0	2.8	0.8	10.0	5.0	4.7	1.5	4.0	1.0	2.0	5.8	4.5	5.1
	≥60岁	7.3	2.3	1.7	—	4.2	5.2	8.0	1.8	1.0	1.0	3.2	4.5	4.0
	合计	8.0	3.2	2.6	6.0	4.8	5.0	5.6	4.1	1.0	1.5	6.2	4.6	5.4

续表

酒种类	人群分组	常熟	南京	徐州	大丰	江阴	太仓	海门	句容	睢宁	泗洪	城市	农村	合计
其他	**男性**													
	15~17 岁	—	—	—	—	—	—	—	1.0	—	—	—	1.0	1.0
	18~44 岁	10.0	—	—	—	—	2.0	—	—	—	—	10.0	2.0	6.0
	45~59 岁	7.5	—	—	—	2.0	—	—	—	—	—	7.5	2.0	4.2
	≥60 岁	10.0	1.9	—	—	3.0	—	—	—	—	—	3.5	3.0	3.3
	男性小计	9.0	1.9	—	—	2.6	2.0	—	1.0	—	—	5.8	2.4	3.9
	女性													
	15~17 岁	—	—	—	—	—	—	—	—	—	—	—	—	—
	18~44 岁	—	—	—	—	1.5	—	—	—	—	—	—	1.5	1.5
	45~59 岁	—	—	—	—	1.0	—	5.0	—	—	—	—	3.0	3.0
	≥60 岁	—	—	—	—	—	—	—	1.0	—	—	—	1.0	1.0
	女性小计	—	—	—	—	1.3	—	5.0	1.0	—	—	—	2.1	2.1
	男女合计													
	15~17 岁	—	—	—	—	—	—	—	1.0	—	—	—	1.0	1.0
	18~44 岁	10.0	—	—	—	1.5	2.0	—	—	—	—	10.0	1.8	5.1
	45~59 岁	7.5	—	—	—	1.8	—	5.0	—	—	—	7.5	2.4	3.9
	≥60 岁	10.0	1.9	—	—	3.0	—	—	1.0	—	—	3.5	2.7	3.0
	合计	9.0	1.9	—	—	2.4	2.0	5.0	1.0	—	—	5.8	2.3	3.6

附录表 2.7 2014 年江苏城乡居民不同酒类摄入频率分布

单位：%

饮酒种类	摄入频率	城市			农村			男性小计	女性小计	男女合计
		男性	女性	小计	男性	女性	小计			
低度白酒	每天 1 次及以上	2.6	0.3	1.4	3.5	0.4	1.8	3.1	0.3	1.6
	每周 1~6 次	3.5	0.2	1.8	2.9	0.3	1.5	3.1	0.3	1.6
	每月 1~3 次	3.1	0.2	1.6	1.6	0.1	0.8	2.2	0.2	1.1
	每月 1 次以下	90.8	99.3	95.3	92.0	99.2	95.9	91.5	99.2	95.6
高度白酒	每天 1 次及以上	11.0	0.6	5.5	10.3	0.6	5.1	10.6	0.6	5.3
	每周 1~6 次	7.9	0.9	4.2	10.4	0.7	5.2	9.3	0.8	4.8
	每月 1~3 次	5.0	0.5	2.6	4.9	0.7	2.7	5.0	0.6	2.7
	每月 1 次以下	75.5	98.0	87.6	74.4	98.0	87.1	75.1	98.0	87.3

饮酒种类	摄入频率	城市			农村			男性小计	女性小计	男女合计
		男性	女性	小计	男性	女性	小计			
黄酒	每天1次及以上	4.0	0.1	1.9	7.4	0.7	3.8	6.0	0.5	3.0
	每周1~6次	5.0	0.1	2.4	4.4	0.3	2.2	4.7	0.2	2.3
	每月1~3次	2.9	0.3	1.6	1.7	0.3	0.9	2.2	0.3	1.2
	每月1次以下	88.1	99.4	94.1	86.5	98.7	93.0	87.2	99.0	93.5
米酒	每天1次及以上	0.3	0.0	0.1	1.7	0.3	1.0	1.1	0.2	0.6
	每周1~6次	0.2	0.0	0.1	1.5	0.2	0.8	1.0	0.1	0.5
	每月1~3次	0.6	0.1	0.3	0.9	0.1	0.4	0.7	0.1	0.4
	每月1次以下	99.0	99.9	99.4	95.9	99.5	97.8	97.2	99.6	98.5
啤酒	每天1次及以上	2.0	0.0	1.0	2.5	0.5	1.4	2.3	0.3	1.2
	每周1~6次	7.1	0.8	3.8	9.8	0.5	4.8	8.6	0.6	4.4
	每月1~3次	8.0	0.6	4.2	7.0	1.1	3.8	7.4	0.9	3.9
	每月1次以下	82.8	98.5	91.1	80.8	97.9	90.0	81.6	98.1	90.4
葡萄酒	每天1次及以上	0.5	0.4	0.4	0.6	0.1	0.3	0.5	0.2	0.4
	每周1~6次	1.3	0.2	0.7	1.1	0.4	0.7	1.2	0.3	0.7
	每月1~3次	1.9	0.5	1.1	0.9	0.2	0.5	1.3	0.3	0.8
	每月1次以下	96.3	98.9	97.7	97.4	99.3	98.4	97.0	99.1	98.1
其他	每天1次及以上	0.2	0.0	0.1	0.2	0.1	0.1	0.2	0.0	0.1
	每周1~6次	0.1	0.0	0.0	0.1	0.0	0.0	0.1	0.0	0.0
	每月1~3次	0.2	0.0	0.1	0.0	0.0	0.0	0.1	0.0	0.1
	每月1次以下	99.6	100.0	99.8	99.7	99.9	99.9	99.7	99.9	99.8

注："每月小于1次"包括"从来不摄入"

附录表 2.8　2014 年江苏城乡职业性体力活动样本人群分布

单位：人

人群分组	常熟	南京	徐州	大丰	江阴	太仓	海门	句容	睢宁	泗洪	城市	农村	合计
男性													
6~14 岁	37	20	39	100	42	29	9	26	81	76	196	263	459
15~17 岁	13	4	5	26	13	4	0	6	8	11	48	42	90
18~44 岁	257	115	191	121	213	186	22	102	82	138	684	743	1 427
45~59 岁	218	142	101	165	119	207	53	118	102	181	626	780	1 406

人群分组	常熟	南京	徐州	大丰	江阴	太仓	海门	句容	睢宁	泗洪	城市	农村	合计
≥60 岁	209	214	67	119	177	273	215	260	98	117	609	1 140	1 749
男性小计	734	495	403	531	564	699	299	512	371	523	2 163	2 968	5 131
女性													
6~14 岁	66	15	32	86	47	21	7	15	53	82	199	225	424
15~17 岁	5	6	7	34	8	6	1	6	3	5	52	29	81
18~44 岁	267	124	174	183	199	189	54	104	158	187	748	891	1 639
45~59 岁	247	177	110	181	150	210	134	155	141	211	715	1 001	1 716
≥60 岁	237	228	77	123	180	315	239	258	86	133	665	1 211	1 876
女性小计	822	550	400	607	584	741	435	538	441	618	2 379	3 357	5 736
男女合计													
6~14 岁	103	35	71	186	89	50	16	41	134	158	395	488	883
15~17 岁	18	10	12	60	21	10	1	12	11	16	100	71	171
18~44 岁	524	239	365	304	412	375	76	206	240	325	1 432	1 634	3 066
45~59 岁	465	319	211	346	269	417	187	273	243	392	1 341	1 781	3 122
≥60 岁	446	442	144	242	357	588	454	518	184	250	1 274	2 351	3 625
合计	1 556	1 045	803	1 138	1 148	1 440	734	1 050	812	1 141	4 542	6 325	10 867

附录表 2.9　2014 年江苏城乡职业性体力活动样本人群职业分布

单位：人

职业		城市			农村			男性小计	女性小计	男女合计
		男	女	小计	男	女	小计			
	在校学生	262	260	522	313	267	580	575	527	1 102
	在职人员	625	518	1 143	677	490	1 167	1 302	1 008	2 310
	其他人员	682	737	1 419	586	655	1 241	1 268	1 392	2 660
农民	不以农活为主	256	220	476	565	346	911	821	566	1 387
	以农活为主	251	359	610	433	662	1 095	684	1 021	1 705
	以家务为主	87	285	372	394	937	1 331	481	1 222	1 703
	农民小计	594	864	1 458	1 392	1 945	3 337	1 986	2 809	4 795

附录表 2.10　2014 年江苏以农活为主的农民过去一年农忙时间

单位：月

人群分组	常熟	南京	徐州	大丰	江阴	太仓	海门	句容	睢宁	泗洪	城市	农村	合计
男性													
<30 岁	—	—	8.0	5.0	—	—	—	—	2.0	5.7	7.4	3.4	4.9
30~44 岁	1.0	—	8.3	6.0	—	—	—	5.7	3.2	4.3	6.8	3.9	5.6
45~59 岁	1.5	—	9.0	4.9	7.0	5.5	4.4	4.6	3.4	5.0	5.4	4.4	4.9
≥60 岁	1.7	—	7.4	4.9	7.5	4.3	3.2	4.6	3.1	4.7	4.9	3.8	4.1
男性小计	1.6	—	8.3	5.0	7.4	4.3	3.3	4.7	3.2	4.8	5.5	3.9	4.5
女性													
<30 岁	—	—	7.3	3.5	8.0	—	—	4.0	2.1	4.8	7.0	3.2	4.6
30~44 岁	—	—	7.8	5.2	—	—	2.7	4.0	3.4	4.6	6.0	3.8	5.0
45~59 岁	7.0	—	7.6	4.8	—	5.2	3.4	4.9	3.6	4.6	5.2	4.0	4.5
≥60 岁	0.9	—	7.6	4.9	3.5	4.7	3.3	4.8	3.4	4.3	4.9	3.8	4.1
女性小计	2.4	—	7.7	4.9	4.1	4.7	3.3	4.8	3.4	4.5	5.3	3.9	4.4
男女合计													
<30 岁	—	—	7.5	4.3	8.0	—	—	4.0	2.0	5.1	7.1	3.2	4.7
30~44 岁	1.0	—	8.0	5.5	—	—	2.7	4.8	3.4	4.4	6.3	3.8	5.2
45~59 岁	5.2	—	8.2	4.8	7.0	5.3	3.5	4.8	3.5	4.8	5.3	4.1	4.6
≥60 岁	1.3	—	7.5	4.9	5.1	4.5	3.3	4.7	3.2	4.5	4.9	3.8	4.1
合计	2.0	—	7.9	5.0	5.5	4.6	3.3	4.7	3.3	4.7	5.4	3.9	4.4

附录表 2.11　2014 年江苏以农活为主的农民过去一年农闲时间

单位：月

人群分组	常熟	南京	徐州	大丰	江阴	太仓	海门	句容	睢宁	泗洪	城市	农村	合计
男性													
<30 岁	—	—	3.5	7.0	—	—	—	—	10.0	4.3	4.2	7.9	6.5
30~44 岁	2.0	—	3.2	5.6	—	—	—	6.3	8.1	6.6	4.6	7.2	5.7
45~59 岁	10.0	—	2.7	6.9	5.0	5.5	7.6	6.9	8.1	6.7	6.3	7.3	6.8
≥60 岁	9.2	—	2.7	7.0	3.8	7.7	8.0	6.5	8.4	7.1	6.9	7.6	7.4
男性小计	8.4	—	3.0	6.8	4.0	7.6	7.9	6.5	8.3	6.8	6.2	7.5	7.0
女性													
<30 岁	—	—	4.4	8.5	4.0	—	—	8.0	8.9	7.3	4.9	8.1	6.9
30~44 岁	—	—	3.8	6.4	—	—	7.7	8.0	7.5	7.1	5.7	7.4	6.4

续表

人群分组	常熟	南京	徐州	大丰	江阴	太仓	海门	句容	睢宁	泗洪	城市	农村	合计
45~59 岁	1.5	—	4.1	7.1	—	6.2	7.9	6.8	7.4	7.0	6.6	7.4	7.1
≥60 岁	11.1	—	3.9	7.1	7.0	7.1	7.8	6.9	7.9	7.8	7.0	7.6	7.4
女性小计	8.7	—	4.0	6.9	6.6	7.0	7.9	6.9	7.7	7.2	6.5	7.5	7.1
男女合计													
<30 岁	—	—	4.2	7.8	4.0	—	—	8.0	9.2	6.0	4.6	8.1	6.8
30~44 岁	2.0	—	3.6	6.2	—	—	7.7	7.2	7.7	6.9	5.3	7.4	6.2
45~59 岁	4.3	—	3.6	7.0	5.0	6.0	7.9	6.8	7.7	6.9	6.5	7.3	7.0
≥60 岁	10.1	—	3.4	7.1	5.7	7.3	7.9	6.6	8.2	7.4	6.9	7.6	7.4
合计	8.5	—	3.6	6.9	5.5	7.2	7.9	6.7	8.0	7.0	6.4	7.5	7.1

附录表 2.12　2014 年江苏 6 岁以上各职业人群交通方式的比例分布

单位：%

职业分组	交通方式	城市			农村			男性小计	女性小计	男女小计
		男	女	小计	男	女	小计			
在校学生	步行	24.7	23.1	23.9	18.5	17.7	18.2	21.4	20.4	20.9
	骑自行车	5.3	6.5	5.9	14.1	8.3	11.4	10.1	7.4	8.8
	坐公交车	11.0	12.7	11.9	13.1	18.9	15.7	12.2	15.8	13.9
	坐私家车或乘出租车	58.9	57.3	58.1	52.4	52.8	52.6	55.4	55.0	55.2
	其他	0.0	0.4	0.2	1.9	2.3	2.1	1.0	1.3	1.2
在职人员	步行	3.7	7.1	5.2	5.0	6.1	5.5	4.4	6.6	5.4
	骑自行车 / 三轮车	11.2	15.6	13.2	5.3	8.4	6.6	8.1	12.1	9.9
	坐公交车	7.0	9.1	8.0	4.1	4.9	4.5	5.5	7.0	6.2
	开 / 坐私家车或乘出租车	77.9	68.2	73.5	60.5	80.4	83.3	81.8	74.1	78.4
	其他	0.2	0.0	0.1	0.1	0.2	0.2	0.2	0.1	0.1
其他人员	步行	25.8	37.8	32.0	21.7	32.5	27.4	23.9	35.3	29.9
	骑自行车 / 三轮车	16.5	19.9	18.3	10.1	12.2	11.2	13.6	16.3	15.0
	坐公交车	7.8	8.1	7.9	3.4	2.6	3.0	5.8	5.5	5.6
	开 / 坐私家车或乘出租车	46.4	30.7	38.3	60.5	47.5	77.9	52.9	38.6	45.4
	其他	3.5	3.5	3.5	4.3	5.2	4.8	3.9	4.3	4.1

续表

职业分组	交通方式	城市			农村			男性小计	女性小计	男女小计
		男	女	小计	男	女	小计			
农民	不以农活为主									
	步行	5.9	8.7	7.2	5.3	9.9	7.0	5.5	9.4	7.1
	骑自行车/三轮车	13.3	24.2	18.3	9.0	16.0	11.7	10.4	19.2	14.0
	坐公交车	7.8	3.2	3.8	3.7	2.3	3.2	3.9	2.7	3.4
	开/坐私家车或乘出租车	76.2	63.5	70.3	81.7	71.5	77.9	80.0	68.4	75.3
	其他	0.4	0.5	0.4	0.2	0.3	0.2	0.2	0.4	0.3
	以农活为主									
	步行	4.8	10.3	8.0	7.4	21.3	15.8	6.4	17.4	13.0
	骑自行车/三轮车	17.5	22.6	18.3	23.8	23.0	23.3	21.5	22.8	22.3
	坐公交车	0.4	0.3	0.3	2.1	3.0	2.6	1.5	2.1	1.8
	开/坐私家车或乘出租车	77.3	66.0	70.7	64.9	50.8	56.3	69.4	56.1	61.5
	其他	0.0	0.8	0.5	1.8	2.0	1.9	1.2	1.6	1.4
	以家务为主									
	步行	27.3	31.5	30.5	33.8	35.3	34.9	32.6	34.1	33.7
	骑自行车/三轮车	28.4	21.3	23.0	15.0	15.3	15.2	17.4	16.5	16.8
	坐公交车	2.3	2.4	2.4	2.8	4.7	4.1	2.7	4.1	3.7
	开/坐私家车或乘出租车	39.8	38.1	38.5	40.9	35.2	36.9	40.7	35.6	37.0
	其他	2.3	6.6	5.6	7.7	9.5	9.0	6.6	8.8	8.1
	农民小计									
	步行	8.6	16.9	13.5	14.0	26.0	21.0	12.4	23.2	18.7
	骑自行车/三轮车	17.3	22.6	20.4	15.3	18.0	16.9	15.9	19.4	18.0
	坐公交车	2.4	1.7	2.0	2.9	3.7	3.4	2.8	3.1	3.0
	开/坐私家车或乘出租车	71.3	56.1	62.3	64.9	46.9	54.4	66.8	49.8	56.8
	其他	0.5	2.6	1.8	2.8	5.3	4.3	2.2	4.5	3.5

附录表 2.13　2014 年江苏城乡居民不同交通方式外出往返时间

单位：min

交通方式	城市			农村			男性小计	女性小计	男女合计
	男	女	小计	男	女	小计			
步行	58.6	50.0	53.2	46.5	45.9	46.1	51.8	47.5	49.0
骑自行车/三轮车	50.6	46.8	48.3	48.5	44.7	46.3	49.5	45.7	47.2
坐公交车	67.6	72.1	70.0	48.6	46.9	47.6	58.5	59.1	58.8
开/坐私家车或乘出租车	48.4	40.7	44.8	47.3	41.7	44.7	47.7	41.3	44.7
其他	43.3	67.5	57.1	30.1	26.6	28.7	33.2	41.5	37.0
合计	51.5	46.0	48.6	47.3	43.4	45.3	49.1	44.5	46.7

附录表 2.14 2014 年江苏居民家务劳动的样本人群分布

单位：人

人群分组	常熟	南京	徐州	大丰	江阴	太仓	海门	句容	睢宁	泗洪	城市	农村	合计
男性													
6~14 岁	37	20	39	100	42	29	9	26	81	76	196	263	459
15~17 岁	13	4	5	26	13	4	0	6	8	11	48	42	90
18~44 岁	257	115	191	121	213	186	22	102	82	138	684	743	1 427
45~59 岁	218	142	101	165	119	207	53	118	102	181	626	780	1 406
≥60	209	214	67	119	177	273	215	260	98	117	609	1 140	1 749
男性小计	734	495	403	531	564	699	299	512	371	523	2 163	2 968	5 131
女性													
6~14 岁	66	15	32	86	47	21	7	15	53	82	199	225	424
15~17 岁	5	6	7	34	8	6	1	6	3	5	52	29	81
18~44 岁	267	124	174	183	199	189	54	104	158	187	748	891	1 639
45~59 岁	247	177	110	181	150	210	134	155	141	211	715	1 001	1 716
≥60	237	228	77	123	180	315	239	258	86	133	665	1 211	1 876
女性小计	822	550	400	607	584	741	435	538	441	618	2 379	3 357	5 736
男女合计													
6~14 岁	103	35	71	186	89	50	16	41	134	158	395	488	883
15~17 岁	18	10	12	60	21	10	1	12	11	16	100	71	171
18~44 岁	524	239	365	304	412	375	76	206	240	325	1 432	1 634	3 066
45~59 岁	465	319	211	346	269	417	187	273	243	392	1 341	1 781	3 122
≥60	446	442	144	242	357	588	454	518	184	250	1 274	2 351	3 625
合计	1 556	1 045	803	1 138	1 148	1 440	734	1 050	812	1 141	4 542	6 325	10 867

附录表 2.15 2014 年江苏居民平均每天做家务时间

单位：min

人群分组	常熟	南京	徐州	大丰	江阴	太仓	海门	句容	睢宁	泗洪	城市	农村	合计
男性													
6~14 岁	3.1	6.0	8.6	7.9	11.1	6.0	4.0	6.2	11.7	4.7	6.9	8.2	7.6
15~17 岁	5.0	5.0	4.0	10.4	9.6	5.0	—	0.0	10.0	0.9	7.8	5.6	6.8
18~44 岁	21.4	28.0	22.8	45.1	29.0	19.0	26.4	30.6	30.3	28.4	27.1	26.7	26.9
45~59 岁	51.0	49.3	23.8	61.8	43.9	43.1	47.9	45.6	50.9	33.2	49.0	42.7	45.5
≥60 岁	59.8	59.7	28.1	79.0	65.5	60.7	65.3	63.3	59.4	39.4	60.0	60.6	60.4
男性小计	39.9	46.8	22.3	49.2	41.8	41.8	57.5	49.1	39.2	28.5	40.5	42.0	41.3

人群分组	常熟	南京	徐州	大丰	江阴	太仓	海门	句容	睢宁	泗洪	城市	农村	合计
女性													
6~14 岁	9.9	1.7	10.3	8.9	6.5	5.0	14.3	6.7	9.8	6.4	8.9	7.4	8.1
15~17 岁	11.0	13.3	11.6	22.9	25.0	5.8	0.0	10.0	3.3	16.0	19.2	13.3	17.1
18~44 岁	42.3	54.9	75.6	98.4	68.9	44.4	78.3	78.0	112.4	89.6	65.8	77.4	72.1
45~59 岁	105.5	114.3	112.9	121.9	107.0	104.6	109.5	132.3	132.5	109.4	113.0	114.8	114.1
≥60 岁	87.2	103.6	75.7	107.0	102.1	92.6	103.6	123.6	119.8	92.8	95.1	104.7	101.3
女性小计	71.4	92.3	79.5	90.2	83.3	80.5	100.6	112.8	107.2	85.4	82.4	93.2	88.7
男女合计													
6~14 岁	7.4	4.1	9.4	8.3	8.7	5.6	8.8	6.3	11.0	5.6	7.9	7.8	7.9
15~17 岁	6.7	10.0	8.4	17.5	15.5	5.5	0.0	5.0	8.2	5.6	13.7	8.7	11.7
18~44 岁	32.0	42.0	48.0	77.2	48.3	31.8	63.3	54.6	84.3	63.6	47.3	54.3	51.1
45~59 岁	79.9	85.4	70.2	93.2	79.1	74.1	92.0	94.9	98.2	74.2	83.1	83.2	83.2
≥60 岁	74.3	82.4	53.6	93.2	84.0	77.8	85.4	93.3	87.6	67.8	78.4	83.3	81.6
合计	56.5	70.7	50.8	71.1	62.9	61.7	83.0	81.7	76.1	59.3	62.4	69.1	66.3

附录表 2.16　2014 年江苏居民静态生活方式样本人群分布

单位：人

人群分组	常熟	南京	徐州	大丰	江阴	太仓	海门	句容	睢宁	泗洪	城市	农村	合计
男性													
6~14 岁	37	20	40	100	42	29	9	26	81	76	197	263	460
15~17 岁	13	4	5	26	13	4	0	6	8	11	48	42	90
18~44 岁	256	113	187	121	212	184	21	102	80	137	677	736	1 413
45~59 岁	217	139	101	165	117	202	52	118	101	177	622	767	1 389
≥60 岁	204	212	67	119	175	268	210	257	98	115	602	1 123	1 725
男性小计	727	488	400	531	559	687	292	509	368	516	2 146	2 931	5 077
女性													
6~14 岁	66	15	32	86	47	21	7	15	53	82	199	225	424
15~17 岁	5	6	6	34	8	6	1	6	3	5	51	29	80
18~44 岁	266	121	174	182	198	187	54	104	158	186	743	887	1 630
45~59 岁	246	175	111	181	149	207	133	154	140	209	713	992	1 705
≥60 岁	228	225	73	121	177	305	222	254	83	128	647	1 169	1 816
女性小计	811	542	396	604	579	726	417	533	437	610	2 353	3 302	5 655

续表

人群分组	常熟	南京	徐州	大丰	江阴	太仓	海门	句容	睢宁	泗洪	城市	农村	合计
男女合计													
6~14 岁	103	35	72	186	89	50	16	41	134	158	396	488	884
15~17 岁	18	10	11	60	21	10	1	12	11	16	99	71	170
18~44 岁	522	234	361	303	410	371	75	206	238	323	1 420	1 623	3 043
45~59 岁	463	314	212	346	266	409	185	272	241	386	1 335	1 759	3 094
≥60 岁	432	437	140	240	352	573	432	511	181	243	1 249	2 292	3 541
合计	1 538	1 030	796	1 135	1 138	1 413	709	1 042	805	1 126	4 499	6 233	10 732

附录表 2.17　2014 年江苏居民闲暇时平均每天静坐时间

单位：h

人群分组	常熟	南京	徐州	大丰	江阴	太仓	海门	句容	睢宁	泗洪	城市	农村	合计
男性													
6~14 岁	2.2	3.4	1.8	3.3	2.8	3.1	2.7	3.4	2.0	2.3	2.8	2.5	2.6
15~17 岁	3.8	4.5	2.6	4.1	3.4	3.0	—	4.5	2.3	2.1	3.9	3.0	3.5
18~44 岁	2.6	2.5	2.4	2.1	2.5	2.8	3.0	2.8	2.5	2.2	2.4	2.6	2.5
45~59 岁	2.4	2.8	2.1	2.1	2.6	2.3	2.2	2.5	2.0	2.1	2.4	2.3	2.3
≥60 岁	2.1	3.0	1.9	2.0	2.7	2.7	2.2	2.6	2.4	2.1	2.4	2.5	2.4
男性小计	2.4	2.8	2.2	2.4	2.6	2.6	2.3	2.7	2.2	2.1	2.5	2.5	2.5
女性													
6~14 岁	2.8	2.9	2.5	3.1	3.1	2.5	2.4	3.4	1.9	2.1	2.9	2.4	2.6
15~17 岁	4.4	3.8	1.7	3.1	3.2	4.2	4.0	5.7	2.3	2.1	3.1	3.7	3.3
18~44 岁	2.3	2.4	2.2	2.3	2.4	2.7	2.6	2.5	2.6	2.2	2.3	2.5	2.4
45~59 岁	1.9	2.9	2.1	2.1	2.5	2.4	2.4	2.6	2.1	2.0	2.3	2.3	2.3
≥60 岁	2.0	2.9	1.8	1.8	2.3	2.4	2.0	2.4	2.1	2.2	2.2	2.3	2.2
女性小计	2.2	2.8	2.1	2.3	2.5	2.5	2.2	2.6	2.3	2.1	2.3	2.4	2.3
男女合计													
6~14 岁	2.6	3.2	2.1	3.2	3.0	2.8	2.6	3.4	2.0	2.2	2.9	2.4	2.6
15~17 岁	4.0	4.1	2.1	3.5	3.3	3.7	4.0	5.1	2.3	2.1	3.5	3.2	3.4
18~44 岁	2.4	2.5	2.3	2.2	2.5	2.7	2.7	2.7	2.6	2.2	2.4	2.5	2.4
45~59 岁	2.2	2.9	2.1	2.1	2.5	2.3	2.4	2.5	2.1	2.0	2.3	2.3	2.3
≥60 岁	2.1	2.9	1.8	1.9	2.5	2.5	2.1	2.5	2.3	2.1	2.3	2.4	2.3
合计	2.3	2.8	2.1	2.4	2.5	2.5	2.2	2.6	2.3	2.1	2.4	2.4	2.4

附录表 2.18　2014 年江苏居民睡眠情况的样本人群分布

单位：人

人群分组	常熟	南京	徐州	大丰	江阴	太仓	海门	句容	睢宁	泗洪	城市	农村	合计
男性													
6~12 岁	30	16	35	80	31	19	8	23	75	60	161	216	377
13~17 岁	20	8	9	46	24	14	1	9	14	27	83	89	172
18~44 岁	258	115	191	121	213	186	22	102	82	138	685	743	1 428
45~59 岁	218	142	103	165	119	206	53	118	102	181	628	779	1 407
≥60 岁	210	214	67	119	176	273	215	260	98	117	610	1 139	1 749
男性小计	736	495	405	531	563	698	299	512	371	523	2 167	2 966	5 133
女性													
6~12 岁	52	11	27	62	38	17	6	15	48	73	152	197	349
13~17 岁	19	10	12	58	17	10	2	6	7	14	99	56	155
18~44 岁	268	124	175	183	199	189	54	104	158	187	750	891	1 641
45~59 岁	247	177	111	181	149	210	134	155	140	211	716	999	1 715
≥60 岁	239	228	77	123	179	315	239	258	86	133	667	1 210	1 877
女性小计	825	550	402	607	582	741	435	538	439	618	2 384	3 353	5 737
男女合计													
6~12 岁	82	27	62	142	69	36	14	38	123	133	313	413	726
13~17 岁	39	18	21	104	41	24	3	15	21	41	182	145	327
18~44 岁	526	239	366	304	412	375	76	206	240	325	1 435	1 634	3 069
45~59 岁	465	319	214	346	268	416	187	273	242	392	1 344	1 778	3 122
≥60 岁	449	442	144	242	355	588	454	518	184	250	1 277	2 349	3 626
合计	1 561	1 045	807	1 138	1 145	1 439	734	1 050	810	1 141	4 551	6 319	10 870

附录表 2.19　2014 年江苏居民平均每天睡眠时间分布

单位：%

年龄组	性别	睡眠时间	常熟	南京	徐州	大丰	江阴	太仓	海门	句容	睢宁	泗洪	城市	农村	合计
6~12 岁	男性	<9 h	33.3	37.5	37.1	46.3	22.6	42.1	25.0	8.7	38.7	63.3	41.0	39.8	40.3
		9~10（不含 10）h	40.0	56.3	57.1	47.5	41.9	31.6	62.5	60.9	37.3	30.0	49.1	38.9	43.2
		≥10 h	26.7	6.3	5.7	6.3	35.5	26.3	12.5	30.4	24.0	6.7	9.9	21.3	16.4

续表

年龄组	性别	睡眠时间	常熟	南京	徐州	大丰	江阴	太仓	海门	句容	睢宁	泗洪	城市	农村	合计
6~12 岁	女性	<9 h	23.1	45.5	59.3	40.3	44.7	29.4	33.3	13.3	34.7	57.5	38.2	42.9	40.9
		9~10（不含10）h	46.2	45.5	37.0	41.9	39.5	35.3	50.0	46.7	42.9	20.5	42.8	33.8	37.7
		≥10 h	30.8	9.1	3.7	17.7	15.8	35.3	16.7	40.0	22.4	21.9	19.1	23.2	21.4
	男女合计	<9 h	26.8	40.7	46.8	43.7	34.8	36.1	28.6	10.5	37.1	60.2	39.6	41.3	40.6
		9~10（不含10）h	43.9	51.9	48.4	45.1	40.6	33.3	57.1	55.3	39.5	24.8	46.0	36.5	40.6
		≥10 h	29.3	7.4	4.8	11.3	24.6	30.6	14.3	34.2	23.4	15.0	14.4	22.2	18.8
13~17 岁	男性	<8 h	50.0	50.0	0.0	19.6	25.0	28.6	0.0	33.3	14.3	33.3	27.7	27.0	27.3
		8~9（不含9）h	40.0	25.0	77.8	67.4	58.3	50.0	100.0	44.4	35.7	48.1	57.8	49.4	53.5
		≥9 h	10.0	25.0	22.2	13.0	16.7	21.4	0.0	22.2	50.0	18.5	14.5	23.6	19.2
	女性	<8 h	36.8	60.0	25.0	25.9	41.2	20.0	0.0	0.0	28.6	21.4	31.3	25.0	29.0
		8~9（不含9）h	52.6	40.0	58.3	51.7	29.4	60.0	100.0	100.0	42.9	71.4	51.5	57.1	53.5
		≥9 h	10.5	0.0	16.7	22.4	29.4	20.0	0.0	0.0	28.6	7.1	17.2	17.9	17.4
	男女合计	<8 h	43.6	55.6	14.3	23.1	31.7	25.0	0.0	20.0	19.0	29.3	29.7	26.2	28.1
		8~9（不含9）h	46.2	33.3	66.7	58.7	46.3	54.2	100.0	66.7	38.1	56.1	54.4	52.4	53.5
		≥9 h	10.3	11.1	19.0	18.3	22.0	20.8	0.0	13.3	42.9	14.6	15.9	21.4	18.3
18 岁及以上	男性	<7 h	13.7	19.7	11.7	9.6	23.4	21.6	14.5	22.3	12.1	12.6	14.0	18.8	16.8
		7~9（不含9）h	71.1	69.4	84.1	79.5	68.2	68.3	71.0	64.2	69.9	78.4	74.9	69.7	71.8
		≥9 h	15.2	10.8	4.2	10.9	8.4	10.1	14.5	13.5	18.1	8.9	11.2	11.5	11.4
	女性	<7 h	12.4	25.7	15.0	13.3	23.4	17.1	15.7	20.9	13.8	13.2	16.4	17.5	17.1
		7~9（不含9）h	68.6	65.0	75.6	73.5	68.2	70.4	68.9	69.1	66.5	75.0	70.0	69.9	69.9
		≥9 h	19.0	9.3	9.4	13.1	8.3	12.5	15.5	10.1	19.7	11.9	13.6	12.6	13.0
	男女合计	<7 h	13.0	22.9	13.3	11.7	23.4	19.3	15.2	21.6	13.0	12.9	15.2	18.1	16.9
		7~9（不含9）h	69.8	67.1	79.9	76.2	68.2	69.4	69.7	66.7	67.9	76.5	72.3	69.8	70.8
		≥9 h	17.2	10.0	6.8	12.1	8.4	11.3	15.1	11.7	19.0	10.5	12.5	12.1	12.2